Marie-Louise Vossen

Standaardverpleegplannen voor de geestelijke gezondheidszorg

Marie-Louise Vossen

Standaardverpleegplannen voor de geestelijke gezondheidszorg

Het proces en het product

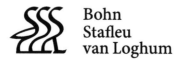

Bohn
Stafleu
van Loghum

Houten, 2016

Eerste druk Elsevier/De Tijdstroom, Maarssen 1999
Eerste druk, tweede oplage Elsevier gezondheidszorg, Maarssen 2002
Tweede druk, Elsevier gezondheidszorg, Maarssen 2008
Derde, (ongewijzigde) druk, Bohn Stafleu van Loghum, Houten 2016

ISBN 978-90-368-1264-1   ISBN 978-90-368-1265-8 (eBook)
DOI 10.1007/978-90-368-1265-8

NUR 870
Omslagontwerp: Studio Imago, Amersfoort
Basisontwerp binnenwerk: Twin Design BV, Culemborg

Bohn Stafleu van Loghum
Het Spoor 2
Postbus 246
3990 GA Houten

www.bsl.nl

Voorwoord

In 1999 werd de eerste druk uitgegeven van deze uitgave. In de loop der jaren is gebleken dat er een constante vraag is naar dit boek, hetgeen een herdruk rechtvaardigde. Opmerkelijk is dat sinds het verschijnen van de eerste druk landelijk weinig aandacht is uitgegaan naar het updaten van de standaardverpleegplannen of het bieden van een alternatief als ondersteuning van methodisch werken. En dat in een context waarin standaardisatie, uniformering en protocolisering een steeds grotere impact heeft gekregen op de autonomie van de professional. Door de komst van Diagnose Behandel Combinaties (DBC's) en de financiering die hier rechtstreeks aan gekoppeld is, werd de noodzaak tot transparantie van handelen steeds groter voor alle CONO-beroepen, inclusief verpleegkundigen. Echter, daar waar andere professionals grote invloed hebben uitgeoefend op de inhoud van de DBC's, is de verpleegkundige bijdrage marginaal. Het is mijn overtuiging dat dit onder meer veroorzaakt wordt door het niet willen c.q. durven opkomen voor het eigen beroepsdomein en doordat we hiertoe ook weinig evidence-based materiaal hebben. Bij dezen dan ook van harte een uitnodiging aan alle vakgenoten om de inhoud van deze uitgave op een hoger niveau te brengen of een alternatief aan te dragen.

Toen de uitgever mij vroeg om een herdruk te overwegen, heb ik om die reden uiteraard ja gezegd, ook al verkeer ik niet meer in de positie waarin ik dagelijks geconfronteerd word met het methodisch werken van verpleegkundigen.
Vandaar dat ik me bij deze herdruk heb beperkt tot die ontwikkelingen in de samenleving en GGZ die significant afwijken ten opzichte van tien jaar geleden. Dit betreft drie thema's, te weten cliëntparticipatie/ervaringsdeskundigheid, nieuwe opvattingen over dwang en drang, en familieparticipatie. Twee verpleegkundig specialisten in opleiding waren bereid om hieraan een bijdrage te leveren, Ernie van den Boogaard en Fred Vermeulen.
Naast deze twee personen hebben in de totstandkoming van de oorspronkelijke uitgave een aantal mensen grote betrokkenheid gehad. Ik zou hen geen recht doen indien ik in dit voorwoord hieraan geen aandacht schenk.

Een speciaal woord van dank aan de medewerkers die structureel of tijdelijk aan het projectteam toegevoegd waren. Met name Antwan Klemann, die hierin de eerste twee jaren veel tijd en energie gestoken heeft en tevens de continuïteit van het project bewaakt heeft tijdens mijn zwangerschapsverlof. Hetzelfde geldt voor Annet Klein Holkenborg, die in het kader van haar afstudeeronderzoek een bijdrage aan dit project heeft geleverd. Haar enthousiasme werkte zeer aanstekelijk. Nicole van de Gevel heeft met name in de eindfase veel werk verricht. Haar nauwgezette en diepgaande werk heeft ertoe bijgedragen dat er in de formulering van standaarden meer uniformiteit is gekomen.

Ook een woord van dank aan Huib Ten Napel. Met zijn nimmer aflatende kritische blik en zicht op andere ontwikkelingen op verpleegkundig gebied in Nederland, heeft hij een grote rol gespeeld bij het vormgeven van het uiteindelijke product.

najaar 2008   Marie-Louise Vossen

Inhoud

Inleiding

In maart 1995 werd met financiële ondersteuning van het Landelijk Centrum voor Verpleging en Verzorging het project 'Ontwikkeling van standaardverpleegplannen voor de praktijk van de psychiatrisch verpleegkundige' gestart. Het project had een looptijd van drie jaar en werd in het voorjaar van 1998 afgerond.

Voorafgaand aan het project was binnen het psychiatrisch ziekenhuis *Reinier van Arkel* in 's-Hertogenbosch gestart met geautomatiseerde verslaglegging van het verpleegkundig proces (VISY: Verpleegafdeling Informatie Systeem). Het systeem voorzag in een groot aantal opties en vereenvoudigde de dagelijkse rapportage. Een kennisbron ontbrak echter, waardoor verpleegkundigen veelal moesten terugvallen op eigen kennis en ervaring en anderzijds telkens opnieuw dezelfde gegevens moesten intoetsen. Voor de toepassing binnen VISY werden tien standaardverpleegplannen ontwikkeld. Deze bleken echter slechts een klein deel te beslaan van het totale aandachtsgebied van de verpleegkundige werkzaam binnen de psychiatrie.

Deze ervaringen leidden tot het op grotere schaal inventariseren van de knelpunten die verpleegkundigen in de dagelijkse praktijk ondervinden, en het onderzoeken of standaardverpleegplannen hierin tegemoet zouden kunnen komen.
Binnen enkele ziekenhuizen werden interviews gehouden en op landelijk niveau vond er afstemming plaats met de onderzoeker die het vooronderzoek 'eenduidig begrippenkader' (NRV 1993) had geleid.
De volgende conclusies werden getrokken:
Binnen het psychiatrisch werkveld van de verpleegkundige wordt weinig gebruikgemaakt van kennissystemen. Op enkele verpleegafdelingen wordt de handleiding van M. Gordon (1997) gebruikt of wordt geciteerd uit *Verpleegkundige diagnostiek in de psychiatrie* van M. Townsend (1996).[1]
Er is behoefte aan hulpmiddelen om het methodisch proces van verplegen concreter vorm te geven. In de inserviceopleiding tot B-verpleegkundige werd relatief weinig geïnvesteerd in het verkrijgen van vaardigheden ten aanzien van het verpleegkundig proces.
Van iedere afgestudeerde verpleegkundige wordt echter wel in de praktijk verwacht dat hij of zij deskundig is in het opstellen van verpleegplannen.
• Ook worden begrippen en termen in de praktijk niet uniform geïnterpreteerd. Het gevolg is dat er binnen de beroepsgroep afgeleide jargons ontstaan die zich soms beperken tot een afdeling of unit. Niet alleen binnen de beroepsgroep wordt de communicatie hierdoor belemmerd, maar ook ten opzichte van andere disciplines levert dit verwarring op.

De belangrijkste conclusie bij de inventarisatie was echter het ontbreken van een kennissysteem dat verpleegkundigen kon ondersteunen bij het maken van individuele verpleegplannen.

Het gaat dan om een kennissysteem met een uniform begrippenkader dat als leidraad gebruikt zou kunnen worden bij het opstellen van individuele verpleegplannen. Standaardverpleegplannen zouden hiertoe uiterst geschikt zijn. Omdat echter de term 'standaard' op meerdere manieren geïnterpreteerd kon worden (Klein Holkenborg 1996), bleek het erg belangrijk te zijn om vooraf de wijze waarop het begrip *standaard* in dit project gehanteerd zou moeten worden nauwkeurig te omschrijven, en wel in de gebruikersdoeleinden.[2]

De beoogde standaardverpleegplannen moesten gebruikers het volgende bieden:
- een kennissysteem dat actuele informatie omtrent een gezondheidsprobleem toegankelijk maakt;
- een middel om het methodisch werken te ondersteunen: de structuur geeft het systematisch verpleegkundig handelen weer;
- een hulpmiddel bij het beschrijven van het verpleegplan, bij de analyse van het gezondheidsprobleem en het komen tot de verpleegkundige diagnose, bij het vaststellen van het verpleegdoel en bij het omschrijven van verpleegkundige interventies;
- een algemeen, geordend kader waarbinnen keuzes gemaakt moeten worden en waarin veranderingen en aanpassingen gemaakt moeten worden wil men komen tot een individueel verpleegplan.

Door het gebruik van de standaarden zou het eenduidig gebruik van begrippen toenemen. Uiteindelijk werd natuurlijk verondersteld dat hierdoor de kwaliteit van de zorgverlening zou toenemen.

De resultaten van het project 'Ontwikkeling van standaardverpleegplannen voor de praktijk van de psychiatrisch verpleegkundige' zijn in 1999 vastgelegd in dit boek, om als leidraad te dienen in de opleidingen en op de werkvloer.

Anno 2008 kan geconstateerd worden dat de inhoud van dit boek nog steeds in opleidingen en op werkplekken wordt toegepast. Daarnaast is de afgelopen jaren ook kritiek geuit op deze inhoud. Deze kritiek was en is vooral gelegen in de probleemgestuurde aanpak van de methodiek. In de GGZ en met name in de langdurige zorg is het niet zozeer het probleem dat als uitgangspunt genomen wordt, maar de ontwikkelmogelijkheden die de patiënt/cliënt (nog) heeft. Het is echter mijn overtuiging dat deze invalshoeken in de praktijk elkaar niet hoeven te bijten, sterker nog, de verpleegkundige moet een inschatting kunnen maken van zowel de problemen die de patiënt heeft alsook de mogelijkheden en de perspectieven die deze patiënt heeft. Beide zullen te allen tijde in een verpleegplan verwerkt moeten worden.

Opbouw van het boek
In dit boek gaat veel aandacht uit naar de ontwikkeling van de standaardverpleegplannen. Enerzijds wordt zo inzicht gegeven in de omvang van het project en de generaliseerbaarheid van de resultaten. Anderzijds worden hiermee suggesties voor onderzoek aangereikt die toegepast kunnen worden binnen de eigen werkomgeving. Men kan met behulp van de ontwikkelmethoden die tijdens dit project zijn opgesteld, zelf standaarden ontwikkelen voor het eigen werkveld. Daarnaast kunnen de methoden ook toegepast worden op andere onderwerpen binnen de eigen werkomgeving die een kwaliteitsoordeel nodig hebben.

Naast de uitgebreide omschrijving van het ontwikkelingstraject wordt in dit boek ook ingegaan op de toepassing van de standaardverpleegplannen in de praktijk en worden suggesties gedaan ten aanzien van de implementatie van de standaarden.

Hoofdstuk 1 gaat in op het ontwikkelingstraject zoals dit bij aanvang van het project in 1995 geformuleerd werd. De hoofdstukken 2 tot en met 4 geven een beschrijving van de afzonderlijke ontwikkelingsfasen. Dit betreft de afzonderlijke onderzoeksvragen, de onderzoeksmethoden, de resultaten én de conclusies. In hoofdstuk 5 worden de conclusies van het project vergeleken met de oorspronkelijke doelstellingen.

In hoofdstuk 6 wordt de toepassing van de standaardverpleegplannen binnen het verpleegkundig proces weergegeven. Hierbij zal een vertaling naar de dagelijkse praktijk gemaakt worden.

Hoofdstuk 7 geeft suggesties over de wijze waarop standaardverpleegplannen binnen een organisatie geïmplementeerd kunnen worden.

In hoofdstuk 8, dat in deze herdruk is toegevoegd, worden de meest dominante ontwikkelingen voor de verpleegkundige discipline anno 2008 weergegeven en hun impact op de inhoud van een aantal standaardverpleegplannen. In de huidige praktijk zal de GGZ-verpleegkundige, samen met zorgvragers, familieleden en collega's in een multidisciplinair verband vaststellen welke methoden, methodieken of zienswijzen worden geïntegreerd in het zorgaanbod. Vermaatschappelijking, rehabilitatie, interculturele context, belevingsgerichte zorg en educatieve begeleiding zijn hierbij terugkerende begrippen, die de verpleegkundige integreert in het opstellen van verpleegplannen.

Het negende en laatste hoofdstuk geeft een overzicht van alle standaardverpleegplannen die ontwikkeld zijn en beschrijft ieder afzonderlijk plan.

Het overzicht van alle standaardverpleegplannen is ook digitaal beschikbaar. U kunt dit downloaden via http://service.elseviergezondheidszorg.nl onder Online boekextensions.

Noten

1 Beide auteurs beschrijven verpleegkundige diagnostiek vanuit twee totaal verschillende invalshoeken. De eerste auteur gaat uit van het verpleegkundig beroepsdomein bij de totstandkoming van verpleegkundige diagnostiek terwijl Townsend dit vanuit de medische diagnose vaststelt.

2 In het kort komt het erop neer dat er twee tegenpolen herkenbaar zijn. Aan de ene kant kunnen standaarden beschouwd worden als protocollen die in de praktijk geheel overgenomen moeten worden. Aan de andere kant kan een standaard als een hulpmiddel gebruikt worden waarbij in de praktijk de noodzakelijke of bruikbare gedeelten overgenomen en/of aangepast worden.

   In de ontwikkeling van de standaardverpleegplannen binnen dit project werd uitgegaan van de laatste visie wat betreft de *inhoud* van het verpleegplan. Met andere woorden, ervan uitgaande dat verpleegkundigen eigen kennis en ervaring hebben, dienen ze de inhoud van de standaarden te vertalen naar de concrete situatie. De *structuur* van de standaard dient wél overgenomen te worden in een individueel verpleegplan.

1 De ontwikkelingsfasen

In dit hoofdstuk wordt in grote lijnen het ontwikkelingstraject beschreven, zoals het bij de aanvang van het project 'Ontwikkeling van standaardverpleegplannen voor de praktijk van de psychiatrisch verpleegkundige' was opgezet. Tevens wordt het vertrekpunt weergegeven in relatie tot de reeds ontwikkelde standaardverpleegplannen en wordt de projectstructuur in kaart gebracht.

Binnen het Landelijk Centrum Verpleging en Verzorging (LCVV) werd in 1995 subsidie toegekend aan zowel ontwikkelings- als onderzoeksprojecten. Hoewel de aandacht in dit project vooral gericht zou worden op het ontwikkelen van standaarden, werd er ook onderzoek gedaan naar effecten en kwaliteit van de producten.
De voormalige WCC, de vaste commissie voor classificatie en definities van de voormalige Nationale Raad voor de Volksgezondheid (NRV) beschreef een aantal fasen in de ontwikkeling van standaarden:
1 vooronderzoeksfase;
2 ontwerpfase;
3 commentaarfase;
4 formaliseringsfase;
5 fase van het beheer van de standaard.

Het product van deze praktijkrichtlijn is een valide standaard in de vorm van een gegevensset. De fasen werden als richtlijn gehanteerd bij de ontwikkeling van de standaardverpleegplannen. De eerste fase, die van het vooronderzoek, was reeds voorafgaand aan het project doorlopen en wordt in de eerste paragraaf van dit hoofdstuk nader beschreven. Om pragmatische overwegingen is de laatste fase van het project samengevoegd met de formaliseringsfase bij de uitvoering van het project.

1.1 Vooronderzoeksfase

Volgens de voormalige WCC vindt in de vooronderzoeksfase de afbakening van het onderzoeksgebied plaats en moet er een behoeftepeiling gedaan worden.
In de inleiding van dit boek werd de motivatie achter de ontwikkeling van de standaarden uitgebreid verwoord. Het onderzoeksgebied betrof de praktijk van de verpleegkundige werk-

zaam binnen de intramurale geestelijke gezondheidszorg (GGZ). (Overigens bleek tijdens de uitvoering van het project dat ook transmuraal werkende verpleegkundigen de standaardverpleegplannen kunnen gebruiken in hun praktijk.)

Ook werd in de inleiding vermeld dat er reeds 10 standaardverpleegplannen ontwikkeld waren in het vooronderzoek dat in 1994 werd uitgevoerd. Er werden destijds 110 verpleegkundige dossiers geanalyseerd waarbij alle verpleegproblemen geïnventariseerd werden (Vossen & Klemann 1994). In de dossiers werden 885 gegevens als verpleegproblemen omschreven. Hiervan bleken er 348 ongeldig te zijn (dat wil zeggen dat ze niet voldeden aan de criteria die vooraf geformuleerd waren). Vervolgens werden de verpleegproblemen geordend, waarna er 76 resteerden. Nadat deze vertaald werden naar abstractere begrippen, bleven er 46 algemenere verpleegproblemen oftewel *labels* over. Deze werden voorgelegd aan het Delphi-panel.

Over 23 verpleegproblemen ontstond consensus wat betreft de formulering, de classificatie en het feit dat zij behoren tot het autonome taakgebied van de verpleegkundige. Vervolgens vond er literatuuronderzoek plaats naar de meest gangbare definities van de concepten *verpleegkundige diagnose, verpleegkundige interventies* en *verpleegdoelen*. Tevens werd gezocht naar classificaties of andere indelingen die van toepassing konden zijn bij het ordenen van de gegevens binnen bovenstaande concepten.

Dit leidde tot de volgende structuur van het standaardverpleegplan (zie figuur 1.1)

Gelabeld verpleegprobleem geclassificeerd volgens de functionele gezondheidspatronen van Gordon en de ICIDH = label

Verpleegkundige diagnose
 (Label)
 - Definitie
 - Ondersteunende gegevens:
    * Beïnvloedende factoren volgens de ICIDH
    * Kenmerken en aanwijzingen

Verpleegdoelen   1 Cognitieve verpleegdoelen   2 Affectieve/sociale verpleegdoelen   3 Psychomotorische verpleegdoelen
Verpleegkundige interventies   1 Directe zorg   2 Training   3 Beoordeling   4 Management van persoonlijke zorg

Figuur 1.1 Structuur van de standaardverpleegplannen
Bron: Vossen & Klemann 1994, *Ontwikkeling van standaardverpleegplannen.*

Het uiteindelijke product van het vooronderzoek betrof tien standaardverpleegplannen conform de structuur in figuur 1.1.

Naast het gegeven dat deze tien standaarden onvoldoende voorzagen in de behoefte van de verpleegkundigen, waren ze niet getoetst in de praktijk. Er kon dus geen oordeel worden gegeven over de toepasbaarheid van de standaardverpleegplannen in de dagelijkse praktijk van de verpleegkundige werkzaam in een psychiatrische setting.

Deze vragen stonden dan ook centraal in de volgende fasen van het ontwikkelingstraject en werden in 'subsidietijd' onderzocht.

1.2 Ontwerpfase

Tijdens de ontwerpfase werd de ontwerpstandaard opgesteld volgens de voormalige wcc-richtlijn. Centrale vragen hierbij waren: welke gegevens behoren tot de standaard en hoe kunnen ze geclassificeerd worden?

In dit project werd in deze en in de volgende fase tevens de link gelegd met het *klinische valideringsmodel* van Gordon (1994). Dit model vertaalt namelijk de vrij algemene stappen van de wcc-standaard in stappen die zijn gerelateerd aan de ontwikkeling van verpleegkundige diagnostische termen. De eerste stap van dit klinische valideringsmodel betrof de conceptanalyse van de begrippen verpleegprobleem, verpleegkundige diagnose, verpleegkundige interventies, patient outcomes (zie § 2.1.2) en bruikbare classificaties. De conceptanalyse hield in het definiëren van de begrippen en het beschrijven van de onderlinge relatie. Dit had reeds plaatsgevonden in onze vooronderzoeksfase (Vossen & Klemann 1994). In de ontwerpfase werd onderzocht welke gegevens binnen deze concepten geformuleerd kunnen worden en hoe deze binnen de gestelde classificaties te plaatsen zijn.

De tweede stap van het klinische valideringsmodel betrof expert validation. De centrale vraag hierbij was gericht op het verkrijgen van consensus over de ontworpen producten met behulp van een Delphi-methode (zie § 2.2.2).

Een globaal activiteitenplan per jaar zag eruit als figuur 1.2.

Een en ander diende te resulteren in het opstellen van tien ontwerpstandaarden per projectjaar.

1.3 Commentaarfase

De centrale vraag in de commentaarfase was: komen de gegevens die in de ontwerpfase opgesteld zijn, ook daadwerkelijk in de praktijk voor?

Dit kwam overeen met de derde stap van het klinische valideringsmodel, namelijk de validering in de praktijk.

Hierbij was directe observatie van patiënten noodzakelijk om zodoende te kunnen beoordelen:

- of de kenmerken zoals omschreven in de standaardverpleegplannen in een individueel verpleegplan te verwerken zijn;
- welke bepalende kenmerken altijd voorkomen en welke soms voorkomen (frequenties);
- of de interventies vanuit de standaardverpleegplannen concreet vertaald kunnen worden in individuele verpleegplannen;
- of de doelen vanuit de standaardverpleegplannen concreet vertaald kunnen worden in individuele verpleegplannen;
- welke aanvullingen worden gegeven op de standaardverpleegplannen en de frequentie daarvan.

Het globale activiteitenplan was als volgt:

- het selecteren van vier tot vijf pilotafdelingen, waarbij een dwarsdoorsnede van de klinische psychiatrie nagestreefd werd;

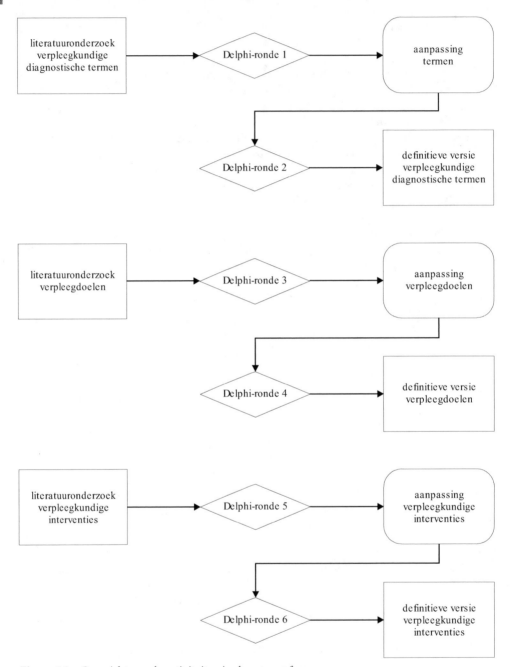

Figuur 1.2   Overzicht van de activiteiten in de ontwerpfase

- het selecteren van een aantal verpleegkundigen per afdeling die interesse toonden en een voortrekkersrol op zich wilden nemen;
- het in kaart brengen van de beginsituatie met behulp van een vragenlijst;
- het opzetten en uitvoeren van een scholingsprogramma;
- het verzamelen van data in de praktijk; dat wil zeggen het inventariseren en bundelen van individuele verpleegplannen die met behulp van een standaardverpleegplan opgesteld zijn;
- het centraal analyseren van data: data-analyse vindt plaats bij minimaal 25 IVP's* per SVP**.

Te produceren stukken:
- handleiding standaardverpleegplannen;
- vragenlijst omtrent de beginsituatie;
- samenvatting van het commentaar;
- aangepaste versie van de standaardverpleegplannen.

1.4 Formaliseringsfase en beheer van de standaard

Centrale vragen in deze fase zijn: 'Wat zijn de effecten van het gebruik van de standaardverpleegplannen?' en: 'Hoe ziet de definitieve standaard eruit?'

In de formaliseringsfase werd dus de definitieve standaard opgesteld. Om hiertoe te komen werden er verschillende onderzoeksmethoden gebruikt. Zij waren vooral gericht op de vraag of de standaarden voldeden aan de vooraf gestelde gebruikersdoeleinden. Met andere worden: er werden uitspraken gedaan over de *kwaliteit* van de standaardverpleegplannen. Kwaliteit is een subjectief begrip, dat werd gedefinieerd als:

> '*De mate waarin het geheel van eigenschappen van een product, proces of dienst voldoet aan de hieraan gestelde eisen, welke voortvloeien uit het gebruikersdoel.*' (Jongerden e.a. 1994)

Deze definitie geeft aan dat men vanuit verschillende invalshoeken naar kwaliteit kan kijken. Er werd in deze fase dan ook gebruikgemaakt van een aantal onderzoeksmethoden met verschillende doeleinden:
- Er diende onderzoek gedaan te worden naar de kwaliteit van de individuele verpleegplannen die met behulp van een standaardverpleegplan waren opgesteld.
- Het effect van de standaardverpleegplannen diende gemeten te worden en in termen van doeltreffendheid en doelmatigheid te worden geformuleerd.
- De implementatie van standaardverpleegplannen moest worden onderzocht, alsmede de wijze waarop de standaarden in de praktijk geïnterpreteerd werden.

Nadat hiervan de resultaten bekend zouden zijn, konden de definitieve standaardverpleegplannen worden opgesteld.

---

* IVP is individueel verpleegplan

** SVP is standaardverpleegplan

Het ontwikkelen van één of meerdere gevalideerde meetinstrumenten ten behoeve van bovenstaande onderzoeken was niet in de subsidie van het lcvv opgenomen. Desalniettemin werd bij de aanvang van het project een aantal hypothesen geformuleerd over de mogelijke effecten van svp's. Gedurende het project zou beoordeeld worden of en hoe deze hypothesen te toetsen waren.

De hypothesen hadden betrekking op de doelmatigheid en de doeltreffendheid van de svp's en luidden als volgt:
Doelmatigheid:
1 door het gebruik van svp's wordt:
a informatie beter en sneller toegankelijk;
b de tijd die nodig is voor het opstellen van individuele verpleegplannen gereduceerd.

Doeltreffendheid:
2 door het gebruik van svp's wordt:
a beter gebruikgemaakt van het methodisch verpleegkundig proces;
b een bijdrage geleverd aan een eenduidig verpleegkundig begrippenkader.

De opzet zag er globaal als volgt uit:
• ontwikkelen van een meetinstrument aan de hand van bovenstaande hypothesen;
• uitvoeren van een effectmeting;
• maken van een data-analyse en resultaatbeschrijving.

In deze fase zouden tevens uitspraken gedaan worden over het *beheer* van de standaardverpleegplannen. De beherende instantie of commissie dient verantwoording te dragen over het distribueren, corrigeren en updaten van de definitieve standaardverpleegplannen.
De volgende stukken moesten worden geproduceerd:
• meetinstrument;
• evaluatierapport;
• definitieve standaard;
• advies over organisatorische invulling van de beheerstaken: distributie, correctie en updating van de definitieve standaard.

Alle activiteiten uit de fasen van het ontwikkelingsproces werden op een tijdbalk uitgezet om zodoende een richtlijn te hebben bij het moment van uitvoering ervan. Het eerste projectjaar zou het meest intensief zijn omdat in dit jaar veel activiteiten in het kader van de toets- en commentaarfase opgezet moesten worden. Het project diende ten behoeve van het lcvv afgerond te worden met een eindrapport waarin het proces en het product beschreven dienden te worden.

1.5 Projectstructuur

De projectgroep had een inhoudelijke en een organisatorische projectleider. Laatstgenoemde was strikt genomen alleen ingeschakeld met het oog op de formele verankering van het project binnen de organisatie van het psychiatrisch ziekenhuis *Reinier van Arkel*. Naast de inhoudelijke projectleider waren een projectmedewerker en een extern adviseur in de begroting van de projectaanvraag opgenomen.

Overeenkomstig het ontwikkelingstraject werden een Delphi-panel (zie § 2.2.3) en voorts een interne en externe klankbordgroep samengesteld. Beide klankbordgroepen hadden een functie bij het tussentijdse product van de ontwerpstandaarden.

De projectstructuur zag er als volgt uit (zie figuur 1.3)

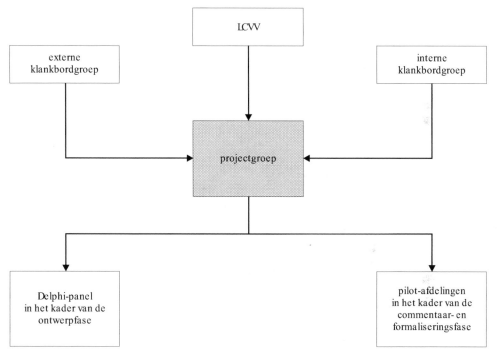

Figuur 1.3   Organogram van de projectstructuur

1.6 Samenvatting

In de voorgaande paragrafen zijn de stappen van het onderhavige project beschreven, zoals die bij de aanvang van het project bekend waren. De activiteiten werden opgesteld conform de praktijkrichtlijnen voor standaardisatie van de voormalige wcc.

Met uitzondering van de vooronderzoeksfase werden alle fasen conform de praktijkrichtlijnen doorlopen, te weten de ontwerp-, de toets- en commentaar-, de formaliserings- en de beheersfase, waarbij de laatste twee samengevoegd werden. Het project werd in een tijdsbestek van drie jaar uitgevoerd waarbij iedere activiteit in een tijdpad opgenomen werd.

Tevens werd in dit hoofdstuk aandacht geschonken aan de projectstructuur.

In de volgende drie hoofdstukken worden per ontwikkelingsfase de uitvoering, de resultaten en de conclusies beschreven.

2 De ontwerpfase

In dit hoofdstuk wordt uitgebreid stilgestaan bij de wijze waarop de activiteiten in de ontwerpfase werden uitgevoerd. Tevens wordt verslag gedaan van de resultaten en conclusies van deze fase.

In het vorige hoofdstuk werd aangegeven dat in de ontwerpfase het ontwikkelen van de ontwerpstandaarden werd uitgevoerd met behulp van een tweetal onderzoeksmethoden, te weten conceptanalyse en *expert validation* met behulp van een Delphi-methode.
De structuur van het svp werd overgenomen uit het vooronderzoek (1994). Hoewel tijdens het project niet geïnvesteerd werd in de ontwikkeling van de structuur, wordt - vanwege de importantie ervan - in de eerste paragraaf van dit hoofdstuk uitleg gegeven over de wijze waarop de structuur tot stand is gekomen.
In de tweede paragraaf wordt aandacht besteed aan de onderzoeksmethoden. Daarna volgt een beschrijving van de resultaten en conclusies van de ontwerpfase.

2.1 Structuur van de standaardverpleegplannen

Bij het ontwikkelen van de structuur van de svp's werd eerst een aantal algemene uitgangspunten geformuleerd, te weten:
*   De gegevens die binnen de standaardverpleegplannen geformuleerd worden, dienen van een dusdanig abstractieniveau te zijn dat ze in iedere psychiatrische klinische praktijk vertaalbaar zijn naar een individueel niveau. Gezien de gebruikersdoeleinden, zoals beschreven in hoofdstuk 1, was dit een noodzakelijke voorwaarde.
    Dit impliceerde dat de deskundigheid van de individuele verpleegkundige aangesproken zou worden.
*   Volledigheid van gegevens binnen de standaardverpleegplannen wordt niet gepretendeerd.
    De verpleegkundige diende uit te gaan van de individuele situatie van de patiënt bij de vertaling, aanpassing en eventuele aanvulling van het standaardverpleegplan naar het individuele verpleegplan.
*   De gegevens worden geformuleerd conform de definities en criteria van de concepten *verpleegkundige diagnose*, *verpleegkundige interventie* en *patient outcomes*.
    De gegevens werden gerangschikt volgens de structuur uit figuur 1.1.

Gedurende het project werden kleine wijzigingen aangebracht in de terminologie van de concepten, bijvoorbeeld 'verpleegkundige diagnose' werd gewijzigd in 'verpleegkundige diagnostische termen' omdat de inhoud van de standaard niet impliceerde een verpleegkundige diagnose te zijn, maar slechts elementen bevat die tot een verpleegkundige diagnose konden leiden. Ook werd het begrip 'bepalende kenmerken' gewijzigd in 'kenmerken en aanwijzingen'.

Bij de totstandkoming van de standaardverpleegplannen is gebruikgemaakt van classificaties en andere bestaande indelingen, zoals de International Classification of Impairments, Disabilities and Handicaps (de ICIDH), de functionele gezondheidspatronen van Gordon en de CDV's (classificatie van diagnostische termen voor de verpleegkunde). Deze indelingen worden verderop in § 2.1.1 nog nader toegelicht.

stoornis
functiestoornis
functiestoornis van de huid op het niveau van een orgaan
stoornis in de werking van de huid
decubitus

Figuur 2.1   Voorbeeld van hiërarchisch geordende termen uit de CDV
Alle 'decubituswonden' zijn 'stoornissen in de werking van de huid', alle 'stoornissen in de werking van de huid' zijn 'functiestoornissen van de huid op het niveau van een orgaan', enzovoort (Albersnagel & V.d. Brug 1997).

In de volgende subparagrafen wordt nader ingegaan op de inhoud van de concepten:
- verpleegkundige diagnostische termen;
- *patient outcomes* oftewel verpleegdoelen;
- verpleegkundige interventies.

2.1.1 Verpleegkundige diagnostische termen

De indeling van Gordon volgens de elf functionele gezondheidspatronen (1994) werd gebruikt om de verpleegkundige diagnostische termen te rangschikken. Deze indeling werd in het vooronderzoek *Eenduidig verpleegkundig begrippenkader* (Nationale Raad voor de Volksgezondheid 1993) omschreven als een classificatie die hoog scoort ten aanzien van praktische toepasbaarheid en ten aanzien van theoretische criteria. Er wordt verondersteld dat iedereen gebruikmaakt van functionele gezondheidspatronen die bijdragen aan gezondheid en kwaliteit van leven. Het beschrijven en evalueren daarvan geeft de verpleegkundige de mogelijkheid om functionele patronen (datgene wat goed gaat) en disfunctionele patronen (verpleegkundige diagnoses) te ontdekken bij de patiënt. De achterliggende gedachte bij de formulering van de functionele gezondheidspatronen is dat mensen in hun dagelijkse functioneren, in gezondheid en ziekte, in hun streven naar welbevinden en in het vervullen van hun behoeften, gebruikmaken van typerende gedragspatronen. Gordon noemt dit *functionele gezondheidspatronen*. Ze zijn functioneel omdat de gedragingen erop gericht zijn om individuele en sociale behoeften te vervullen en om zichzelf zo gezond mogelijk te houden (Gordon 1994).

De werkdefinitie van de verpleegkundige diagnose werd als volgt omschreven:

> *'Een verpleegkundige diagnose is een vaststelling van iemands feitelijke of mogelijke reacties op ge-*
> *zondheidsproblemen of levensprocessen op grond waarvan verpleegkundige zorg kan worden ver-*
> *leend.' (Nationale Raad voor de Volksgezondheid 1993)*

Voor de structuur van de verpleegkundige diagnostische termen werd gekozen voor de PES-*structuur* (Gordon 1994). De P staat voor Problem, oftewel gezondheidsprobleem of label. De E staat voor Etiological factors oftewel beïnvloedende factoren (factoren die het gezondheids-probleem beïnvloeden of veroorzaken) en de S staat voor Signs and symptoms oftewel ken-merken en aanwijzingen.

Volgens Gordon zijn de beïnvloedende factoren de leidraad voor het vervolgtraject van het verpleegplan, mits deze binnen het beroepsdomein van de verpleegkundige discipline beho-ren. Toch blijkt vaak dat het in de praktijk moeilijk is om aan te duiden wat nu behoort tot het beroepsdomein van de verpleegkundige. Zoals eerder genoemd betreft dit 'reacties op ge-zondheidsproblemen'. Echter die reacties op zich zijn in feite óók gezondheidsproblemen. Ziektes of aandoeningen dienen daarentegen uitgesloten te worden omdat deze behoren tot het primaire beroepsdomein van de arts. Om de verpleegkundige te ondersteunen bij de in-schatting welk probleem tot het eigen beroepsdomein behoort, werden het verpleegprobleem en de beïnvloedende factoren gerangschikt volgens de ICIDH (WCC 1995). Deze classificatie bleek in het vooronderzoek *Eenduidig verpleegkundig begrippenkader* (Nationale Raad voor de Volksgezondheid 1993) hoog te scoren op praktische toepasbaarheid. De grondslag voor dit coderingssysteem wordt gevormd door de volgende begrippen:
- ziekte of aandoening;
- stoornis;
- beperking;
- handicap.

Beperkingen en handicaps zijn als problemen aan te duiden die tot het beroepsdomein van de verpleegkundige behoren. Ook de meeste stoornissen vallen binnen het aandachtsgebied van de verpleegkundige en kunnen het vertrekpunt vormen voor verpleegkundige interventies.
Ieder verpleegprobleem werd voorzien van de bijbehorende ICIDH-code en gerangschikt bin-nen één van de elf functionele gezondheidspatronen. Tijdens het ontwikkelingstraject werd elders in het land een classificatie van diagnostische termen voor de verpleegkunde ontwik-keld (CDV's) (Nationale Raad voor de Volksgezondheid & Ten Napel 1996). Deze classificatie is te beschouwen als een afgeleide van de ICIDH voor de praktijk van de verpleegkundige en als aanzet om de condities te onderscheiden die specifieke verpleegkundige bemoeienis vereisen (Albersnagel & V.d. Brug 1997). Standaardverpleegplannen die in een later stadium ontwik-keld werden, zijn dan ook voorzien van een CDV-code.
Door de beïnvloedende factoren te coderen met behulp van de ICIDH, werd het formuleren van doelen die middels verpleegkundige interventies te bereiken zijn voor menig verpleeg-kundige mogelijk vereenvoudigd.

In hoofdstuk 6 wordt hieraan ruimschoots aandacht besteed.

2.1.2 *Patient outcomes* oftewel verpleegdoelen

Het *verpleegdoel* werd omschreven als:

> '*De gedragingen, reacties en gevoelens van de patiënt als reactie op de verpleegkundige zorg die geboden wordt en die bepaald wordt aan de hand van de verpleegkundige diagnose.*'

Bij de verpleegdoelen in het standaardverpleegplan werd een classificatie gehanteerd die afkomstig is uit het onderwijs (Dousma e.a. 1989). Classificaties van verpleegdoelen waren bij de start van het project nog te weinig bekend. Inmiddels is in de vs als vervolg op de NIC (Nursing Interventions Classifications, Bulechek & McCloskey 1992) een classificatie van verpleegdoelen opgesteld (NOC; Nursing Outcomes Classifications).

De gehanteerde classificatie binnen de SVP's ziet er als volgt uit:
* *Cognitieve doelstellingen* hebben te maken met het verstandelijk functioneren.
* *Affectieve/sociale doelstellingen* hebben te maken met gevoelens en emoties waarbij ook de omgeving een grote rol speelt.
* Bij *psychomotorische doelstellingen* wordt de nadruk gelegd op motorische handelingen en zintuiglijke waarnemingen.

Het verpleegdoel diende gebaseerd te worden op de beïnvloedende factoren, mits deze tot het verpleegkundig deskundigheidsgebied behoren. In een individueel verpleegplan zal dan ook het verpleegdoel zoals omschreven in de standaard, aangepast dienen te worden. Ook voorwaarden en/of criteria dienen in een individueel verpleegplan omschreven te worden (Vossen & Klemann 1994).

2.1.3 Verpleegkundige interventies

Een verpleegkundige interventie werd omschreven als:

> '*Een gerichte activiteit die de verpleegkundige namens of voor een persoon/groep verricht op basis van de verpleegkundige diagnose, en die de persoon/groep niet zelf kan verrichten.*' (Ten Napel & V.d. Bruggen 1994)

In een onderzoek naar verpleegkundige interventies en activiteiten bleek een volgende indeling mogelijk:
* *Directe zorg* heeft te maken met de directe uitvoering van de verpleegkundige zorg.
* *Training* heeft betrekking op het verschaffen van kennis, inzicht en kundigheid.
* Onder *beoordeling* vallen acties zoals observeren en het verzamelen en analyseren van gegevens voorzover deze gericht zijn op het bijstellen of evalueren van de verpleegkundige diagnose.
* Bij *management van persoonlijke zorg* worden handelingen vermeld die te maken hebben met coördinatie en continuïteit van de uitvoering van de zorg. Ook activiteiten die te maken hebben met de omgeving kunnen hieronder gerangschikt worden, zoals het plaatsen van speciale voorzieningen aan het bed.

Deze indeling werd overgenomen in de structuur van het standaardverpleegplan.

2.2 Onderzoeksmethoden

De inhoud van ieder standaardverpleegplan werd met behulp van literatuuronderzoek en een Delphi-methode geformuleerd.

2.2.1 Het literatuuronderzoek

Bij het literatuuronderzoek werden gegevens verzameld die betrekking hadden op de labels die tijdens het vooronderzoek waren geselecteerd, maar nog niet verwerkt waren tot svp's. Deze gegevens werden gerelateerd aan de verpleegkundige diagnostische termen, de patient outcomes of de verpleegkundige interventies. In de loop van het project werden ook signalen van de werkvloer meegenomen bij het formuleren van tien nieuwe labels. Er werd getracht een zo uitgebreid en relevant mogelijk geheel van gegevens te formuleren binnen ieder standaardverpleegplan.

2.2.2 De Delphi-methode

De Delphi-methode is een ondersteuningsmethode voor gestructureerde meningsvorming via terugkoppeling van informatie. De methode houdt in dat aan een groep deskundigen in een aantal ronden vragen worden gesteld. De respondenten kunnen kennisnemen van elkaars antwoorden, zonder dat zij met elkaar in contact komen; hierdoor wordt de anonimiteit gewaarborgd. Na iedere ronde worden de antwoorden van alle respondenten geanalyseerd, samengevat en teruggerapporteerd aan elke afzonderlijke respondent (Francke 1990).

Samenstelling van het Delphi-panel

Het Delphi-panel werd samengesteld uit een afvaardiging van de Delphi-panelleden van het vooronderzoek. Hierbij werd de groep gereduceerd van dertig naar tien panelleden omdat gebleken was dat de resultaten bij een toenemende groepsgrootte niet significant wijzigden. Veel belangrijker was de samenstelling van de groep. Hierbij werd rekening gehouden met deskundigheid, opleiding, ervaring en werkgebied.

Het panel bestond uit tien personen: vier mannen en zes vrouwen. Twee personen hadden Verplegingswetenschappen gestudeerd, drie personen hadden een hbo-v-diploma en vier personen een inservice B-diploma. Eén persoon had een mbo-v-diploma. De meeste respondenten hadden meerdere opleidingen in de gezondheidszorg gevolgd, zoals een kader- of managementopleiding, een andere inserviceopleiding (A of Z), hbo-v of een vervolgopleiding (vo).

Zes personen waren als verpleegkundige werkzaam, waarvan één persoon deels onderzoeker was. Twee personen hadden de functie van verpleegkundig stafmedewerker, één persoon was afdelingshoofd en één persoon was subhoofd. De afdelingen waar de respondenten werkzaam waren, bleken een representatie van de klinische psychiatrie; het betroffen een gesloten opnameafdeling (twee panelleden), de PAAZ, een afdeling voor vervolgbehandeling voor adolescenten, een afdeling voor biologische psychiatrie, een woongroep, een afdeling voor resocialisatie binnen langdurige behandeling, een revalidatieafdeling voor chronisch psychiatrische patiënten, een behandelafdeling voor ouderen en een verblijfsafdeling voor ouderen.

De werkervaring lag tussen 5 en 20 jaar, en was gemiddeld 9 jaar.

De gemiddelde deskundigheid werd door het panel geschat op 7,6 op een schaal van 1 tot 10. Gedurende het project vonden er twee mutaties plaats binnen de groep.

2.2.3 Bepaling van overeenstemming

De gegevens die met behulp van literatuuronderzoek waren geïnventariseerd, gebundeld en ingedeeld, werden voorgelegd aan de panelleden. Eenieder kreeg de mogelijkheid om op een vijfpunts *Likert-schaal* (geheel oneens, oneens, weet niet, eens, geheel eens) zijn/haar oordeel weer te geven. Tevens werd de mogelijkheid geboden om aanvullingen en/of opmerkingen te plaatsen.

Voor bepaling van de mate van consensus tussen de panelleden werden twee methoden gehanteerd.

De eerste methode is gebaseerd op de gemiddelde (M) groepsscore, waarbij afkappunten gekozen zijn. De keuze voor deze afkappunten was arbitrair; bepalend was de mate waarin ze geacht worden te discrimineren. Het voordeel van deze methode was dat er rekening gehouden werd met de mening van alle groepsleden, omdat elke score in de berekening werd meegenomen (Nationale Raad voor de Volksgezondheid 1993).

Een *goede* overeenstemming (positief en negatief) werd behaald indien M > 4,0 en < 2,0. *Redelijke* overeenstemming werd behaald indien M > 3,5 en < 2,5.

De tweede methode was gebaseerd op de absolute scores van de panelleden. Het is hierbij gebruikelijk om de mate van consensus of non-consensus te bepalen met behulp van een dichotome schaalindeling (ja/nee of oneens/eens). De absolute scores worden omgerekend naar percentuele scores. Een keuze van 70% of 75% (afhankelijk van de gewenste mate van discriminatie) geldt dan als een goede overeenstemming.

Bij dit onderzoek werden de scores van de twee uiterste waarden (*geheel oneens* en *oneens*, *eens* en *geheel eens*) bij elkaar opgeteld. Hierdoor ontstonden drie scoregroepen: een groep *eens*, een middengroep? en een groep *oneens*. Als mate van overeenstemming werd de grens van 75% aangehouden voor een *goede* overeenstemming (+ is hoger dan 75% en − is lager dan 75%). Het voordeel van deze methode was dat zij relatief eenvoudig uit te voeren was (Nationale Raad voor de Volksgezondheid 1993).

2.3 Resultaten

Per projectjaar werden tien standaardverpleegplannen ontworpen conform het activiteitenplan uit hoofdstuk 1. In tabel 2.1 is af te leiden hoeveel Delphi-ronden noodzakelijk waren voor het ontstaan van tien nieuwe ontwerpstandaarden en op welk concept de Delphi-ronde betrekking had.

2.3.1 De klankbordgroepen

Iedere ontwerpstandaard werd voorgelegd aan de interne en externe klankbordgroep. Beide groepen werden samengesteld voor de duur van het hele traject. Ze dienden als onafhankelijk referentiekader. Bij de samenstelling van deze groepen werd vooral gelet op de ervaring die de kandidaten hadden met de ontwikkeling van verpleegplannen of gedeelten daarvan. Tevens werd gekeken naar kennis en ervaring op het gebied van onderzoek, methodiek en onderwijs. Ook aan de samenwerking met andere disciplines werd aandacht besteed.

Tabel 2.1   Overzicht van de Delphi-ronden

	1995 -1996	1996 -1997	1997 -1998
Delphi 1	verpleegkundige diagnostische termen	verpleegkundige diagnostische termen	verpleegkundige diagnostische termen
Delphi 2	herziene versie verpleegkundige diagnostische termen	herziene versie verpleegkundige diagnostische termen	herziene versie verpleegkundige diagnostische termen en verpleegdoelen
Delphi 3	verpleegdoelen	verpleegdoelen	herziene versie verpleegdoelen en verpleegkundige interventies
Delphi 4	herziene versie verpleegdoelen	herziene versie verpleegdoelen en verpleegkundige interventies	herziene versie verpleegkundige interventies
Delphi 5	verpleegkundige interventies	herziene versie verpleegkundige interventies	
Delphi 6	herziene versie verpleegkundige interventies		

De interne klankbordgroep bestond uit drie leden, te weten een verplegingswetenschapper met de functie van kwaliteitsmedewerker, een verpleegkundige met de vo-beroepsinnovatie (vo: vervolgopleiding) en een klinisch psycholoog.

De externe klankbordgroep bestond uit vier personen, allen verplegingswetenschappers. Alle deelnemers hadden ervaring met het ontwikkelen van meetinstrumenten en/of verpleegkundige diagnostiek. Twee personen waren werkzaam in het onderwijs, één persoon was werkzaam als onderzoeker en één persoon was stafmedewerker in een academisch ziekenhuis.

De opmerkingen en/of aanvullingen betroffen vooral de lay-out van de standaardverpleegplannen. Naar aanleiding van een suggestie werd bijvoorbeeld de term 'bepalende kenmerken' gewijzigd in 'kenmerken en aanwijzingen'.
De kopjes van de indelingen binnen de verpleegkundige interventies en de *patient outcomes* werden in eerste instantie niet vermeld. Een cijfer verwees naar de categorie (bijvoorbeeld het cijfer 1 bij de verpleegdoelen verwees naar cognitieve doelen). Dit was onvoldoende duidelijk en de suggestie om de categorieën te vermelden in de standaard werd dan ook overgenomen. Ook waren er opmerkingen over het niet-uniform hanteren van terminologie en het verschil in abstractieniveau van de gegevens binnen de standaarden. Naar aanleiding hiervan werd ieder standaardverpleegplan, daar waar nodig, nogmaals onder de loep genomen en aangepast.

2.4 Conclusies

De stappen in de ontwerpfase, die bij de aanvang van het project geformuleerd werden, zijn uitgevoerd.
De beide onderzoeksmethoden (de Delphi-methode en het literatuuronderzoek) bleken goede methoden om de ontwerpstandaarden op te stellen. De betrokkenheid en inzet van de leden van het Delphi-panel gedurende de drie jaar waren uitermate belangrijk. Met uitzonde-

ring van twee personen die gedurende het traject hun bijdrage beëindigden, bleef iedereen gemotiveerd en toonde inzet en betrokkenheid.

Tabel 2.2   Labels

code	functioneel gezondheidspatroon	code	functioneel gezondheidspatroon
1	**Patroon van gezondheidsbeleving en -in-standhouding**	7	**Zelfbelevingspatroon**
		7.1	verstoring in de stemming
1.1	*suïcidaliteit*	7.1.1	*depressieve stemming*
1.2	*zelfverwonding*	7.1.2	*manische stemming*
1.3	*beperking in de therapietrouw*	7.2	verstoring in emoties
1.4	*afhankelijkheid van alcohol*	7.2.1	*emotionele labiliteit*
1.5	*afhankelijkheid van drugs*	7.2.2	*machteloosheid*
		7.3	stoornis in de beleving van zichzelf
		7.3.1	*lage zelfwaardering*
		7.3.2	*verstoring in eigen identiteit*
		7.3.3	*verstoring in eigen lichaamsbeeld*
2	**Voedings- en stofwisselingspatroon**	8	**Rol- en relatiepatroon**
2.1	verstoord eet- en drinkpatroon	8.1	sociaal isolement
2.1.1	*onvoldoende vocht- en voedselopname*	8.1.1	*eenzaamheid*
2.2	*stoornis in het kauwen en slikken*	8.2	verstoord rolpatroon
		8.2.1	*beperking in de sociale rolvervulling*
		8.2.2	*beperking in de ouderrol*
3	**Uitscheidingspatroon**	9	**Seksualiteits- en voortplantingspatroon**
3.1	*urine-incontinentie*	9.1	*verstoring in het seksuele welbevinden*
4	**Activiteitenpatroon**	10	**Coping- en stresstolerantiepatroon**
4.1	verstoord lichaamsverzorgingspatroon	10.1	*manipulatief gedrag*
4.1.1	*onvoldoende lichaamsverzorging*	10.2	*achterdocht*
4.2	verstoring in het ondernemen van activiteiten	10.3	*angst*
4.2.1	*inactiviteit*	10.4	*agressie*
4.2.2	*dwanghandelingen*	10.5	*beperking in copingvaardigheden*
4.2.3	*gebrek aan initiatief*		
4.3	verstoorde mobiliteit		
4.3.1	*beperking in de voortbeweging*		
5	**Slaap- en rustpatroon**	11	**Waarden- en levensovertuigingenpatroon**
5.1	*verstoord slaappatroon*		
5.2	*verstoord dag- nachtritme*		
5.3	verstoord rustpatroon		
5.3.1	*rusteloosheid*		
6	**Waarnemings- en denkpatroon**		
6.1	verstoorde waarneming		
6.1.1	*hallucinaties*		
6.2	verstoord denkpatroon		
6.2.1	stoornis in gedachtegang		
6.2.1.1	*verstoorde concentratie*		
6.2.1.2	*verstoorde besluitvorming*		
6.2.1.3	*verwardheid*		
6.2.2	stoornis in gedachte-inhoud		
6.2.2.1	*wanen*		
6.2.3	verstoord geheugen		
6.2.3.1	*verstoring in het kortetermijngeheugen*		
6.3	verstoorde communicatie		
6.3.1	*beperking in het spreken*		

Wat betreft de inhoud van de ontwerpstandaarden kan het volgende opgemerkt worden:
Het definiëren van de labels bleek tijdens de Delphi-ronden grote discussie op te roepen. Consensus kon dan ook niet worden bereikt.
Vandaar dat uiteindelijk gekozen werd om ook hierbij de ICIDH als uitgangspunt te gebruiken.
De definitie van het label werd bepaald door de positie ervan binnen de ICIDH, tenzij het daarin niet voorkomt. Vervolgens werden ook de inmiddels uitgegeven CDV's (Nationale Raad voor de Volksgezondheid & Ten Napel 1996) gebruikt bij de totstandkoming van de definitie van het label.
Bij ieder label werd een motivatie gegeven voor de totstandkoming van de definitie.
Elk label werd tevens voorzien van een code die de positie ervan weergaf binnen de elf functionele gezondheidspatronen. De code bestond uit een aantal cijfers; hoe meer cijfers, des te concreter werd het label en dus ook het standaardverpleegplan.
In tabel 2.2 worden alle labels weergegeven die uitgewerkt zijn tot een standaardverpleegplan. Ze zijn hiërarchisch geordend binnen de functionele gezondheidspatronen. De cursief gedrukte items geven de labels aan.

Zoals uit tabel 2.2 afgeleid kan worden, zijn er binnen ieder functioneel gezondheidspatroon standaardverpleegplannen opgesteld, met uitzondering van het laatste (het patroon van waarden en levensovertuigingen).
De ICIDH bleek een goede bijdrage te leveren aan het formuleren van de beïnvloedende factoren en het definiëren van de labels. De termen uit de ICIDH bleken bruikbaar en relevant, maar helaas niet volledig. Er was sprake van een restcategorie. Deze betrof factoren die te maken hadden met interpersoonlijke relaties (bijvoorbeeld een disfunctioneel familiesysteem) of andere omgevingsfactoren.

Noten

1 Classificeren is het systematisch rangschikken of ordenen van bepaalde gegevens. Op deze manier zijn de gegevens goed te onderscheiden van elkaar en zijn onderlinge relaties en hiërarchische verhoudingen ook makkelijker te herleiden.

3 De toetsings- en commentaarfase

In dit hoofdstuk wordt de uitvoering van de toetsings- en commentaarfase beschreven. Zoals in hoofdstuk 1 werd vermeld, was het in deze fase belangrijk om te inventariseren of de karakteristieken, als resultaat van de ontwerpfase, daadwerkelijk ook aanwezig waren in de praktijk. In § 1.3 werd kort beschreven welke activiteiten hierbij ondernomen werden. Globaal komt het erop neer dat verpleegkundigen de standaarden in hun praktijk toepasten ten behoeve van individuele patiënten. Op basis van hun kennis, ervaring en beoordelingsvermogen van de situatie gebruikten ze gegevens uit de standaard bij het opstellen van het individuele verpleegplan, zo mogelijk geconcretiseerd. De individuele verpleegplannen werden vervolgens geanalyseerd om te beoordelen of de gegevens uit de standaarden aanwezig waren in de dagelijkse praktijk.

De eerste paragraaf van dit hoofdstuk geeft een toelichting van de wijze waarop de pilotafdelingen samengesteld werden en wat er vervolgens plaatsvond voordat individuele verpleegplannen gebruikt konden worden voor analyse. In de tweede paragraaf wordt de onderzoeksmethode beschreven. Ook worden in deze paragraaf de resultaten weergegeven van de analyse van individuele verpleegplannen - die op de pilotafdelingen waren opgesteld met behulp van de standaardverpleegplannen -. Het hoofdstuk wordt afgesloten met een conclusie betreffende deze fase.

3.1 De pilotafdelingen

Bij de samenstelling van de pilotafdelingen werd een aantal acties ondernomen om een zo goed mogelijk beeld te krijgen van de praktijk, namelijk:
1 Selectie van vier tot vijf pilotafdelingen, waarbij een dwarsdoorsnede van de klinische psychiatrie werd nagestreefd.
2 Selectie van een aantal verpleegkundigen per afdeling die interesse toonden, een voortrekkersrol op zich wilden nemen en er tijd en energie in wilden steken.
3 De beginsituatie in kaart brengen met behulp van een vragenlijst.
4 Centrale scholing van deze participanten in de vorm van een viertal bijeenkomsten in eerste instantie (afhankelijk van de beoordeling van de beginsituatie), waarna op individueel niveau aan de hand van casuïstiek verdere verdieping plaatsvond.

Voorafgaand aan het samenstellen van de pilotafdelingen werd beoordeeld aan welke criteria deze zouden moeten voldoen. De volgende criteria of voorwaarden werden hierbij als relevant beschouwd:

- Gezamenlijk dienden de afdelingen een vrij algemeen beeld te geven van de klinische psychiatrie.
- Op iedere afdeling diende methodisch gewerkt te worden; er moest sprake zijn van schriftelijke rapportage van het verpleegproces.
- De afdelingsleiding diende in te stemmen met het driejarige traject van het onderzoek.
- De afdelingsleiding diende in te stemmen met het gebruik van afwijkende formulieren ten behoeve van de verpleegkundige verslaglegging (standaardformulieren ten aanzien van individuele verpleegplannen).
- De participanten in het onderzoek zouden verpleegkundigen met een hbo-v of B-inserviceopleiding moeten zijn.
- De participanten dienden gemotiveerd te zijn om een veranderingsproces mee te maken.
- De participanten dienden de flexibiliteit te bezitten om (indien nodig) in hun vrije tijd enige uren ter beschikking te stellen (bijvoorbeeld voor scholing, terugkomuren in verband met intervisie enzovoort).
- Er diende één contactpersoon per afdeling aangewezen te worden, zodat de communicatielijn tussen het project- en het pilotteam zo kort mogelijk was.

Er werden in eerste instantie 5 pilotafdelingen samengesteld. Deze betroffen een gestructureerde verblijfsafdeling voor ouderen (capaciteit 16 bewoners), een vervolgafdeling voor jongvolwassenen met voornamelijk borderline-problematiek of een schizofreen beeld (capaciteit 12 patiënten), een gesloten opnameafdeling (capaciteit 12 patiënten), een afdeling binnen een MFE (multifunctionele eenheid) voor volwassenen (capaciteit 12 patiënten) en een woonafdeling voor ouderen (capaciteit 24 bewoners).

Het selecteren van de afdelingen vond plaats op basis van getoonde interesse en nieuwsgierigheid van verpleegkundigen aldaar: een aantal van hen had contact opgenomen met de projectleiding en om meer informatie verzocht.

Het voordeel van dit initiatief was dat bij aanvang van de pilotstudy de motivatie van de betrokken verpleegkundigen groot was. Er was dus weinig tot geen weerstand tegen deze toch wel ingrijpende verandering. Alle afdelingen voldeden aan de voorwaarden of criteria en waren bereid de komende drie jaar te investeren in dit project.

Voorzover nodig werd ook de instemming gevraagd van wetenschappelijke commissies.

Om inzicht te krijgen in het kennisniveau en de beginsituatie werd een vragenlijst opgesteld en voorgelegd aan de participerende verpleegkundigen.

3.1.1 De beginsituatie van de participerende verpleegkundigen

Het inventariseren van de beginsituatie werd alleen gedaan bij de verpleegkundigen die bij de aanvang van het project bij de scholing* betrokken waren. Per afdeling werd een gedeelte van of het gehele team geschoold, afhankelijk van de grootte van het team en de mogelijkheid

---

* Gedurende het project nam het aantal participanten toe door uitbreiding van de afdelingen en doordat nieuwe afdelingen aan de pilot toegevoegd werden, zie hiervoor § 3.1.2.

voor een gezamenlijke scholing. Voorafgaande aan het scholingstraject kregen deze verpleegkundigen het verzoek een vragenlijst in te vullen. Dit betrof in totaal 32 verpleegkundigen.

Van de 32 vragenlijsten werden er 29 geretourneerd. De vragenlijst bestond deels uit vragen van het *Likert-type* met een scoremogelijkheid van 1 tot en met 5 (1 = nooit, 2 = soms, 3 = weet niet, 4 = vaak, 5 = altijd óf 1 = neen helemaal niet, 2 = minimaal, 3 = matig, 4 = ongeveer, 5 = ja zeker) en deels uit open vragen waarbij gevraagd werd een eigen visie weer te geven.

Algemene informatie
Van de 29 verpleegkundigen hadden er 15 de B-inserviceopleiding gedaan, 5 hadden het hbo-v gevolgd, 3 participanten waren in het bezit van zowel een inservice B-diploma als het diploma van de kaderopleiding, en de overigen hadden een B-inserviceopleiding met een andere vervolgopleiding gedaan.
Gemiddeld had men 9,4 jaar ervaring met een minimum van een halfjaar en een maximum van 25 jaar.

De aanwezige kennis om een verpleegplan op te stellen
Uit de scores (zie bijlage 1, tabel 1.1) werd afgeleid dat het grootste deel van de respondenten (20) vindt dat hij of zij voldoende inhoudelijke kennis heeft voor het opstellen van individuele verpleegplannen. De gemiddelde score was echter relatief laag, te weten 2,6. Men raadpleegde wel collega's, maar deze beschikten volgens de respondenten slechts in geringe mate over de relevante informatie. Het meest opvallend is dat de participanten vrijwel geen vakliteratuur raadpleegden en dat diegenen die dit wel deden, weinig gebruikmaakten van vaktijdschriften. Het is dan ook de vraag of men voldoende op de hoogte is van ontwikkelingen binnen het beroep.

Eenduidig taalgebruik binnen het verpleegkundig proces
Uit de scores (zie bijlage 1, tabel 1.2) kon worden afgeleid dat de begrippen *verpleegkundige diagnose*, *verpleegdoel* en *verpleegkundige interventie* bij de participanten redelijk duidelijk waren (de gemiddelde score was 3,8). Ook kon geconcludeerd worden dat op de afdelingen waar de participanten werkzaam waren, eenduidig gebruik van bovenstaande begrippen weinig of in bescheiden mate voorkwam. Met name ten aanzien van de 'verpleegkundige diagnose' waren 11 participanten van mening dat dit begrip niet eenduidig gebruikt werd (de scores 1 en 2 bij elkaar opgeteld).

Om te toetsen of en in hoeverre de begrippen voor de participanten duidelijk waren, werd hen gevraagd er een omschrijving van te geven. Deze omschrijvingen werden vervolgens vergeleken met de definities die in het project gehanteerd worden (zie bijlage 1, tabel 1.3a tot en met 1.3c en 1.4).
De omschrijvingen die gegeven werden omtrent de *verpleegkundige diagnose* bevatten voornamelijk het kenmerk 'feitelijke of mogelijke reacties', waarbij opgemerkt dient te worden dat dit vrij breed geïnterpreteerd werd (zie bijlage 1, tabel 1.3a), bijvoorbeeld omschrijvingen als problemen en gedragingen. De gemiddelde score van de omschrijving was 2,5, hetgeen impliceerde dat het aantal kenmerken dat aanwezig was in de omschrijvingen tussen 1 en 2 lag.
9 participanten hadden geen enkel kenmerk benoemd in hun omschrijving, terwijl 8 participanten 3 kenmerken omschreven. Geen enkele participant had alle kenmerken uit de definitie in zijn omschrijving benoemd.

Bij de omschrijvingen van de *verpleegdoelen* was het kenmerk 'bepaald aan de hand van de verpleegkundige diagnose' relatief het meest herkenbaar aanwezig (zie bijlage 1, tabel 1.3b). De andere kenmerken kwamen weinig voor. De gemiddelde score was dan ook vrij laag, namelijk 1,9 (zie bijlage 1, tabel 1.4), met andere woorden: gemiddeld kwam bijna 1 kenmerk voor in de omschrijvingen. Bij 11 participanten was in de omschrijving geen enkel kenmerk aanwezig en slechts 1 participant noemde 3 kenmerken.

De omschrijvingen van de *verpleegkundige interventie* waren vooral gericht op het kenmerk 'gerichte verpleegkundige activiteit' (zie bijlage 1, tabel 1.3c). Het kenmerk 'niet zelf kunnen verrichten' kwam, opmerkelijk genoeg, bij geen enkele omschrijving voor. De gemiddelde score lag hierbij op 1,8 (zie bijlage 1, tabel 1.4), met andere woorden: gemiddeld werd 1 kenmerk uit de definitie van een verpleegkundige interventie benoemd in de omschrijving van de respondent. Ook hier had slechts 1 participant 3 kenmerken in zijn omschrijving benoemd.

De *correlatie* (berekend met behulp van Pearsons coëfficiënt) tussen de gesloten en open vragen over de begrippen *verpleegkundige diagnose*, *verpleegdoel* en *verpleegkundige interventie* wordt in tabel 3.1 weergegeven.

Tabel 3.1 Correlatie tussen gesloten en open vragen

vragen	5a	7a	9a
5	0,2 $p = 0,26$		
7		0,15 $p = 0,4$	
9			- 0,01 $p = 0,9$

Uit de scores kon worden afgeleid dat de correlatie zeer klein tot zelfs niet aanwezig is. Dit betekent dat de participanten in hun inschatting van hun kennis omtrent de begrippen en de omschrijving die ze daaraan geven beduidend afweken. De betrouwbaarheid van hun uitspraken is dientengevolge laag te noemen.

Begrippen en classificaties binnen het verpleegkundig proces

Vervolgens werd de participanten naar hun kennis en vaardigheden gevraagd ten aanzien van begrippen en classificaties die in het standaardverpleegplan werden gebruikt (zie voor de vragen en de scores tabel 1.5 uit bijlage 1).

12 participanten wisten wat de pes-*structuur* inhield en 8 maakten hier ook gebruik van op de afdeling. De gemiddelde score was 2,6 wat betreft de kennis en 2,2 ten aanzien van de vaardigheid omtrent de pes-structuur. Geconcludeerd kan worden dat er slechts weinig kennis aanwezig was, en nog minder vaardigheid omtrent de toepassing van de pes-structuur.

Wat betreft de *functionele gezondheidspatronen* waren 11 participanten hiervan op de hoogte en maakten slechts 3 gebruik van deze indeling (22 participanten maakten er geen gebruik van). De gemiddelde score omtrent kennis was 2,8 terwijl de gemiddelde score omtrent de vaardigheid veel lager lag, te weten 1,5.

De participanten scoorden matig op het kennisgebied betreffende de *indelingscategorieën van de verpleegdoelen* (respectievelijk gemiddeld 3,4, 3,3 en 3,3). Gemiddeld maakte men hiervan weinig gebruik in de praktijk (respectievelijk gemiddeld 2,7, 2,9 en 2,7). De scores betreffende de *indelingscategorieën van de verpleegkundige interventies* lagen meer uit elkaar (respectievelijk 4,1, 3,1, 2,5 en 2,6). Hier springen de kennis over en het gebruikmaken van interventies die te maken hebben met 'directe zorg' eruit ('kennis' had een gemiddelde score van 4,1 en 'gebruikmaken van' een gemiddelde score van 3,9). Slechts 3 participanten (waarde 1 en 2 bij elkaar opgeteld) kenden dit soort interventies niet en 6 gaven aan hiervan in de praktijk geen gebruik te maken.

Interventies met betrekking tot *beoordeling* en *management van persoonlijke zorg* scoorden matig tot onvoldoende, zowel wat betreft kennis als toepassing: 'beoordeling' scoorde respectievelijk gemiddeld 2,5 en 2,1 en 'management van persoonlijke zorg' scoorde respectievelijk gemiddeld 2,6 en 2,5. In feite kon dit resultaat verwacht worden omdat de term 'management van persoonlijke zorg' pas bij de introductie van het standaardverpleegplan bekendheid kreeg.

Tijdsinvestering

Vervolgens werd de respondenten verzocht de tijdsinvestering per fase van het verpleegkundig proces weer te geven. De resultaten worden in tabel 1.6 van bijlage 1 weergegeven.

Uit de scores was af te leiden dat de participanten de meeste tijd nodig hadden voor het schrijven van een verpleegkundige diagnose, gemiddeld 29 minuten. De marges tussen het minimum en het maximum bij alle vragen waren groot, respectievelijk 53, 48 en 43 minuten. Opmerkelijk was het aantal *missing cases*. Een aantal participanten gaf aan geen uitspraak te kunnen doen over de gemiddelde tijdsinvestering en een enkeling gaf te kennen nog nooit een verpleegplan opgesteld te hebben.

Conclusies van de voormeting

De volgende conclusies werden getrokken:

- De participanten beoordeelden hun eigen inhoudelijke kennis als redelijk, terwijl ze die van hun collega's lager inschatten.
- Er werd weinig onderling geraadpleegd, eveneens bleek men vrijwel geen vakliteratuur te raadplegen.
- De participanten gaven aan dat ze wel op de hoogte waren van de begrippen *verpleegkundige diagnose*, *verpleegdoel* en *verpleegkundige interventies*. Bij het beschrijven van deze begrippen kon men echter onvoldoende de kenmerkende gegevens ervan benoemen.
- De participanten gaven aan dat bovenstaande begrippen slechts in geringe mate op een eenduidige wijze werden gebruikt.
- De structuur die in de svp's gebruikt wordt, werd slechts matig herkend door de participanten en in nog mindere mate toegepast op hun afdeling.
- De meeste tijd werd geïnvesteerd in het opstellen van een verpleegkundige diagnose.

3.1.2 Het vervolgtraject voor de pilotafdelingen

Nadat de voormeting had plaatsgevonden, volgde er een scholing.

De scholing bestond uit een lesprogramma van vier tot zes dagdelen, waarbij het accent met name lag op het oefenen met de standaardverpleegplannen in de dagelijkse praktijk.

Na afronding van de scholing vonden er maandelijks *supervisiebijeenkomsten* plaats, waarbij de projectleiding met behulp van vooraf toegestuurde casuïstiek toelichting gaf op de toepassing van de standaardverpleegplannen. Naast het geven van suggesties en het signaleren van knelpunten in zowel inhoudelijke als praktische zin (bijvoorbeeld het gemis van een computer), konden vragen beantwoord worden. De supervisiebijeenkomsten werden vooral ook gebruikt om in gezamenlijkheid de casuïstiek van een patiënt te analyseren en elkaar te ondersteunen bij het komen tot een verpleegprobleem en een individueel verpleegplan.

Het viel op dat de verpleegkundigen snel geneigd waren de algemene termen over te nemen in een individueel verpleegplan. Er werd dan ook veel geïnvesteerd in het beklemtonen van de noodzaak tot concretiseren in een individueel verpleegplan.

Daarnaast werd (op verzoek van de verpleegkundigen) op een aantal afdelingen ook de anamnese volgens de functionele gezondheidspatronen geïntroduceerd.

Door onvoorziene omstandigheden konden niet alle pilotafdelingen het gehele traject volgen. De vervolgafdeling voor jongvolwassenen werd gesloten en de woonafdeling voor ouderen was het onderwerp van organisatorische veranderingen waardoor de betrokkenheid bij het project afnam. Gezien deze situatie besloot het projectteam hierin niet meer te investeren, maar meer aandacht te richten op de overige pilotafdelingen. Daarnaast bleek binnen een ander psychiatrisch ziekenhuis grote interesse te bestaan voor het project. Dit leidde er in 1996 toe dat een aantal pilotafdelingen binnen de ouderenpsychiatrie zich in de commentaarfase bij het project aansloot. Hoewel de projectleiding ook hierin de nodige betrokkenheid toonde, werd vanaf de aanvang vastgesteld dat scholing en begeleiding van deze afdelingen intern opgevangen dienden te worden. Aan deze voorwaarden werd ruimschoots voldaan. Ook de overige pilotafdelingen ondergingen veranderingen. De opnameafdeling breidde uit tot een capaciteit van 36 bedden, waarbij ook vervolgbehandeling geboden werd. Dit betekende in 1996 scholing van een nieuwe groep verpleegkundigen. De afdeling binnen de MFE veranderde van doelstelling, waarbij de patiëntengroep wijzigde. Hierdoor ontstonden ook wijzigingen in de teamsamenstelling. Het gevolg was dat ook hier het project tijdelijk geen prioriteit had. De betrokkenheid was echter nog duidelijk aanwezig. De andere woonafdeling voor ouderen had regelmatig te kampen met personeelsgebrek en het aantal verpleegkundigen dat de benodigde kennis en vaardigheden bezat rond het toepassen van de standaardverpleegplannen was beperkt. Hierdoor was de productiviteit niet hoog. De motivatie en de betrokkenheid bij het project bleven echter aanwezig gedurende het gehele traject.

3.2 Resultaten van de toetsings- en commentaarfase

Om de oorspronkelijke vraagstelling uit de toetsings- en commentaarfase te beantwoorden werd reeds aangegeven dat de analyse van individuele verpleegplannen noodzakelijk was. Door de scholing van de verpleegkundigen werd verondersteld dat ze meer kennis en vaardigheden gekregen hadden om de vertaalslag van een standaardverpleegplan naar een individueel verpleegplan te kunnen maken. De individuele verpleegplannen zouden wat betreft de inhoud moeten sporen met de oorspronkelijke gebruikersdoeleinden.

In deze paragraaf wordt dan ook alleen stilgestaan bij de *analyse* van de individuele verpleegplannen. De *kwaliteit* hiervan (met andere woorden de beantwoording van de vraag of deze plannen ook voldoen aan de gebruikersdoelstellingen) wordt in het volgende hoofdstuk beschreven.

Met iedere pilot-afdeling werd overeengekomen dat alle individuele verpleegplannen die met behulp van een standaardverpleegplan waren opgesteld, geanonimiseerd opgestuurd werden naar de projectleiding.

Al snel werden verschillen per pilot-afdeling zichtbaar, zowel in de hoeveelheid als in de uitvoerigheid van de ivp's. De hoeveelheid ingestuurde ivp's vanuit de opnameafdeling was groot, terwijl de inhoud van de individuele verpleegplannen soms erg summier was. Dit was echter ook verklaarbaar aangezien er in de eerste weken van een opname vaak te weinig gegevens van de patiënt bekend waren om een individueel verpleegplan concreter op te stellen.

Binnen behandelafdelingen was de kwantiteit van het aantal opgestuurde ivp's beduidend lager. Daarentegen waren de plannen vaak uitvoerig en gedetailleerd.

Bij de start van de toetsings- en commentaarfase waren er reeds tien ontwerpstandaarden klaar vanuit het vooronderzoek. Tijdens de pilot werden er nog twintig standaardverpleegplannen (tien per jaar) aan toegevoegd.

Vooraf was overeengekomen dat data-analyse zou plaatsvinden per standaardverpleegplan, indien er van dat standaardverpleegplan 25 individuele verpleegplannen verzameld zouden zijn. Dit bleek in de praktijk toch te hoog gegrepen. De individuele verpleegplannen die werden verzameld, werden eerst 'gescreend'. Dat wil zeggen dat eerst beoordeeld werd of ze in aanmerking kwamen voor data-analyse. Indien het individuele verpleegplan al te summier was (bijvoorbeeld geen beïnvloedende factoren of verpleegkundige interventies bevatte), werd het niet gebruikt voor data-analyse. Ook individuele verpleegplannen die weliswaar het label van een standaardverpleegplan hadden, maar waarvan de inhoud niet meer overeenkwam met het label, werden niet gebruikt.

De laatste tien standaardverpleegplannen zijn niet meer getoetst in de praktijk aangezien deze pas in maart 1998 ontworpen waren. Van alle overige svp's werden er ivp's ontvangen. Ook werden andere ivp's ontvangen waarvan nog geen svp ontworpen was. Soms werden anamneseformulieren meegestuurd zodat beoordeeld kon worden of de juiste labels gebruikt werden voor de problemen of behoeften die in de anamnese beschreven waren.

In totaal werden dertien standaardverpleegplannen met behulp van het computerprogramma spss (Statistical Product and Service Solutions) geanalyseerd. In tabel 3.2 wordt een overzicht gegeven van het aantal ivp's dat geanalyseerd is per svp.

Tabel 3.2   Overzicht van het aantal ivp's per svp dat is geanalyseerd

Standaardverpleegplan	Aantal IVP's per SVP
Suïcidaliteit	19
Onvoldoende lichaamsverzorging	21
Verstoord slaappatroon	24
Hallucinaties	17
Wanen	14
Depressieve stemming	13
Manische stemming	18
Lage zelfwaardering	23
Sociaal isolement	16
Manipulatief gedrag	13
Achterdocht	25
Angst	23
Agressie	25

Het oorspronkelijke streefgetal van 25 IVP's per SVP om voor analyse in aanmerking te komen, kon slechts in twee gevallen gehaald worden. Dit was onder andere te wijten aan de steeds uitgebreidere keuzemogelijkheid binnen de SVP's en de screening die werd toegepast.

Methode

Voor ieder standaardverpleegplan is nagegaan in welke frequentie de beïnvloedende factoren, kenmerken en aanwijzingen, verpleegdoelen en verpleegkundige interventies zijn gebruikt in de IVP's. Tevens is een overzicht gemaakt van de aanvullingen die zijn gegeven op het standaardverpleegplan en de frequentie daarvan.

Op deze wijze is er per SVP een totaalbeeld ontstaan van het volgende.

1   Of de beïnvloedende factoren, kenmerken en aanwijzingen, verpleegdoelen en verpleegkundige interventies (*gegevens* genoemd; de items die bij de beïnvloedbare factoren enzovoort gerangschikt staan in het SVP) zoals omschreven in de SVP's, te verwerken zijn in een individueel verpleegplan.
2   De frequentie waarmee de verschillende gegevens in de IVP's zijn gebruikt.
3   De wijzigingen en aanvullingen die naar aanleiding van de analyse aangebracht moeten worden in het standaardverpleegplan.

1   Verwerking van de gegevens

De resultaten wezen uit dat vrijwel alle gegevens gebruikt werden in de IVP's. Sommige gegevens kwamen vaak voor, terwijl andere slechts weinig gebruikt werden. Er is voor gekozen om de gegevens die niet of weinig in de IVP's zijn gebruikt, toch in het standaardverpleegplan te laten staan. Uitgangspunt van het standaardverpleegplan is dat het gebruikt zou moeten worden als een *kennissysteem*. Er is daarom voor gekozen de SVP's zo volledig mogelijk te laten zijn.

2   Frequentie van gebruik van de gegevens

Met betrekking tot *kenmerken en aanwijzingen* kan het volgende worden opgemerkt: Carpenito (1992) hanteert bij klinische validering voor bepalende kenmerken de volgende indeling. Indien een kenmerk in 80 tot 100% van de IVP's is gebruikt, wordt het een hoofdkenmerk (*critical defining characteristic*) genoemd. Is een kenmerk tussen de 50 en 79% gebruikt, dan wordt het een nevenkenmerk (*supporting defining characteristic*) genoemd.

In de SVP's wordt alleen aangegeven wanneer een item in meer dan 79% van de IVP's is gebruikt. Het item dat in 79% voorkomt, wordt in het SVP een *bepalend kenmerk* genoemd. Dat wil zeggen dat ervan uitgegaan kan worden dat dit kenmerk aanwezig moet zijn, wil er sprake zijn van het betreffende verpleegprobleem. De overige items zijn kenmerken en aanwijzingen. In bijlage 5, waarin een overzicht is opgenomen van alle SVP's, wordt aangegeven wanneer een kenmerk bepalend is. In slechts zeven SVP's is sprake van het gegeven dat een kenmerk als 'bepalend' geformuleerd kan worden.

Over het geheel genomen is in de IVP's op het gebied van verpleegdoelen verhoudingsgewijs het meeste gebruikgemaakt van 'psychomotorische' verpleegdoelen. Bij verpleegkundige interventies zijn interventies van de categorieën 'directe zorg' en 'beoordeling' verhoudingsgewijs het meeste gebruikt.

In bijlage 2 worden de frequenties van voorkomen van alle gegevens uit de standaarden weergegeven.

3   Wijzigingen en aanvullingen

De items die niet in het oorspronkelijke SVP zijn genoemd, maar wel in de IVP's zijn gebruikt, zijn gecategoriseerd. Bij een percentage hoger dan 33,3 zijn deze items in de definitieve standaard opgenomen. Soms is echter – indien het item van belang was voor de standaard – een lager percentage gehanteerd voor toevoeging.

De formulering van de beïnvloedende factoren, kenmerken, doelen en interventies in de IVP's is vergeleken met de formulering in het SVP. Dit heeft geleid tot wijzigingen en aanvullingen van de standaardverpleegplannen.

3.3   Conclusies van de toetsings- en commentaarfase

De gehanteerde methode in de toetsings- en commentaarfase bleek erg arbeidsintensief te zijn. Niet in het minst speelde hierbij ook de lange duur van het project een rol. Doordat de afdelingen niet constant bleven, werden er nieuwe verpleegkundigen toegevoegd aan het team en/of werden doelstellingen gewijzigd. Hierdoor kon de oorspronkelijk geplande nameting niet plaatsvinden. Vandaar dat gekozen werd voor een algemene evaluatie voor iedereen die erbij betrokken was. Deze wordt in het volgende hoofdstuk nader toegelicht.

Desalniettemin konden de reacties uit de praktijk goed gebruikt worden. Op deze wijze heeft de toetsings- en commentaarfase geresulteerd in waardevolle aanvullingen voor de standaardverpleegplannen. Deze zijn hierdoor 'completer' geworden.

Wat betreft de inhoud van de toetsings- en commentaarfase dient het volgende opgemerkt te worden:

De vragen die in deze fase geformuleerd werden, konden voor dertien standaardverpleegplannen beantwoord worden. Het antwoord op de vraag of de gegevens uit de standaarden te gebruiken zijn in de IVP's, blijkt bevestigend te zijn en zodoende ook gegeneraliseerd te kunnen worden naar de overige SVP's. Wat betreft de frequenties zouden de resultaten kunnen veranderen bij een toename van het aantal IVP's dat voor analyse in aanmerking komt. Mogelijk dat er dan meer discriminatie kan plaatsvinden tussen 'bepalende kenmerken' en de overige kenmerken en aanwijzingen.

De aanvullingen in de IVP's die relatief vaak voorkwamen, zijn toegevoegd aan de SVP's. De praktijk beïnvloedde hiermee rechtstreeks het uiteindelijke resultaat. Daarnaast konden signalen die tijdens de supervisie werden opgevangen, gebruikt worden bij de totstandkoming van nieuwe labels, of om meer zicht te krijgen op de wijze waarop de standaarden gehanteerd werden. Verpleegkundigen uitten zich positief over de toepassing van de standaarden en waren telkens weer verheugd tien nieuwe ontwerpstandaarden te ontvangen.

4 De formaliseringsfase

In dit hoofdstuk worden de uitvoering en de resultaten van de activiteiten in de formaliseringsfase beschreven. Deze zijn eerder benoemd in § 1.4.

In de formaliseringsfase werd het *effect* van de standaardverpleegplannen in de praktijk onderzocht en werd het definitieve standaardverpleegplan opgesteld. De effectmeting had betrekking op de beoogde gebruikersdoeleinden, hetgeen vertaald werd in een aantal kwaliteitsmetingen.

In de eerste paragraaf van dit hoofdstuk zal de aandacht uitgaan naar een kwaliteitsmeting van de individuele verpleegplannen die met behulp van een standaardverpleegplan werden opgesteld. In de tweede paragraaf worden de resultaten gepresenteerd van een meting naar de doelmatigheid en doeltreffendheid van het gebruik van de standaardverpleegplannen op de pilotafdelingen, zoals die door verpleegkundigen worden ervaren. Dit zal vervolgd worden met een beschrijving van de mate van implementatie van de standaardverpleegplannen.

Ten aanzien van de metingen die in de eerste twee paragrafen worden beschreven, zijn meetinstrumenten ontwikkeld die, met uitzondering van suggesties van enkele leden van de interne klankbordgroep, niet verder beoordeeld zijn op betrouwbaarheid en validiteit. Zoals eerder in dit boek werd vermeld, was dit ook niet de opzet.

De mate van implementatie is daarentegen door een studente van de faculteit Gezondheidswetenschappen, afstudeerrichting Verplegingswetenschap bepaald, waarbij de betrouwbaarheid en de validiteit van de gebruikte meetinstrumenten wél onderzocht zijn.

De uitspraken over het *beheer* van de standaardverpleegplannen, hetgeen ook tot deze fase behoorde, worden in het volgende hoofdstuk nader toegelicht.

4.1 Kwaliteit van de individuele verpleegplannen

Bij de beoordeling van kwaliteit wordt de *wenselijke* situatie vergeleken met de *werkelijke* situatie (Jongerden e.a. 1994). Een kwaliteitsoordeel wordt gegeven als resultaat van deze vergelijking. Het oordeel is niet absoluut. Men spreekt over goede of slechte, bevredigende of onbevredigende kwaliteit al naar gelang aan de gestelde eisen wordt voldaan.

De gewenste situatie werd als volgt omschreven.

In een individueel verpleegplan moeten de volgende gegevens opgenomen zijn:
- Een *verpleegkundige diagnose*, bestaande uit het gezondheidsprobleem, de factoren die het probleem hebben veroorzaakt of beïnvloed, en de kenmerken en/of aanwijzingen. Bovendien behoren de gegevens op het niveau van de patiënt omschreven te worden, dus concreet en – indien noodzakelijk – nader toegelicht.
- Een *verpleegdoel* dat omschreven wordt in termen van gedrag van de patiënt. Bovendien moet het verpleegdoel een directe relatie hebben met de verpleegkundige diagnose. Daar waar de beïnvloedende factoren tot het beroepsdomein van de verpleegkundige behoren, dienen ze een leidraad te zijn voor het verpleegdoel. Tevens moet het doel dusdanig concreet zijn dat met behulp van voorwaarden en/of criteria de haalbaarheid ervan getoetst kan worden. Ook moeten evaluatiemomenten in het individuele verpleegplan zichtbaar zijn.
  Indien er sprake is van meerdere doelstellingen per verpleegprobleem dient er een duidelijke relatie tussen de verschillende doelstellingen aanwezig te zijn, bijvoorbeeld in termen van korte- en langetermijndoelen.
- *Verpleegkundige interventies* die omschreven worden in termen van gedrag van de verpleegkundige. Deze interventies moeten ook weer op een dusdanig concreet niveau omschreven worden, dat ze uitvoerbaar zijn in de dagelijkse praktijk van de verpleegkundige tenzij ze verwijzen naar andere documenten, bijvoorbeeld een activiteitenprogramma. Ook moeten er frequenties en tijdsafspraken worden beschreven. Tevens dient het gestelde verpleegdoel bereikt te kunnen worden met behulp van de omschreven interventies.

Nota bene: in een individueel verpleegplan dient natuurlijk vooral gekeken te worden naar de mogelijkheden van de patiënt binnen de setting waarin hij of zij zich bevindt. Met andere woorden, doelstellingen dienen binnen de behandelmogelijkheden van de afdeling waar de patiënt verblijft realiseerbaar te zijn.
Dit belangrijke aspect werd in deze meting echter niet gewogen omdat het niets te maken heeft met de toepassing van standaardverpleegplannen, maar iets zegt over het beoordelingsvermogen van de individuele verpleegkundige.

4.1.1 Meetinstrument kwaliteit van verpleegplannen

Een vragenlijst werd ontwikkeld op basis van de gegevens uit de vorige paragraaf. Deze lijst bestond uit een beschrijving van 17 uitspraken die beantwoord konden worden met nee (1) – twijfel (2) – ja (3). Ook konden uitspraken niet relevant (4) zijn voor het individuele verpleegplan. De uitspraken waren opgebouwd uit standaarden en criteria (Giebing 1987). Standaarden geven de algemene uitspraken aan, terwijl de criteria de onderdelen zichtbaar maken waaruit de standaard is opgebouwd.
In figuur 4.1 worden de standaarden en criteria weergegeven.

4.1.2 Resultaten en conclusies

Van de svp's waarvan meer dan twintig ivp's waren opgesteld, werden er *at random* zes geselecteerd. Vervolgens werden er, wederom *at random*, zestien individuele verpleegplannen per label geselecteerd, zodat er in totaal honderd individuele verpleegplannen beoordeeld werden. Overigens dient wel vermeld te worden dat deze ivp's de screening gepasseerd waren en dus reeds een zekere mate van kwaliteit behoorden te hebben.

1 *Standaard*:
In een individueel verpleegplan worden concepten weergegeven uit het verpleegkundig proces.
Criteria:
Een individueel verpleegplan bestaat uit de volgende gegevens:
a   verpleegkundige diagnose: gezondheidsprobleem, beïnvloedende factoren en kenmerken/aanwijzingen;
b   verpleegdoel(en);
c   verpleegkundige interventies.

2 *Standaard*:
De verpleegkundige diagnose is op concreet niveau beschreven.
Criteria:
a   de beïnvloedende factoren zijn aangepast aan de patiënt;
b   de opsomming van de factoren geeft een reëel beeld weer (minder dan 4 factoren scoort een 3, tussen 4 en 6 factoren scoort een 2, en meer dan 6 factoren scoort een 1);
c   de kenmerken en aanwijzingen zijn aangepast aan de individuele patiënt;
d   de kenmerken en aanwijzingen hebben betrekking op het verpleegprobleem (label).

3 *Standaard*:
Het verpleegdoel is beschreven in waarneembaar eindgedrag van de patiënt en is afgeleid uit de verpleegkundige diagnose.
Criteria:
a   het doel is in termen van gedrag van de patiënt beschreven;
b   het doel heeft betrekking op de verpleegkundige diagnose;
c   in het doel zijn concretiseringen aangebracht in termen van voorwaarden en criteria;
d   in het doel wordt het eindmoment of evaluatiemoment beschreven;
e   indien meerdere doelen worden beschreven, hebben deze een logische samenhang hetgeen onder andere in een tijdsdimensie duidelijk zichtbaar is;
f   daar waar de beïnvloedende factoren beperkingen en/of handicaps betreffen, vormen ze een leidraad voor het verpleegdoel.

4 *Standaard*:
De verpleegkundige interventie is beschreven in waarneembaar gedrag van de verpleegkundige, en de relatie met de verpleegkundige diagnose en het verpleegdoel is zichtbaar.
Criteria:
a   de verpleegkundige interventies zijn in termen van gedrag van de verpleegkundige beschreven;
b   met de omschreven interventies kan het beoogde doel bereikt worden (nota bene: bij cognitieve doelen betreft het altijd interventies op het gebied van training);
c   de interventies zijn zo concreet beschreven dat ze uitvoerbaar zijn in de dagelijkse praktijk van de verpleegkundige, tenzij ze verwijzen naar een ander document waarin deze acties worden beschreven;
d   in de interventies worden frequenties en tijdsdimensies weergegeven.

Figuur 4.1   Standaarden en criteria

De geselecteerde labels van de standaardverpleegplannen waren:
*   suïcidaliteit;
*   onvoldoende lichaamsverzorging;
*   lage zelfwaardering;
*   angst;
*   achterdocht;
*   verstoord slaappatroon.

In tabel 4.1 worden de absolute scores weergegeven aan de hand van de vragenlijst.

Tabel 4.1   De scores van de kwaliteitsmeting

nr.	vraag	nee	?	ja	nvt
1a	in een individueel verpleegplan wordt de verpleegkundige diagnose beschreven, deze omvat: gezondheidsprobleem, beïnvloedende factoren en kenmerken/aanwijzingen	-	-	100	-
1b	in een individueel verpleegplan wordt (worden) een verpleegdoel(en) beschreven	-	-	100	-
1c	in een individueel verpleegplan worden verpleegkundige interventies beschreven	-	-	100	-
2a	de beïnvloedende factoren zijn aangepast aan de patiënt	45	13	42	-
2b	de opsomming van de factoren geeft een reëel beeld weer (niet meer dan 5 factoren)	9	29	62	-
2c	de kenmerken en aanwijzingen zijn aangepast aan de individuele patiënt	31	23	46	-
2d	de kenmerken en aanwijzingen hebben betrekking op het verpleegprobleem (label)	2	4	94	-
3a	het doel is in termen van gedrag van de patiënt beschreven	3	4	93	-
3b	het doel heeft betrekking op de verpleegkundige diagnose	2	3	95	-
3c	in het doel zijn concretiseringen aangebracht in termen van voorwaarden en criteria	41	16	43	-
3d	in het doel wordt het eindmoment of evaluatiemoment beschreven	75	-	25	-
3e	indien meerdere doelen beschreven worden hebben zij een logische samenhang, hetgeen in een tijdsdimensie duidelijk zichtbaar is	26	4	3	67
3f	daar waar de beïnvloedende factoren beperkingen en/of handicaps betreffen, zijn zij een leidraad voor het verpleegdoel	27	6	14	53
4a	de verpleegkundige interventies zijn in termen van gedrag van de verpleegkundige beschreven	3	-	97	-
4b	met de omschreven interventies kan het beoogde doel bereikt worden	22	16	62	-
4c	de interventies zijn zo concreet beschreven dat ze uitvoerbaar zijn in de dagelijkse praktijk van de verpleegkundige tenzij ze verwijzen naar een ander document waarin deze acties beschreven worden	21	21	58	-
4d	in de interventies worden frequenties en tijdsdimensies weergegeven	71	6	23	-

De resultaten

Alle individuele verpleegplannen bestonden uit een verpleegkundige diagnose, een verpleegdoel en verpleegkundige interventies. In feite was dit niet zo verwonderlijk aangezien de formulieren hierop ingedeeld waren. Echter, voorafgaand aan de *pilot* werden verpleegplannen op een aantal afdelingen niet voor iedere patiënt opgesteld, of werd volstaan met het benoemen van het verpleegprobleem en/of een actielijst.

De verpleegkundige diagnose

Bijna de helft van de beschrijvingen van beïnvloedende factoren werd aangepast aan de patiënt (bijvoorbeeld in plaats van *hallucinaties* werd omschreven dat de patiënt 'stemmen hoorde die opdrachten gaven'). Het is niet te beoordelen of er bij de overige IVP's voldoende informatie aanwezig was om de standaardgegevens aan te passen. Er wordt ingeschat dat van de 45 beïnvloedende factoren die letterlijk uit de standaard overgenomen waren, minstens de helft meer gedetailleerd omschreven had kunnen worden. De opsomming van het aantal beïnvloedende factoren per plan bleek vrij reëel.

Op basis van de intervisiebijeenkomsten werd verondersteld dat het voor verpleegkundigen moeilijk was keuzes te maken uit de rij beïnvloedende factoren in de standaarden. Dit zou kunnen leiden tot een vermelding van de factoren die het probleem daadwerkelijk beïnvloed hadden, maar ook van factoren die mogelijk een bijdrage daartoe geleverd zouden kunnen hebben. Hierdoor zou er een lange opsomming van factoren per plan ontstaan hetgeen in de praktijk niet werkbaar zou zijn. Echter, de resultaten wezen uit dat van de 100 verpleegplannen er bij 62 minder dan 4 factoren vermeld stonden, bij 29 verpleegplannen tussen de 4 en de 6 factoren benoemd werden en bij slechts 9 verpleegplannen meer dan 6 factoren opgesomd werden.

In bijna de helft van de ivp's was er sprake van aanpassing van de kenmerken en aanwijzingen op individueel niveau. Bij 31 ivp's waren de kenmerken niet aangepast en bij de overige verpleegplannen waren sommige kenmerken wel en sommige niet aangepast. Kanttekening hierbij is echter dat bij sommige svp's de kenmerken en aanwijzingen al op vrij concreet niveau beschreven waren (bijvoorbeeld bij 'verstoord slaappatroon' en 'onvoldoende lichaamsverzorging').

Vrijwel alle kenmerken en aanwijzingen uit de ivp's hadden betrekking op het desbetreffende label. In slechts een enkel geval werden bijvoorbeeld de kenmerken van 'agressie' genoemd terwijl het label 'angst' was.

De verpleegdoelen

Vrijwel alle doelen waren beschreven in termen van gedrag van de patiënt en hadden betrekking op de verpleegkundige diagnose. Voordat werd begonnen met de pilotstudy bleek, uit dossieranalyse en interviews op de betrokken pilotafdelingen, dat het verpleegdoel vaak beschreven werd in termen van gedrag van de verpleegkundige (bijvoorbeeld 'zicht hebben op hallucinaties'), of dat het omgekeerde van het probleem als doel werd geformuleerd (probleem: 'mevrouw is angstig', doel: 'mevrouw is niet angstig').

Vanuit deze invalshoek is het dan ook niet zo vreemd te constateren dat 40% van de verpleegdoelen niet geconcretiseerd was en is het tevens hoopvol te kunnen concluderen dat reeds meer dan 40% van de verpleegdoelen wel aangepast was op individueel niveau in de situatie na de pilot.

In driekwart van de verpleegplannen werd geen evaluatiemoment vermeld. De overige 25 verpleegplannen, waarbij wel een evaluatiemoment vermeld was, waren afkomstig van één en dezelfde afdeling. Dit was af te leiden uit het gegeven dat in het standaardformulier reeds een evaluatiemoment vermeld werd. Hierdoor was men genoodzaakt een concreet evaluatiemoment te noteren. Deze evaluatie was overigens altijd gekoppeld aan een formeel overlegmoment, te weten het zogenaamde *behandelteamoverleg*. De overige pilotafdelingen evalueerden ook altijd hun verpleegplannen tijdens dergelijke overlegmomenten maar legden dit niet vooraf schriftelijk vast.

In 67 ivp's was er sprake van 1 verpleegdoel. Bij de start van het project bleken veel verpleegkundigen de neiging te hebben alle verpleegdoelen uit de standaard over te nemen in het ivp. Uit deze resultaten blijkt dat hierin toch verandering is gekomen. Van de overige 33 ivp's (waarbij dus meer dan 1 verpleegdoel werd omschreven) was in slechts 3 gevallen sprake van een logische samenhang tussen de omschreven verpleegdoelen. In 26 verpleegplannen werd een aantal doelen geformuleerd zonder duidelijk het verband daarbij aan te geven. Sommige doelen binnen 1 ivp waren zelfs tegenstrijdig, bijvoorbeeld het doel: 'het tonen van vertrouwen in de omgeving' was tegelijk opgenomen met het doel: 'het kunnen functioneren zonder zichtbaar last te hebben van achterdocht', wat de suggestie wekt dat verandering niet mogelijk is.

In meer dan de helft van de IVP's was er sprake van complexe beïnvloedende factoren die niet uitsluitend tot het beroepsdomein van de verpleegkundige behoren (veelal opsommingen van stoornissen, ziektes en traumatische ervaringen uit het verleden). Bij de overige IVP's werden wel factoren genoemd die als leidraad genomen konden worden bij het verpleegdoel (bijvoorbeeld 'sociaal isolement' als beïnvloedende factor bij het label 'achterdocht'). Bij slechts 14 van de 47 IVP's werden deze factoren ook daadwerkelijk als uitgangspunt in het verpleegdoel geformuleerd. Wat ten grondslag ligt aan deze lage score is niet geheel duidelijk. Een aantal factoren kan hiertoe bijdragen, te weten:

- verpleegkundigen zijn eerder geneigd alleen naar het probleem zelf te kijken om van daaruit te zoeken naar 'oplossingen';
- verpleegkundigen zijn nog niet voldoende thuis in de methodiek;
- hoewel de factoren die in de IVP's vermeld stonden, een bijdrage konden leveren aan het opheffen van het probleem, was dit in de desbetreffende individuele situatie niet altijd mogelijk.

Verpleegkundige interventies

Bijna alle verpleegkundige interventies waren beschreven in termen van gedrag van de verpleegkundige. Dit is opmerkelijk aangezien dossieranalyse voorafgaand aan dit onderzoek uitwees dat er regelmatig acties van andere disciplines beschreven werden onder de noemer 'verpleegkundige interventies'.

In 62 IVP's kon met de beschreven interventies het beoogde verpleegdoel bereikt worden. In 22 gevallen kon dat niet. Dit werd veroorzaakt doordat het doel bijvoorbeeld beschreven werd op cognitief niveau ('inzicht hebben in...'), terwijl bij de interventies alleen directe-zorgactiviteiten benoemd werden en geen trainingsactiviteiten. Ook kon verband gelegd worden tussen deze score en de score bij vraag 3e, namelijk: als er meer dan 1 verpleegdoel geformuleerd is zonder logische samenhang, is het vrijwel onmogelijk om alle noodzakelijke interventies te vermelden die dan ook nog eens leiden tot het bereiken van alle verpleegdoelen. Dit was bij 30 IVP's het geval.

In bijna 60% van de IVP's werden de interventies op concreet niveau omschreven of werd verwezen naar bijvoorbeeld een dagprogramma of een separeerprogramma. In 21 IVP's waren de omschreven interventies onvoldoende concreet en vrijwel letterlijk uit de standaard overgenomen (bijvoorbeeld 'het creëren van een rustige, stabiele omgeving'). Bij de overige IVP's waren sommige interventies wel en sommige niet op concreet niveau omschreven. Kanttekening ook hierbij is het feit dat sommige interventies in de standaard al vrij concreet omschreven worden.

Als laatste criterium bij de omschrijving van verpleegkundige interventies werd het weergeven van frequenties en/of tijdmaten genoemd. In bijna driekwart van de IVP's werd dit niet gedaan.

In 23 IVP's werd dit wel gedaan. Dit waren dan ook concrete activiteiten waarbij een tijdsdimensie noodzakelijk was (bijvoorbeeld wanneer bepaalde ADL-activiteiten uitgevoerd moesten worden).

In de meeste gevallen bleken termen als 'regelmatig', 'daar waar nodig' of 'zo nodig' gebruikt te worden als frequentie of tijdmaat. Ondanks het feit dat een aantal verpleegkundige interventies veelal situatiegebonden was (bijvoorbeeld 'corrigeren van dreigend agressief gedrag') of tips voor benaderingswijzen inhielden (bijvoorbeeld 'rustig en voorzichtig benaderen') zouden meer tijdmaten genoemd kunnen worden.

Samenvattend wordt geconcludeerd dat de standaarden bleken bij te dragen tot een vrij volledig en gestructureerd individueel verpleegplan. De concepten uit het verpleegkundig proces werden benoemd in het individuele verpleegplan, hetgeen overigens niet opmerkelijk was aangezien deze concepten in de structuur van het standaardverpleegplan opgenomen waren. Ze werden eenduidig gehanteerd in de praktijk. Met andere woorden, door het toepassen van de gegevens uit de standaardverpleegplannen werden de concepten eenduidig geïnterpreteerd en toegepast door de verpleegkundigen op de pilotafdelingen.

Het element 'evaluatie' zou toegevoegd kunnen worden aan de standaard, zodat ook hiervan meer vanzelfsprekend in een ivp melding gemaakt wordt. De verpleegkundige diagnose werd in een groot aantal ivp's vrij concreet beschreven. Bij de beïnvloedende factoren zou dit in een aantal situaties verder geconcretiseerd mogen worden.

Het verpleegdoel werd in termen van gedrag van de patiënt beschreven en was afgeleid uit de verpleegkundige diagnose. De beïnvloedende factoren werden echter in de meeste ivp's niet als leidraad voor het verpleegdoel gehanteerd (zoals oorspronkelijk wel verondersteld werd). Daarentegen bleken de kenmerken en aanwijzingen eerder als leidraad gehanteerd te worden. Daar waar meerdere doelen in één ivp gebruikt werden, bleken deze geen duidelijke relatie met noch de diagnose noch de interventies te hebben. Een reden temeer om erop te wijzen dat er alleen meerdere verpleegdoelen in één verpleegplan geformuleerd kunnen worden als er sprake is van een duidelijke meerwaarde en logische samenhang.

Alle verpleegkundige interventies waren beschreven in gedrag van de patiënt, en het verband tussen de verpleegkundige diagnose en het verpleegdoel was in de meeste ivp's duidelijk aanwezig.

In een aantal situaties waren er meer concretiseringen wenselijk geweest.

4.2 Effectmeting van het gebruik van de standaardverpleegplannen

Zoals in hoofdstuk 1 reeds werd geformuleerd, werd voorafgaand aan het project een aantal hypothesen geformuleerd omtrent het *effect* van de standaardverpleegplannen. De meting van het effect werd gerelateerd aan de doelmatigheid en de doeltreffendheid van de standaardverpleegplannen. *Doelmatigheid* heeft betrekking op de toegankelijkheid van informatie en op de tijdsinvestering die nodig is voor het opstellen van individuele verpleegplannen met behulp van standaardverpleegplannen. *Doeltreffendheid* is gerelateerd aan het eenduidig taalgebruik en de optimale gebruikmaking van het methodisch verpleegkundig proces. De doeltreffendheid is in feite ook al in de vorige paragraaf aan de orde geweest. Omdat in die meting echter alleen de individuele verpleegplannen gebruikt werden, kon er geen uitspraak worden gedaan over de wijze waarop verpleegkundigen de doelmatigheid en de doeltreffendheid van het gebruik van de standaardverpleegplannen zelf beleven. Vandaar dat het meetinstrument specifiek vraagt naar de subjectieve beleving en ervaring van de verpleegkundige op basis van de reeds genoemde hypothesen uit hoofdstuk 1.

De hypothesen worden in figuur 4.2 nogmaals weergegeven, waarbij per onderdeel een toelichting gegeven wordt.

Doelmatigheid
Hypothese 1
Door het gebruik van SVP's wordt:
- informatie beter en sneller toegankelijk;
  SVP's worden beschouwd als een kennissysteem. De informatie die verpleegkundigen als referentie nodig hebben bij het opstellen van een individueel verpleegplan is vaak niet direct aanwezig. Het opzoeken kost tijd en inspanning, hetgeen door middel van SVP's voor een deel opgevangen kan worden.
- de tijd die nodig is voor het opstellen van individuele verpleegplannen gereduceerd;
  Door vanuit SVP's een individueel verpleegplan op te stellen wordt verondersteld dat de tijdsinvestering zal verminderen. Deze veronderstelling is nog nadrukkelijker aanwezig bij het geautomatiseerde systeem.

Doeltreffendheid
Hypothese 2
Door het gebruik van SVP's wordt:
- beter gebruikgemaakt van het methodisch verpleegkundig proces;
  Door het gebruik van SVP's wordt verondersteld dat de relatie tussen de verpleegkundige diagnose, het verpleegdoel en de verpleegkundige interventies duidelijker zichtbaar en eenvoudiger in de praktijk toe te passen is. Tevens wordt de formulering van de verpleegkundige diagnose, het verpleegdoel en de verpleegkundige interventies met behulp van de gegevens uit de standaarden vereenvoudigd. De PES-structuur, de toepassing van de ICIDH en de indelingen die bij de verpleegdoelen en de verpleegkundige interventies gebruikt zijn, dragen bij tot een zo volledig mogelijke verslaglegging.
- een bijdrage geleverd aan een eenduidig verpleegkundig begrippenkader;
  Door gebruik te maken van begrippen die vooraf gedefinieerd zijn, namelijk verpleegkundige diagnostische termen, verpleegkundige interventies en *patient outcomes* oftewel verpleegdoelen, wordt verondersteld dat men probeert te komen tot een eenduidig begrippenkader binnen de verpleegkundige discipline en naar andere disciplines toe.

Figuur 4.2   Hypothesen omtrent het effect van de standaardverpleegplannen

4.2.1   De meting en de resultaten

Het meetinstrument is opgebouwd uit een drietal gedeelten; te weten een algemeen gedeelte, een gedeelte over de doelmatigheid en een gedeelte dat de doeltreffendheid betrof. Er werd geen onderzoek gedaan naar de validiteit en betrouwbaarheid van het meetinstrument. Wel werd het ter beoordeling voorgelegd aan enkele leden van de interne klankbordgroep.

Belangrijke criteria waren:
- De tijdsinvestering voor verpleegkundigen mocht niet meer dan tien minuten bedragen; hen was in dit traject al eerder verzocht vragenlijsten in te vullen. Een grotere tijdsinvestering zou hoogstwaarschijnlijk ten koste gaan van de respons.
- Gezien de beperkte verwerkingstijd van de data bestond de vragenlijst uit gesloten vragen. Wel werd de mogelijkheid geboden om algemene opmerkingen te plaatsen.

De vragenlijst bestond uit 17 gesloten vragen die beantwoord dienden te worden in een Likert-schaal (zie bijlage 3).
Alle pilotafdelingen werden betrokken bij deze meting. Via de leidinggevende of een ander aanspreekpunt werden de vragenlijsten verzonden en weer gebundeld. Er werden 47 vragenlijsten ingevuld geretourneerd.
Van de 47 verpleegkundigen hadden er 24 de B-inserviceopleiding gevolgd. Daarnaast hadden er 9 een hbo-v-diploma en 5 zowel een A-inserve- als een B-diploma. Overigen hadden andere diploma's zoals het inservice A-diploma en het diploma van de Ziekenverzorging.

De werkervaring van de respondenten varieerde van 2 tot 25 jaar. Gemiddeld was er sprake van bijna 11 jaar ervaring.

Van de 47 respondenten hadden er 37 de scholing bij de aanvang van de pilot gevolgd. De overige respondenten waren langer dan 1 jaar betrokken bij de pilot (gemiddeld 1,7 jaar).

De resultaten betreffende de doelmatigheid

In tabel 4.2 worden de absolute scores weergegeven. In de laatste kolom wordt het gemiddelde getoond. Sommige vragen zijn niet door alle respondenten beantwoord.

Tabel 4.2   Scores betreffende de doelmatigheid

item	nee/1	minimaal/2	matig/3	ongeveer/4	ja zeker/5	gem.
1 raadpleging	-	-	1	7	39	4,8
2 kennisvermeerdering	1	4	13	17	11	3,7
3 afleiden van gegevens	-	-	5	29	12	4,2
4 toegankelijkheid	1	2	7	19	11	3,9
5 tijdsinvestering	2	7	10	18	9	3,5

Het merendeel van de respondenten raadpleegde bij ieder individueel verpleegplan het standaardverpleegplan (83%). De overige respondenten raadpleegden bij de helft en driekwart van de individuele verpleegplannen de standaardverpleegplannen.

Ten aanzien van de stelling dat door middel van standaardverpleegplannen de kennis vergroot wordt, werd als volgt gescoord: bijna 10% was het hier niet mee eens, 28% had hierover geen mening en bijna 60% was het er ongeveer of helemaal mee eens.

Op de vraag of men de gegevens die nodig zijn bij het opstellen van een individueel verpleegplan, kan afleiden uit een standaardverpleegplan antwoordde ruim 87% bevestigend (score 4 of 5). De toegankelijkheid ('Hoe gemakkelijk lukt dit in de praktijk'?) was ook goed volgens het merendeel van de respondenten (75% scoorde 4 of 5).

De hypothese dat de tijd die gebruikt wordt om een individueel verpleegplan op te stellen gereduceerd wordt door het gebruik van standaardverpleegplannen, werd onvoldoende ondersteund. Slechts 57% van de respondenten bevestigde dit, terwijl daarentegen ook opgemerkt werd dat vooral in het begin de tijdsinvestering eerder toe- dan afneemt.

De resultaten betreffende de doeltreffendheid

In tabel 4.3 worden de scores betreffende de doeltreffendheid weergegeven.

Tabel 4.3   Scores betreffende de doeltreffendheid

item	nee/1	mini-maal/2	matig/3	onge-veer/4	ja zeker/5	gem.
1 gebruik van Gordon	2	2	2	2	38	4,6
2 ondersteuning van Gordon	2	7	4	12	19	3,9
3 begripsverheldering diagnose	1	1	6	22	15	4
4 toepassen PES-structuur	3	1	1	10	31	4,4
5 ondersteuning PES-structuur	3	1	1	22	18	4,1
6 begripsverheldering verpleegdoel	1	1	10	13	21	4,1
7 ondersteuning standaarddoelen	-	2	5	22	17	4,1
8 begripsverheldering verpleegkundige interventie	2	1	10	15	18	4
9 ondersteuning standaardinterventies	-	1	6	16	23	4,3
10 relatie diagnose-doel-interventie	2	2	8	16	18	4
11 meer eenduidigheid in communicatie onderling	-	4	14	19	9	3,7
12 verandering communicatie naar andere disciplines	7	16	10	8	2	2,6

Bijna 86% van de respondenten gebruikte de functionele gezondheidspatronen van Gordon op de afdeling. Opvallend hierbij is dat binnen 1 afdeling verpleegkundigen verschillend antwoordden. 4 respondenten maakten er zelden of matig gebruik van. 66% gaf aan dat de functionele gezondheidspatronen een redelijke tot goede ondersteuning boden bij de volledigheid van de verslaglegging. Bijna 20% was het hier niet mee eens.

Het begrip *verpleegkundige diagnose* was voor het merendeel duidelijker geworden (gemiddelde score 4); bijna 80% was het met deze stelling ongeveer of helemaal eens. Ruim 87% werkte met de PES-structuur, waarbij iedereen van deze groep vond dat de structuur hielp bij het formuleren van de verpleegkundige diagnose. Een enkeling was het hier niet mee eens.
Hetzelfde, weliswaar in iets mindere mate, gold voor de begripsverheldering van de term *verpleegdoel* oftewel *patient outcome*. 72% ervoer dat, door het gebruik van de standaardverpleegplannen, het begrip duidelijker was geworden. Hierbij is er echter ook een grote groep die 3 scoorde, waarbij door een aantal beweerd werd dat het begrip voor hen reeds duidelijk was. 4% is het er niet mee eens.
Bij 83% van de respondenten werd geconstateerd dat de indeling van de standaardverpleegdoelen helpt bij het opstellen van haalbare en relevante individuele verpleegdoelen.
Het begrip *verpleegkundige interventie* was voor 70% van de respondenten duidelijker geworden (score 4 of 5). Voor ruim 21% gold dit slechts in beperkte mate. De overigen waren het niet met de stelling eens. De indeling van de standaardinterventies werd ook hier weer door het merendeel (83%) beschouwd als een goed hulpmiddel om te komen tot duidelijke en relevante individuele verpleegkundige interventies.
Vergeleken met de scores van de beginsituatie is hier een duidelijke groei te constateren in kennis en vaardigheden op het gebied van begrippen en classificaties binnen het verpleegkundig proces.
Door ruim 72% werd aangegeven dat de relatie tussen de verpleegkundige diagnose, het verpleegdoel en de verpleegkundige interventies verduidelijkt werd door het gebruik van de standaardverpleegplannen. Voor 17% van de respondenten gold dit slechts in geringe mate terwijl bijna 9% dit bijna of helemaal niet onderkende.

De toename van een eenduidige communicatie onderling kon met de score niet duidelijk onderbouwd worden. Slechts 60% was het hier vrijwel helemaal of helemaal mee eens. Bijna 30% ervoer de toename als matig. Ook de verandering in de communicatie met andere disciplines als gevolg van het gebruik van begrippen uit de standaardverpleegplannen werd slechts door weinigen als zodanig ervaren (slechts 22%). Bijna 50% zag geen verandering in de communicatie met andere disciplines.

Algemene opmerkingen die gemaakt werden, hadden te maken met onder andere de grotere tijdsinvestering bij de aanvang van de pilot en de interpretatie van het begrip 'standaardverpleegplannen'. Een groot aantal participanten benoemde in eigen woorden de meerwaarde van het gebruik van de standaardverpleegplannen in de praktijk. Een enkeling ervoer standaardverpleegplannen als een keurslijf. Een aantal respondenten benoemde het gevaar van het snel overnemen van de formuleringen uit de standaard, waardoor het individuele verpleegplan in feite geen individueel verpleegplan is.
Ook werden specifieke problemen gesignaleerd waar (nog) geen standaardverpleegplan voor ontwikkeld is.
Uit de resultaten kon geconcludeerd worden dat de standaardverpleegplannen op grote schaal gebruikt werden in de praktijk. Men leek de standaarden vooral aan te wenden om gegevens te gebruiken die erin opgenomen zijn. Wat betreft de tijdsinvestering kon vooralsnog niet geconcludeerd worden dat deze verminderd werd. Door bijvoorbeeld automatisering en het gebruik van een elektronisch verpleegkundig dossier zou dit naar alle waarschijnlijkheid wel meer zichtbaar zijn geworden.
Ook de structuur van de standaarden bleek goed bruikbaar te zijn volgens de participanten. Het methodisch verpleegkundig proces leek met behulp van de standaardverpleegplannen concreter te worden. Tevens bleken de begrippen *verpleegkundige diagnose, verpleegdoel* en *verpleegkundige interventies* duidelijker te zijn geworden voor een groot aantal participanten en op meer eenduidige wijze gehanteerd te worden in de praktijk. Met name de labels werden eenduidiger gehanteerd omdat de definitie van ieder label in de standaardverpleegplannen was weergegeven. Ook de indelingen die gebruikt werden bij de verpleegdoelen en de verpleegkundige interventies droegen bij aan het opstellen van haalbare en relevante doelen en interventies.
Een meer eenduidig gebruik van verpleegkundige terminologie in de onderlinge communicatie zou hiervan het gevolg kunnen zijn. Dit werd echter pas door een relatief kleine groep ook als zodanig ervaren.

4.3 Mate van implementatie van de standaardverpleegplannen

Bij het vaststellen van de mate van implementatie stonden de volgende vraagstellingen centraal (Klein Holkenborg 1997):
- Welke fase van het implementatieproces is bereikt wat betreft het werken met standaardverpleegplannen?
- Hoe interpreteren de verpleegkundigen de standaardverpleegplannen in de praktijk?
- Bestaat er een verband tussen de mate van implementatie van het werken met standaardverpleegplannen en de manier waarop verpleegkundigen deze interpreteren?

Met een meetinstrument, gebaseerd op het implementatiemodel van Grol, Van Everdingen en Casparie (1994), is de implementatie van het werken met standaardverpleegplannen onderzocht. Het model is gebaseerd op acht fasen van implementatie, te weten:

1 op de hoogte brengen (bekendheid krijgen met);
2 interesse wekken (toepassing, ondersteuning);
3 begrip vergroten (achtergrondkennis, begrijpelijke taal);
4 inzicht creëren in eigen routines (inzien van verschillen);
5 positieve houding scheppen (noodzaak inzien);
6 intentie tot veranderen creëren (haalbaarheid in de toekomst);
7 invoeren in de praktijk (medewerking collega's, randvoorwaarden);
8 behouden van de verandering (positieve/negatieve feedback).

De interpretatie van de standaardverpleegplannen is vervolgens gemeten met behulp van een instrument voor het meten van denk- oftewel *epistemologische* stijlen, te weten de *Scale of Adult Intellectual Development 44* (said 44) (Martin e.a. 1994). De schaal bestaat uit 44 items waarmee het verschil tussen 3 epistemologische stijlen gemeten kan worden. Deze stijlen zijn:

1 *Absolutisme*; er is sprake van objectieve realiteit en hierover bestaat wetenschappelijke kennis. Rechtvaardiging is gebaseerd op bewijsmateriaal en absolute kennis.
2 *Relativisme*; er is geen objectieve wetenschappelijke kennis mogelijk omdat ieder mens een eigen subjectief perspectief heeft. Algemene rechtvaardiging is onmogelijk, het komt neer op overtuigingskracht.
3 *Evaluatisme*; het absolutisme en het relativisme worden hier allebei ontkend. Er bestaat wel objectieve realiteit, maar deze wordt subjectief waargenomen. Door een proces van informatie en evaluatie kunnen goede argumenten ontwikkeld worden die tot rechtvaardiging leiden. Er kan echter geen aanspraak gemaakt worden op 'waarheid' omdat het proces van informatievergaring en besluitvorming feilbaar is.

Door 58 verpleegkundigen, werkzaam op de pilotafdelingen van de verschillende psychiatrische ziekenhuizen, werd een schriftelijke enquête ingevuld.

4.3.1 Resultaten

De antwoorden op de enquête worden nu per vraag weergegeven.

Vraag 1: Welke fase van het implementatieproces is bereikt wat betreft het werken met de standaardverpleegplannen?

Uitgaande van een respons van 58 wordt in figuur 4.3 weergegeven in welke fase de individuele respondent zich bevindt. Degene die een fase niet voldoende heeft doorlopen wordt niet meegerekend in een volgende fase.

Het gros van de respondenten lijkt 6 van de 8 fasen uit het implementatiemodel doorlopen te hebben.

De bereidheid om met behulp van standaardverpleegplannen te werken is bij de verpleegkundigen zeer duidelijk aanwezig. 88% van de respondenten vindt dat de standaardverpleegplannen een redelijke tot zeer goede aanvulling op hun eigen kennis vormen. Ook vindt vrijwel iedereen dat de standaarden in begrijpelijke taal opgesteld zijn en dat het duidelijk is hoe ermee gewerkt moet worden. De verpleegkundigen zien een verschil tussen de standaardverpleegplannen en de individuele verpleegplannen en vergelijken hun handelingen zowel met het in-

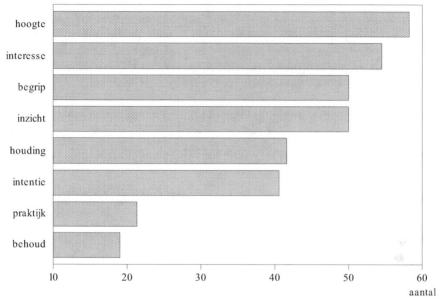

Figuur 4.3   Het aantal verpleegkundigen dat een fase heeft 'bereikt'
Klein Holkenborg 1997.

dividuele plan als met de standaarden. De meerderheid (89%) staat positief ten opzichte van het werken met standaardverpleegplannen en ervaart het als een zinvolle aanvulling op de werkzaamheden. Het overgrote deel (80%) denkt ook in de toekomst met de standaardverpleegplannen te blijven werken. Diegenen die dit niet onderstrepen wijten hun ervaring aan een te grote werkbelasting, terwijl ook hier het overgrote deel van de respondenten een afname van werkbelasting constateert. De meeste verpleegkundigen geven aan in staat te zijn concreet te verwoorden hoe ze met de standaarden behoren te werken; daarentegen ziet ongeveer 60% van de respondenten de standaard als een norm en de overige 40% niet. Met andere woorden: hieruit zou een verschil van interpretatie geconcludeerd kunnen worden als het begrip 'norm' ook nader toegelicht was. Dit is in deze vragenlijst echter niet gedaan.

Wat betreft de invoering in de praktijk wordt door 70% van de respondenten bevestigend geantwoord op de vraag of collega's met de standaardverpleegplannen werken. Het merendeel werkt zelf meestal ook met de standaardverpleegplannen. De helft is van mening dat de randvoorwaarden nog niet in orde zijn, zoals geautomatiseerde verpleegkundige dossiers of de benodigde tijd om verpleegplannen op te stellen.

Wat betreft het behoud van de standaardverpleegplannen (fase 8) geven de resultaten aan dat er sprake is van onvoldoende feedback met betrekking tot het werken met de standaardverpleegplannen.

Los van bovenstaande resultaten dient vermeld te worden dat de pilotafdelingen niet gelijktijdig gestart zijn en dat de scholing per instelling verschilde.

Vraag 2: Hoe interpreteren de verpleegkundigen de standaardverpleegplannen in de praktijk?

Er bleek een zeer concrete operationalisering nodig, te weten stellingen over het werken met standaardverpleegplannen, om de verschillende epistemologische stijlen bij de verpleegkundigen te kunnen onderscheiden, bijvoorbeeld 'Collega's vinden dat ik flexibel met standaard-verpleegplannen omga' of 'Standaardverpleegplannen geven je zekerheid'. Er werden twee verschillende stijlen geconstateerd ten aanzien van het werken met standaardverpleegplan-nen, namelijk het *absolutisme* (alfa =.51) en het *relativisme* (alfa =.69). Hieruit werd afgeleid dat sommige verpleegkundigen standaardverpleegplannen als een norm beschouwen waar-aan ze zich moeten houden, terwijl anderen standaardverpleegplannen zien als een checklist of voorbeeld waarvan afgeweken kan of moet worden. In combinatie met het resultaat van vraag 1, namelijk dat verpleegkundigen elkaar onvoldoende van feedback voorzien, kan hier een probleem ontstaan in de communicatie onderling.

De subschaal evaluatisme kon niet gebruikt worden omdat de stellingen niet voldeden.

Vraag 3: Bestaat er een verband tussen de mate van implementatie van het werken met de standaardverpleegplannen en de manier waarop verpleegkundigen deze interpreteren?

Vergelijking van de scores van de implementatiefase met die van de denkstijlen resulteert in een correlatie tussen de mate waarin het werken met standaardverpleegplannen geïmple-menteerd is en de wijze waarop ze geïnterpreteerd worden. Er zijn verpleegkundigen die rela-tivistisch denken over het werken met standaardverpleegplannen. Zij zien de standaarden niet als norm of richtlijn waaraan ze zich moeten houden. Voor hen geldt dat zij het werken met standaardverpleegplannen in een *mindere mate* hebben geïmplementeerd.

De verpleegkundigen die absolutistisch denken over de standaardverpleegplannen (met an-dere woorden, de standaarden beschouwen als norm) hebben het werken hiermee in hogere mate geïmplementeerd. Bij deze groep zouden zich echter ook verpleegkundigen kunnen be-vinden met een evaluatistische denkstijl.

Hieruit zou geconcludeerd kunnen worden dat verpleegkundigen die 'absolutistisch' denken zich eerder conformeren aan richtlijnen. Deze groep zou de standaardverpleegplannen in de praktijk als geheel overnemen, zonder ze aan te passen aan de individuele patiënt. Hierbij kan echter een aantal kanttekeningen geplaatst worden:

- In het onderzoek is onvoldoende rekening gehouden met het onderscheid tussen de struc-tuur en de inhoud van het standaardverpleegplan. De structuur dient als norm be-schouwd te worden, terwijl de inhoud slechts een referentie is en aangepast moet worden.
- De respondenten met een mogelijke evaluatistische denkstijl zijn niet uit de resultaten te herleiden.
- Sommige elementen uit de standaarden zijn vrij concreet benoemd waardoor ze niet na-der aangepast hoeven te worden in een individueel verpleegplan.

De algehele conclusie die gesteld kan worden, is dat bij de implementatie van de standaardver-pleegplannen veel aandacht uit dient te gaan naar de interpretatie ervan. De term *standaard* dekt onbedoeld meerdere ladingen, waardoor het gebruik van de standaarden in de praktijk wordt bemoeilijkt. De communicatie tussen de collega's die met behulp van de standaardver-pleegplannen meer eenduidig zou moeten worden, wordt hierdoor vertroebeld.

4.4 Conclusies van de formaliseringsfase

Het opstellen van de instrumenten die nodig waren om uitspraken te kunnen doen over de kwaliteit en het effect van de standaardverpleegplannen bleek relatief eenvoudig. Dit was met name zo, omdat er geen onderzoek gedaan hoefde te worden naar validiteit en betrouwbaarheid van de desbetreffende instrumenten. Met uitzondering van de mate van implementatie konden de gegevens in een relatief kort tijdsbestek geïnventariseerd en geanalyseerd worden.

De resultaten en conclusies van de meting van de individuele verpleegplannen en de subjectieve beleving van de respondenten geven de volgende uitspraken:

*   De kwaliteit van de individuele verpleegplannen die op de pilotafdelingen zijn opgesteld met behulp van standaardverpleegplannen, is meer dan voldoende in vergelijking met de wenselijke situatie van een IVP. Dit wordt afgeleid uit de mate van volledigheid, eenduidigheid van begrippen, formulering, gedetailleerdheid, relevantie en onderlinge relatie tussen de concepten. De toepassing van de PES-structuur, de indelingen bij de doelen en interventies, en de formuleringen van de gegevens blijken bij te dragen aan dit resultaat. De toevoeging van de ICIDH-codes bij de beïnvloedende factoren blijkt geen meerwaarde op te leveren bij het opstellen van de verpleegdoelen. Indien er meer verpleegdoelen geformuleerd worden in één verpleegplan neemt de logische samenhang tussen de concepten en de haalbaarheid van het IVP af.
*   Ten aanzien van de doelmatigheid moest gesteld worden dat de informatie uit de SVP's op grote schaal in de praktijk gebruikt wordt; bij het gros van de IVP's dat wordt opgesteld, worden de SVP's als hulpmiddel oftewel kennisbron gebruikt. Er is tot zover geen reductie van tijd geconstateerd bij het toepassen van SVP's.
*   Ten aanzien van de doeltreffendheid wordt geconcludeerd dat de structuur van de SVP's vrijwel geheel in een IVP overgenomen wordt. Het methodisch karakter van het verpleegkundig proces wordt hiermee zichtbaar, hoewel de laatste fase ('de evaluatie') in vrijwel geen enkel IVP benoemd wordt tenzij deze reeds eerder in het standaardformulier opgenomen is. De concepten *verpleegkundige diagnose, verpleegdoel* en *verpleegkundige interventie* worden vrij eenduidig geïnterpreteerd en als zodanig in een IVP gebruikt. De standaarden hebben bijgedragen tot begripsverheldering.
    Ondanks het gegeven dat er uit de IVP's meer uniformiteit in het taalgebruik bleek, werd dit nog onvoldoende beleefd door de respondenten. Het feit dat men weinig feedback naar elkaar toe heeft, zou hieraan debet kunnen zijn.
*   Wat betreft de mate van implementatie kan geconcludeerd worden dat op individueel niveau vrijwel totale implementatie bereikt is. Het cruciale punt lijkt de communicatie met collega's te zijn, hierdoor lijkt de invoering van de SVP's op een bepaald moment te stagneren.
    Een extra aandachtspunt is dat de term 'standaardverpleegplan' niet eenduidig wordt opgevat; sommigen zien deze als een norm waaraan ze zich moeten houden, anderen zien de standaard meer als een checklist waarvan afgeweken kan worden. In de meting van de IVP's wordt dit deels zichtbaar doordat enkele items niet verder geoperationaliseerd worden.

5 Conclusies van het ontwikkelingstraject

In de afgelopen drie projectjaren zijn er veertig standaardverpleegplannen ontwikkeld. Hierbij werd de methodiek van de wcc-richtlijnen gebruikt. Deze bleek uiteindelijk de gewenste resultaten op te leveren. In dit hoofdstuk gaat de aandacht uit naar de algehele resultaten en conclusies van het project en wordt een aantal aanbevelingen gedaan over het beheer van de standaardverpleegplannen.

5.1 De ontwikkelingsfasen

In de ontwerpfase werden er per projectjaar tien svp's ontworpen (er ontstonden er reeds tien in het vooronderzoek). Het literatuuronderzoek en de Delphi-methode bleken hiertoe goede methodieken.

In de toetsings- en commentaarfase werden de ontwerpstandaarden op een aantal pilotafdelingen in de praktijk gebruikt, om ze van daaruit nog verder aan te passen. Dit betrof uiteindelijk 30 svp's; 10 uit het vooronderzoek en 20 uit het ontwikkelingstraject. De laatste 10 werden tijdens het laatste projectjaar pas ontworpen. Van de 30 svp's werden er 13 aangepast op basis van analyse van ivp's. Een aantal items werd toegevoegd. Per standaard werden gemiddeld 3 tot 4 items (met name *kenmerken* en *interventies*) toegevoegd. Ook is meer inzicht verkregen in de frequentie van voorkomen van de items zoals *doelen* en *interventies*. Van de overige 27 svp's waren te weinig ivp's opgesteld die gebruikt konden worden voor analyse. Geconcludeerd kan worden dat de svp's op grotere schaal getoetst moeten worden, voordat er meer inhoudelijk toegevoegd dan wel aangepast kan worden in de standaarden.

De ivp's die in de toetsings- en commentaarfase voor analyse gebruikt werden, waren tevens onderwerp bij de kwaliteitsmeting van de ivp's in de formaliseringsfase. Hierdoor werd ook na de toetsings- en commentaarfase gebruikgemaakt van gegevens uit de pilotafdelingen en werd de investering, die bij de aanvang van de pilot behoorlijk intensief was (scholing en supervisie), beter benut.

De formaliseringsfase werd gebruikt om de oorspronkelijke gebruikersdoeleinden te toetsen met behulp van een kwaliteitsmeting van individuele verpleegplannen, een effectmeting van de subjectieve belevingen van de participanten, en een meting van de mate van implementatie en interpretatie van het begrip 'standaardverpleegplannen'. De gekozen onderzoeksmethoden bleken toereikend om de vragen in deze fase te beantwoorden.

Geconcludeerd wordt dat de ontwikkelingsfasen van de wcc-praktijkrichtlijnen een gestructureerde en constructieve methode vormen om tot standaardisatie van verpleegkundige gegevens te komen.

Het resultaat is veertig standaardverpleegplannen die een bepaalde *methodiek* veronderstellen (het verpleegkundig proces), waarbij een *structuur* wordt aangereikt die kan worden overgenomen in de praktijk en waarbij een bepaalde *inhoud* wordt weergegeven die als standaard oftewel hulpmiddel geldt en die dus in de individuele situatie aangepast moet worden.

In de volgende paragrafen wordt stilgestaan bij de oorspronkelijke gebruikersdoeleinden en de resultaten daarvan uit de formaliseringsfase.

5.2 De gebruikersdoeleinden

De gebruikersdoeleinden van de standaardverpleegplannen worden als volgt omschreven:
1 een svp is een kennissysteem door de opsomming van actuele informatie omtrent een gezondheidsprobleem;
2 een svp is een middel om het methodisch werken te ondersteunen: de structuur geeft het systematisch verpleegkundig handelen weer;
3 een svp is een hulpmiddel bij het beschrijven van het verpleegplan: bij het analyseren van het gezondheidsprobleem en het komen tot de verpleegkundige diagnose, bij het vaststellen van het verpleegdoel en bij het omschrijven van verpleegkundige interventies;
4 een svp is een algemeen, geordend kader waarbinnen keuzes, veranderingen en aanpassingen gemaakt moeten worden, wil men komen tot een individueel verpleegplan.

Door het gebruik van de standaarden zal het eenduidig gebruik van begrippen toenemen. Uiteindelijk werd natuurlijk verondersteld dat hierdoor de kwaliteit van de zorgverlening zou toenemen.

5.2.1 Het kennissysteem

Wat betreft het kennissysteem kan het volgende geconcludeerd worden. Bij de analyse van de beginsituatie werd geconstateerd dat men slechts weinig gebruikmaakte van vakliteratuur of andere kennisbronnen bij het opstellen van individuele verpleegplannen. De standaardverpleegplannen past men op grote schaal toe op de pilotafdelingen. Vrijwel alle verpleegkundigen gebruiken de svp's altijd of bijna altijd bij het opstellen van ivp's. Het is dan ook opmerkelijk dat niet meer dan 60% van de respondenten aangeeft de svp's als een kennisbron te beschouwen.

5.2.2 Ondersteuning van methodisch werken

De conclusie luidt dat het standaardverpleegplan gezien wordt als een middel om het methodisch werken te ondersteunen. De structuur van het svp werd in de praktijk overgenomen, waardoor de fasen van het verpleegkundig proces op een vrij methodische en systematische wijze doorlopen werden. Ruim 70% van de participanten gaf aan dat door het gebruik van de svp's de onderlinge relatie tussen de concepten *verpleegkundige diagnose, verpleegdoel* en *ver-*

pleegkundige interventie duidelijker is geworden. De kwaliteit van de IVP's die met behulp van een SVP zijn opgesteld wordt over het algemeen als goed beoordeeld. Het methodische karakter van het verpleegkundig proces en de logische relatie tussen de concepten zijn ook in de IVP's duidelijk zichtbaar.

Uit de resultaten van de kwaliteitsmeting van de IVP's wordt tevens geconcludeerd dat door toename van het aantal verpleegdoelen per standaard, de onderlinge relatie met de verpleegkundige interventies afneemt. Een ander aandachtspunt hierin blijft de fase 'evaluatie' die vaak niet schriftelijk weergegeven werd.

5.2.3 Hulpmiddel bij het beschrijven van het verpleegplan

Wat betreft het derde gebruikersdoel is de conclusie dat het SVP daadwerkelijk een hulpmiddel is om te komen tot een IVP. De meeste verpleegkundigen geven aan dat de PES-structuur, die in de structuur van de standaarden opgenomen is, een hulpmiddel vormt bij het formuleren van de verpleegkundige diagnose. Hoewel in theorie de etiologische factor leidraad is voor het formuleren van het verpleegdoel, kon dit in de praktijk binnen slechts enkele IVP's aangetoond worden. Geconcludeerd werd dan ook dat verpleegkundigen eerder uitgaan van de 'kenmerken' en 'aanwijzingen' bij het formuleren van een verpleegdoel en de verpleegkundige interventies. Door de 'beïnvloedende factoren' te coderen volgens de ICIDH werd voorondersteld dat dit herformuleren van het verpleegdoel zou vereenvoudigen. Dit bleek in de praktijk echter geen toegevoegde waarde op te leveren. Voor de meeste verpleegkundigen was de relatie tussen de ICIDH-classificatie en de toepasbaarheid in de verpleegkundige praktijk te complex. De ICIDH-codes die in de projectfase toegevoegd waren aan de 'beïnvloedende factoren' bleken eerder verwarring op te leveren dan verheldering te bieden, vandaar dat ze in de uiteindelijke versie werden verwijderd.

Het is mogelijk dat, wanneer de ICIDH een groter gemeengoed gaat worden binnen de medische professie, verpleegkundigen zullen inzien dat deze wel een bijdrage kan leveren aan een eenduidig begrippenkader. In dit verband kan geconcludeerd worden dat de ICIDH termen blijkt te bevatten die als 'label' en als 'beïnvloedende factoren' gehanteerd konden worden. Dit gold overigens niet voor alle beïnvloedende factoren. Daarnaast bleek de ICIDH voor het definiëren van de labels een zeer bruikbare classificatie te zijn.

De overige indelingen of categorieën uit de standaarden, te weten de indeling die bij de verpleegdoelen en de indeling die bij de verpleegkundige interventies gebruikt werden, leverden volgens de meeste verpleegkundigen wél een bijdrage tot het formuleren van haalbare en relevante verpleegdoelen en verpleegkundige interventies.

5.2.4 Geordend kader

Wat betreft het laatste gebruikersdoel luidt de conclusie dat de SVP's redelijk goed aangepast worden tot individuele verpleegplannen. Deze conclusie is afkomstig uit de resultaten van de kwaliteitsmeting van de IVP's. Sommige items echter behoefden meer concretiseringen. In een aantal andere IVP's nam men meerdere verpleegdoelen letterlijk uit de standaard over zonder een logisch verband tussen de doelen onderling.

Uit de IVP's werd geconcludeerd dat begrippen uniform gehanteerd werden. Dit betrof uiteraard met name het gebruik van de concepten *verpleegkundige diagnose, verpleegdoel* en *verpleegkundige interventie*. Verpleegkundigen gaven aan dat deze concepten duidelijker geworden waren door het gebruik van standaardverpleegplannen. In de onderlinge communicatie ervoer men echter geen toename van eenduidig taalgebruik. Dit werd bevestigd door de conclusie dat verpleegkundigen weinig feedback aan elkaar vragen.

In het hele ontwikkelingstraject hebben de gebruikersdoeleinden centraal gestaan om duidelijk te maken wat er onder de term 'standaardverpleegplan' verstaan wordt. Toch bleek men deze term niet altijd eenduidig te interpreteren.

In de afgelopen periode heeft de term 'standaardisatie', naast de interpretatieverschillen die reeds genoemd zijn, binnen de verpleegkundige professie een negatieve klank gekregen. Door de toekomstscenario's voor verpleegkundigen, waarin het wijkscenario en de daarbijbehorende behoeftegestuurde verpleegkundige zorg door een aantal instellingen ondersteund werden, lijkt alles wat met standaardisatie en methodisch verpleegkundig handelen (inclusief verpleegkundige diagnostiek) samenhangt verbannen te worden. De discussie tussen diagnose- en behoeftegestuurd verplegen is oneigenlijk. *Diagnosegestuurd verplegen* lijkt alleen gebaseerd te worden op die observaties die ondergebracht kunnen worden in een diagnostisch raamwerk, terwijl *behoeftegestuurd verplegen* suggereert dat de verpleegkundige zich alléén richt op de behoeften van de patiënt zonder gebruik te maken van eigen deskundigheid en ervaring. Het onderscheid tussen beide begrippen en de toepassing ervan liggen in de praktijk echter eerder in elkaars verlengde dan dat ze elkaars tegengestelde zijn. Bij het vaststellen van de verpleegkundige diagnose dient men juist uit te gaan van de behoefte van de patiënt. Het diagnostisch proces en de standaardisatie zouden dan ook in dit licht bezien moeten worden. Door zorg te standaardiseren en te classificeren wordt eenduidigheid in verpleegkundig taalgebruik bevorderd en wordt de zorg inzichtelijker en overdraagbaar. De generieke uitspraken in de standaarden dienen per individu gespecificeerd te worden. De zorg die niet vertaald wordt in diagnostiek, valt daarmee niet buiten het aandachtsveld van de verpleegkundige. Het verdient dan ook zeer zeker aanbeveling om de geschetste tegenstellingen te relativeren en de juiste waarde van de standaardverpleegplannen die in de gebruikersdoeleinden vermeld worden, in deze context te promoten. Dit eens temeer omdat uit vragen van verpleegkundigen uit een groot aantal instellingen voor geestelijke gezondheidszorg blijkt, dat de behoefte aan deze vorm van standaarden enorm groot is.

Het volgende hoofdstuk zal de waarde van de standaardverpleegplannen voor de praktijk nader toelichten. Het toepassen van de standaarden binnen het verpleegkundige proces staat hierbij centraal.

6 De toepassing van standaardverpleegplannen

Zoals de titel aangeeft, zal in dit hoofdstuk de aandacht uitgaan naar de praktische toepassing van de standaardverpleegplannen in de praktijk. In de eerste paragraaf wordt nader ingegaan op het verpleegkundig proces en alle fasen daarin worden toegelicht. De derde paragraaf vertaalt de structuur van het standaardverpleegplan naar het verpleegkundig proces.

Omdat uit de effectmeting is gebleken dat het begrip 'standaardverpleegplan' verwarring kan oproepen, wordt, voordat bovenstaande vertaalslag plaatsvindt, in § 6.2 aandacht besteed aan het begrip 'standaardverpleegplan'.

Het hoofdstuk wordt afgesloten met een stappenplan om de vertaalslag vanuit het standaardverpleegplan naar een individueel verpleegplan te vergemakkelijken.

6.1 Het verpleegkundig proces

Verplegen kan gezien worden als een *proces*, dat omschreven kan worden als een *methode* van probleemidentificatie en -oplossing (Gordon 1994). Deze methode is gericht op menselijke reacties ten aanzien van actuele of potentiële gezondheidsproblemen en is daarmee kenmerkend voor de verpleegkundige discipline.

Het verpleegkundig proces bestaat uit een aantal fasen, deze kunnen als volgt omschreven worden:

- verpleegkundige anamnese;
- verpleegkundige diagnose;
- planning, bestaande uit verpleegkundige interventies en *patient outcomes* (verpleegdoelen);
- uitvoering;
- evaluatie.

Met behulp van onder andere de schriftelijke vastlegging van het verpleegkundig proces kan de kwaliteit van de verleende zorg meetbaar gemaakt worden. Daarnaast draagt het verpleegkundig proces bij aan de coördinatie van de te verlenen zorg en aan de continuïteit ervan.

6.1.1 De verpleegkundige anamnese

De gegevens van de verpleegkundige anamnese vormen de bouwstenen voor de diagnose, planning, uitvoering en evaluatie van de verleende verpleegkundige zorg. Het doel van de anamnese is gegevens te verzamelen over een patiënt, om (McFarland & McFarlane 1989):
- zijn gezondheid en wil om te veranderen te bepalen;
- risicofactoren en veranderingen in de gezondheidstoestand vast te stellen;
- de vermogens van de patiënt te beoordelen;
- zicht te krijgen op het sociale netwerk van de patiënt.

De verpleegkundige anamnese wordt vaak beschouwd als een onderdeel van de verpleegkundige diagnose en wordt als zodanig niet als een afzonderlijke stap binnen het verpleegkundig proces omschreven. Dit is af te leiden uit de wijze waarop Gordon *het diagnostisch proces* formuleert. In de meest brede betekenis heeft het diagnostisch proces vier activiteiten, namelijk:
1 verzamelen van informatie;
2 interpreteren van informatie;
3 clusteren van informatie;
4 benoemen van het cluster.

Het verzamelen van informatie kan beschouwd worden als de verpleegkundige anamnese. Gordon (1994) maakt een onderscheid tussen de structuur, het proces, de context en het concept van de verpleegkundige diagnose. Het proces is hierboven nader toegelicht; het concept, de structuur en de context zullen verderop in de tekst aan de orde komen.
Het is zinvol om de informatie te classificeren.

> *'Classificeren is het systematisch rangschikken van begrippen op basis van specifieke kenmerken en onderlinge relaties.' (Leih & Salentijn 1991,1992)*

Het belangrijkste doel van classificeren is het verkrijgen van een systeem dat ons in staat stelt informatie efficiënt samen te vatten. Het systeem is gemakkelijk in het gebruik, maakt het mogelijk om informatie snel terug te vinden, beschrijft de relaties tussen de onderdelen en leidt tot generalisaties en het genereren van hypothesen. In figuur 2.1 werd hiervan een voorbeeld gegeven.
Gordon (1994) beschrijft een classificatie aan de hand van de elf functionele gezondheidspatronen. Hierbij worden waar te nemen patronen van menselijk gedrag omschreven. Er wordt verondersteld dat iedereen gebruikmaakt van functionele gezondheidspatronen die bijdragen aan gezondheid en kwaliteit van leven. Het beschrijven en evalueren daarvan geeft de verpleegkundige de mogelijkheid om functionele patronen (datgene wat goed gaat) en disfunctionele patronen (verpleegkundige diagnoses) te ontdekken bij de patiënt. De achterliggende gedachte bij de formulering van de functionele gezondheidspatronen is dat mensen in hun dagelijkse functioneren, in gezondheid en ziekte, in hun streven naar welbevinden en in het vervullen van hun behoeften, gebruikmaken van typerende gedragspatronen. Gordon noemt dit *functionele gezondheidspatronen* (zie figuur 6.1). Ze zijn functioneel omdat deze gedragingen erop gericht zijn om individuele en sociale behoeften te vervullen en om het individu zo gezond mogelijk te houden.
Een gestructureerde vragen- en aandachtspuntenlijst (zie bijlage 3), opgesteld aan de hand van de functionele gezondheidspatronen van Gordon, kan als hulpmiddel dienen bij het for-

muleren van de verpleegkundige anamnese. Nadat deze lijst samen met de patiënt is doorgenomen, ontstaat een vrij compleet beeld van de patiënt, waarin met name tot uiting komt hoe hij zichzelf ervaart in relatie tot zijn omgeving en hoe hij reageert op verstoringen van zijn gezondheid. Met name het laatste is natuurlijk belangrijk voor verpleegkundigen. Het is van belang dat men van daaruit niet alleen (door de patiënt zelf aangegeven) verpleegproblemen analyseert, maar dat tevens in kaart wordt gebracht waar de sterke kanten (de kracht) van de patiënt zitten. De wetenschap waar de kracht van de patiënt ligt, is van groot belang voor het dagelijkse werk van de verpleegkundige.

De gezondheidspatronen leiden direct tot verpleegkundige diagnoses.

1   het patroon van beleving en instandhouding van de gezondheid
2   het voedings- en stofwisselingspatroon
3   het uitscheidingspatroon
4   het activiteitenpatroon
5   het slaap- en rustpatroon
6   het waarnemings- en denkpatroon
7   het zelfbelevingspatroon
8   het rol- en relatiepatroon
9   het seksualiteits- en voortplantingspatroon
10 het *coping-* en stresstolerantiepatroon
11 het waarden- en levensovertuigingenpatroon

Figuur 6.1   De elf functionele gezondheidspatronen van Gordon

6.1.2 De verpleegkundige diagnose

In de verpleegkundige praktijk, maar ook in de vakliteratuur, worden de begrippen *verpleegprobleem* en *verpleegkundige diagnose* veelvuldig naast elkaar gebruikt of onderling verwisseld.

> *Verpleegproblemen zijn alle gebeurtenissen in een verpleegsituatie die door de betrokkene als ongewenst worden gepresenteerd aan een verpleegkundige, of waarvan verondersteld mag worden dat de persoon ze als ongewenst zou presenteren indien hij/zij daartoe in staat zou zijn. (Leih & Salentijn 1991, 1992)*

'Ongewenste gebeurtenissen in een verpleegsituatie' is een vrij abstracte omschrijving van het begrip verpleegprobleem. De Nationale Raad voor de Volksgezondheid (1988) heeft dit geconcretiseerd door middel van de volgende definitie:

> '*Verpleegproblemen zijn feitelijke of dreigende gevolgen van lichamelijke en/of geestelijke ziekteprocessen, handicaps of ontwikkelingsstoornissen voor de fundamentele levensverrichtingen van het individu.*'

In het vooronderzoek naar een eenduidig verpleegkundig begrippenkader werd de voorkeur gegeven aan de omschrijving 'reactie' in plaats van 'gevolgen'. Een gevolg kan een passieve indruk wekken, terwijl een reactie een verandering in gedrag impliceert.

De definitie die uit het vooronderzoek 'eenduidig begrippenkader' (NRV 1993) als werkdefinitie aangeboden wordt en ook wel als conceptuele definitie gehanteerd wordt, is als volgt:

> '*Een vaststelling van iemands feitelijke of mogelijke reacties op gezondheidsproblemen of levensprocessen, op grond waarvan verpleegkundige zorg kan worden verleend.*'

Gordon benoemt tevens een belangrijk onderscheidend kenmerk tussen beide termen, namelijk: een verpleegkundige diagnose beschrijft het probleem van de patiënt, niet het probleem van de verpleegkundige in het ontwerpen en uitvoeren van de zorg. Het laatste kan volgens haar wél als verpleegprobleem omschreven worden. In de praktijk wordt bijvoorbeeld regelmatig als verpleegprobleem gesignaleerd dat de verpleegkundige geen zicht heeft op het denkpatroon van de patiënt. Dit kan dus geen verpleegkundige diagnose zijn.

Verpleegkundige diagnoses zijn verpleegproblemen die:
* tot het autonome gebied van de verpleegkundige behoren;
* waarover consensus oftewel overeenstemming bestaat betreffende:
  * de *nomenclatuur*: het label oftewel de standaardisatie van namen en termen; in de geautomatiseerde verslaglegging wordt het label vaak voorzien van cijfercodes,
  * de *definities*: begripsinhoud van naam of term; definities kunnen betrekking hebben op de inhoud of op de toepassing,
  * de *ondersteunende gegevens*: hierbij kan de PES-structuur van Gordon (1994) gehanteerd worden.[1]

Het autonome gebied van de verpleegkundige impliceert het gebied waarin zij zelfstandig functioneert op basis van haar deskundigheid en bekwaamheid. De verpleegkundige richt zich op de *reacties* die de patiënt heeft als gevolg van een ziekte, handicap enzovoort.
Het verpleegkundig proces ondersteunt de verpleegkundige in haar methodieken om tot professionele, patiëntgerichte zorg te komen. De verpleegkundige diagnose is hiervan een onderdeel.
In theorie wordt er duidelijk een onderscheid gemaakt tussen het autonome domein van de verpleegkundige op basis van de verpleegkundige diagnose enerzijds en de verpleegkundige handelingen in het kader van een behandelplan anderzijds. In de praktijk is deze grens minder tastbaar. Indien bijvoorbeeld een patiënt angstig is, kan een verpleegkundige zelfstandig haar interventies bepalen. Blijkt echter dat de patiënt vanuit zijn psychose angstig blijft, dan overlegt de verpleegkundige toch met de behandelend arts hierover. Ten aanzien van decubitus kan een verpleegkundige zelfstandig interventies uitvoeren, bijvoorbeeld het treffen van preventieve maatregelen. Deze vinden dan plaats onafhankelijk van het behandelplan. Afhankelijk van de ernst van de decubitus zal de verpleegkundige echter de arts informeren en vervolgens participeren in een behandelplan betreffende dit gezondheidsprobleem.

In de voorgaande tekst is de verpleegkundige diagnose vanuit verschillende invalshoeken benaderd. In figuur 6.2 worden deze invalshoeken schematisch weergegeven.

Verpleegkundige diagnoses kunnen beschouwd worden als *werkhypothesen*. Enerzijds omdat hiermee vaststaat dat de diagnose geen statisch fenomeen is, maar zal veranderen in de loop van de tijd. Anderzijds wordt hiermee de status van de verpleegkundige diagnose gerelativeerd. In de verpleegkundige praktijk komt het nogal eens voor dat de drempel voor het formuleren van een verpleegkundige diagnose hoog is omdat men ervan overtuigd is dat alleen 'de ware diagnose' geformuleerd moet worden. Echter, in bijvoorbeeld de psychiatrie is het probleem helaas vaak van complexe aard en kunnen de symptomen juist een andere diagnose doen vermoeden. Vandaar dan ook de suggestie van werkhypothese. Middels het verpleegplan wordt deze hypothese getoetst in de praktijk.

conceptuele definitie van de verpleegkundige diagnose
Een vaststelling van iemands feitelijke of mogelijke reacties op gezondheidsproblemen of levensprocessen, op grond waarvan verpleegkundige zorg kan worden verleend.
contextuele definitie van de verpleegkundige diagnose
De positie van de verpleegkundige diagnose, gericht op gezondheidsproblemen van de patiënt.
het diagnostisch proces
1 verzamelen van informatie 2 interpreteren van informatie 3 clusteren van informatie 4 benoemen van het cluster
de structuur van de verpleegkundige diagnose
P = *problem* oftewel gezondheidsprobleem E = *etiological factors* oftewel beïnvloedende factoren S = *signs and symptoms* oftewel kenmerken en aanwijzingen

Figuur 6.2   De verpleegkundige diagnose vanuit verschillende invalshoeken

Verpleegkundige diagnoses vertalen niet alleen de problemen die de verpleegkundige signaleert op basis van haar professionaliteit, maar verwoorden vooral ook de behoeften van de patiënt.

6.1.3 De planning

De planning bestaat uit de omschrijving van *patient outcomes* en verpleegkundige interventies.

Patient outcomes

De *patient outcomes* (patiëntgerichte resultaten) zijn de resultaten die de verpleegkundige beoogt, of zijn het doel dat zij wil bereiken bij de patiënt. In de praktijk worden ook wel termen als *verpleegdoel* en *doelstelling* gebruikt, hoewel hierbij niet duidelijk is dat de patiënt centraal staat. In de standaardverpleegplannen wordt vooralsnog echter de term *verpleegdoel* gehanteerd. *Patient outcomes* zijn de leidraad voor de evaluatie van het probleem dat omschreven is in de verpleegkundige diagnose. Ze dienen geformuleerd te worden voordat de interventies vastgesteld worden en ze dienen als criteria om het effect van de interventies te beoordelen. De definitie van *patient outcomes* is:

> 'De beschrijving van gedragingen, reacties en gevoelens van de patiënt als reactie op de verpleegkundige zorg die geboden wordt en die bepaald wordt aan de hand van de verpleegkundige diagnose.'

Patient outcomes worden beschreven in gewenst eindgedrag, waarbij het gebruik van werkwoorden die dit eindgedrag verwoorden een centrale rol speelt (bijvoorbeeld: bespreken, demonstreren, beschrijven). Is het doel niet behaald, dan kan het zijn dat de interventies niet effectief zijn geweest, dat de tijd te kort is geweest om het doel te bereiken, dat het gewenste gedrag te opportunistisch is gesteld, of dat het probleem 'onjuist' is gedefinieerd. Daarnaast is het belangrijk criteria te omschrijven waaronder het gewenste eindgedrag tot stand moet komen. Ze dienen zo concreet mogelijk omschreven te worden. Hierbij kunnen de RUMBA-eisen als leidraad dienen. RUMBA staat voor *Relevant, Understandable, Measurable, Behavioral* en *Attainable* oftewel relevant, begrijpelijk, meetbaar, in termen van gedrag en haalbaar. 'Haalbaar' verwijst niet alleen naar de mogelijkheden die de patiënt in zich heeft om het doel te bereiken, maar tevens naar een gestelde termijn die haalbaar moet zijn en naar de reële mogelijkheden binnen de sociale context.

De verpleegkundige interventie

De verpleegkundige interventie richt zich op het handelen van de verpleegkundige, in tegenstelling tot de verpleegkundige diagnose waarbij het handelen van de patiënt centraal staat. Volgens Bulechek & McCloskey (1992) zijn interventies van een hoger abstractieniveau dan acties. Zij beschrijven een aantal typen van verpleegkundige acties, namelijk:

1 beoordelingsactiviteiten die nodig zijn om een verpleegkundige diagnose op te stellen;
2 beoordelingsactiviteiten die nodig zijn om in opdracht van de arts of andere disciplines informatie te verzamelen in het kader van een medische diagnose;
3 verpleegkundige handelingen in navolging van de verpleegkundige diagnose;
4 medisch gerichte handelingen in navolging van de medische diagnose;
5 dagelijks terugkerende activiteiten die niet gerelateerd zijn aan een verpleegkundige diagnose;
6 evaluerende activiteiten ten aanzien van de medische en de verpleegkundige diagnose;
7 administratieve activiteiten en indirecte zorgactiviteiten.

De definitie die zij hanteren voor de verpleegkundige interventie is als volgt:

> *'Een verpleegkundige interventie is een directe zorgactiviteit die een verpleegkundige uitvoert ten bate van de patiënt. Deze activiteiten bevatten acties opgesteld door de verpleegkundige op basis van de verpleegkundige diagnose, activiteiten opgesteld door de arts gerelateerd aan de medische diagnose en dagelijks terugkerende activiteiten die de patiënt zelf niet kan uitvoeren zoals bed opmaken, telefoon beantwoorden.' (Bulechek & McCloskey 1992)*

Grofweg kan deze definitie samengevat worden in medisch georiënteerde en verpleegkundig georiënteerde verpleegkundige interventies. De laatste categorie staat hier centraal.

De voorlopige definitie van deze categorie interventies wordt beschreven door Ten Napel & V.d. Bruggen (1994) in het kader van een verkennend onderzoek naar de verpleegkundige interventie en luidt als volgt:

> *'Een verpleegkundige interventie is een gerichte activiteit die de verpleegkundige namens of voor een persoon/groep verricht op basis van de verpleegkundige diagnose, en die de persoon/groep niet zelf kan verrichten.'*

Het gaat om handelingen die vanuit een verpleegkundige optiek ondernomen worden en die gerelateerd zijn aan het verpleegkundig proces.

Ook de term *verpleegkundige verrichting* is in de afgelopen jaren geïntroduceerd. Een verpleegkundige verrichting kan beschouwd worden als een bouwsteen van een verpleegkundige interventie (Albersnagel & V.d. Brug 1997) maar kan ook los van een verpleegkundige interventie uitgevoerd worden zonder specifieke betekenis. Bijvoorbeeld de verrichting 'observatie' kan los van een verpleegkundige interventie plaatsvinden. Binnen de interventie 'grenzen stellen' krijgt deze verrichting echter een bepaalde betekenis. Een verrichting bevindt zich op een concreet uitvoeringsniveau; voor de uitvoering van een verpleegkundige interventie is een reeks verrichtingen nodig.

Binnen de NIC (*Nursing Interventions Classifications*) wordt iedere verpleegkundige interventie voorzien van een definitie en de daartoe behorende activiteiten oftewel verrichtingen.

6.1.4 De uitvoering

Bij de uitvoering worden de verpleegkundige interventies, zoals opgesteld in het verpleegplan, door de verpleegkundigen uitgevoerd naast andere, niet-verpleegkundig georiënteerde interventies. In feite zal de verpleegkundige zich met name in deze fase herkennen omdat deze het dagelijkse werk weergeeft. Na of tijdens iedere dienst rapporteert de verpleegkundige haar bevindingen. Het rapporteren wordt vaak beschouwd als een administratieve activiteit die de verpleegkundige weerhoudt van haar eigenlijke werk, namelijk het directe patiëntencontact. De rapportage is echter een belangrijk instrument voor de verpleegkundige om de continuïteit en de coördinatie van de verpleegkundige zorg te waarborgen.

Met andere woorden, de verpleegkundige rapporteert niet alleen wat zij signaleert bij de patiënt, maar ook of ze de geformuleerde interventies heeft uitgevoerd en wat het effect hiervan was. Ook rapporteert ze eventuele nieuwe actuele of potentiële problemen. Naast de schriftelijke overdracht van zorg die hiermee voldaan wordt, is de rapportage het belangrijkste instrument om de zorg te kunnen evalueren.

6.1.5 De evaluatie

De evaluatie is de laatste fase in het verpleegkundig proces. Hierin onderzoekt de verpleegkundige of de verrichtingen die verondersteld worden nodig te zijn, daadwerkelijk het gewenste effect sorteren. Indien men beschrijft welke interventies toepasselijk bleken, wat de reacties van de patiënt waren, welke interventies niet zinvol bleken en welke alternatieven gekozen waren, kan men spreken over procesevaluatie.

Men spreekt over *resultaatevaluatie* indien de evaluatie zich richt op het vaststellen van de mate van vooruitgang van de patiënt op basis van een vergelijking van de resultaten van de gegeven zorg met de in het verpleegplan opgestelde *patient outcomes*.

Vaak is de evaluatie gekoppeld aan een patiëntenbespreking.

6.2 Het begrip 'standaardverpleegplan'

In een onderzoek van Klein Holkenborg (1997) werd uitgebreid stilgestaan bij de beschrijving van een standaardverpleegplan. Zij ontleedde dit begrip in twee onderdelen, namelijk de vraag 'Wat is een verpleegplan?' en 'Wat is een standaard?' Zij definieerde het begrip *verpleegplan* als volgt:

> *'Een verpleegplan is een expliciete weergave van het verpleegkundig proces, behorende bij een verpleegprobleem van een individuele patiënt.'*

Zij concludeerde dat het begrip *standaard* op verschillende manieren geïnterpreteerd kan worden. Een standaard kan namelijk beschouwd worden als een afgesproken norm, maatstaf, criterium of toets. Men dient zich te houden aan de inhoud van de standaard.

Daarentegen kan een standaard ook worden gezien als een hulpmiddel of voorbeeld. Hierbij is de intentie voornamelijk gericht op het bevorderen van een eenduidig begrippenkader en is de standaard de structuur voor de communicatie. Afwijken van de standaard is dan geen enkel probleem.

Het begrip 'standaardverpleegplan' kan op basis hiervan op minstens twee manieren geïnterpreteerd worden. Een standaardverpleegplan kan als *norm* gezien worden bij de beschrijving van een individueel verpleegplan. Een standaardverpleegplan kan ook gezien worden als een *hulpmiddel* voor de communicatie rondom het verpleegkundig proces. In het eerste geval zullen individuele verpleegplannen bestaan uit de oorspronkelijke standaarden of gedeelten daarvan, in het tweede geval worden standaardverpleegplannen aangepast en veranderd in individuele verpleegplannen.

Normaliter worden standaardverpleegplannen opgesteld vanuit een categorie van patiënten met gelijkwaardige verpleegproblemen (Leih 1988). Alle gebruikelijke problemen worden geïnventariseerd en vervolgens worden gewenste resultaten en daartoe geëigende acties gekozen. De hier genoemde standaardverpleegplannen worden echter opgesteld op basis van de verpleegkundige diagnose. Het label (het geabstraheerde verpleegprobleem) geldt hierbij als uitgangspunt.

6.2.1 De samenhang tussen standaard- en individueel verpleegplan

Het begrip *standaardverpleegplan* wordt in dit project als volgt gedefinieerd: 'het standaardverpleegplan is een gestandaardiseerde gegevensset van een aantal fasen uit het verpleegkundig proces rond één verpleegprobleem, waarbij de structuur vooraf is vastgesteld en de inhoud als kennisbron beschouwd dient te worden'.

Bij het opstellen van individuele verpleegplannen met behulp van standaardverpleegplannen zal de *structuur* van de standaard overgenomen moeten worden, maar zal de *inhoud* vertaald moeten worden naar de individuele patiënt. Er is dus sprake van zowel een normatief gebruik als een flexibele toepassing.

Dit kan in de praktijk verwarrend werken. Om te voorkomen dat de inhoud letterlijk overgenomen wordt uit de standaard, zijn de gegevens zo algemeen mogelijk geformuleerd. Dit betekent dat de gegevens in veel gevallen geconcretiseerd moeten worden. Bijvoorbeeld het item 'beperking in de lichaamsverzorging' zal in de individuele situatie op een concreter niveau beschreven moeten worden omdat het anders alleen voor de auteur duidelijk is wat er precies mee wordt bedoeld. Naast dit onderscheid zijn er nog andere verschillen tussen het standaardverpleegplan en een individueel verpleegplan, deze worden in figuur 6.3 schematisch weergegeven.

standaardverpleegplan (SVP)	individueel verpleegplan (IVP)
abstract	concreet
algemeen referentiekader	toegespitst op de individuele patiënt; in termen van gedrag, gericht op haalbaarheid binnen een bepaalde termijn en onder bepaalde voorwaarden
keuzemogelijkheden binnen alle fasen van het verpleegkundig proces	geen keuzemogelijkheid; alle informatie is relevant
geen direct verband tussen diagnose, doelen en interventies	duidelijk zichtbare relatie tussen diagnose, doel en interventie
niet afgeleid vanuit één bepaalde theorie	mogelijk vanuit een bepaalde verpleegkundige theorie opgesteld
geen evaluatiemomenten	vooraf worden evaluatiemomenten vastgesteld die met behulp van de schriftelijke rapportage worden uitgevoerd

Figuur 6.3   Het onderscheid tussen een svp en een ivp

In het ontwikkelingsproces van de standaarden is bewust gekozen voor het algemeen formuleren van de gegevensset, zodat de verpleegkundige zelf de vertaalslag moet maken naar de concrete verpleegsituatie. De verpleegkundige wordt namelijk in toenemende mate aangesproken op haar eigen deskundigheid en bekwaamheid. Ze moet in staat zijn informatie te verzamelen, te interpreteren en te clusteren. Vervolgens moet ze een naam kunnen geven aan dit cluster (het diagnostisch proces van Gordon, zie Gordon 1994). Dit besluitvormingsproces bepaalt voor een belangrijk deel de richting van het beroepsdomein van de verpleegkundige. Het ligt dan ook voor de hand dat de standaarden het bereik van dit besluitvormingsproces niet voldoende kunnen omschrijven. (Let wel: de ontwikkelde standaarden onderscheiden zich dus van protocollen. Deze betreffen vaak concrete verpleegtechnische handelingen en dienen als zodanig wél in de praktijk gehanteerd te worden.)

6.2.2 De toepassing van het standaardverpleegplan

Zoals eerder benoemd hebben de standaardverpleegplannen die in dit ontwikkelingstraject werden opgesteld, ten minste een viertal toepassingen, te weten:
1 als een kennissysteem vanwege een opsomming van actuele informatie omtrent een gezondheidsprobleem (*kennis*);
2 als een middel om het methodisch werken te ondersteunen: de structuur geeft het systematisch verpleegkundig handelen weer (*methodiek en structuur*);
3 als een hulpmiddel bij het schrijven van het verpleegplan: bij de analyse van het gezondheidsprobleem en bij het komen tot de verpleegkundige diagnose, bij het vaststellen van het verpleegdoel en bij het omschrijven van verpleegkundige interventies (*formulering*);
4 als een algemeen, geordend kader waarbinnen keuzes, veranderingen en aanpassingen nodig zijn om te komen tot een individueel verpleegplan (*inhoud*).

Door het gebruik van standaarden wordt een betere communicatie beoogd in de zin van toename van het eenduidig gebruik van begrippen en gegevens.

6.2.3 De structuur van het standaardverpleegplan

In hoofdstuk 2 werd de structuur van de standaardverpleegplannen benoemd. Deze bestaat uit de volgende begrippen:
A Verpleegkundige diagnostische termen: label, definitie, beïnvloedende factoren, en kenmerken en aanwijzingen.
B Verpleegdoelen.
C Verpleegkundige interventies.

Tevens is gebruikgemaakt van classificaties en indelingen, hetgeen uiteindelijk leidde tot de schematisch weergave in figuur 6.4.

Verpleegprobleem geclassificeerd volgens Gordon (1 tot en met 11) en de ICIDH = *label*
A Verpleegkundige diagnostische termen
(Label zie boven)
Definitie
Ondersteunende gegevens:
*   beïnvloedende factoren
*   kenmerken en aanwijzingen
B Verpleegdoelen
1   Cognitieve verpleegdoelen
2   Affectieve/sociale verpleegdoelen
3   Psychomotorische verpleegdoelen
C Verpleegkundige interventies
1   Directe zorg
2   Training
3   Beoordeling
4   Management van persoonlijke zorg

Figuur 6.4   De structuur van de standaardverpleegplannen

Zoals uit figuur 6.4 is af te leiden, zijn de uitvoering en de evaluatie niet in de standaard opgenomen. In de uitwerking van een individueel verpleegplan komen deze fasen natuurlijk wel aan bod. Bij ieder individueel verpleegplan moet dan ook vooraf een evaluatiemoment vastgesteld worden. Vaak is dit de voorbereiding voor een patiëntenbespreking. De schriftelijke rapportage is het belangrijkste instrument dat de verpleegkundige gebruikt bij het formuleren van de evaluatie.

6.3 Toepassing van standaardverpleegplannen binnen het verpleegproces

Bij opname, overplaatsing of evaluatie van een patiënt wordt een anamnese- of observatieverslag geschreven met behulp van de classificatie van Gordon (zie bijlage 4).

Het interpreteren en clusteren van de gegevens, en het benoemen van het cluster zijn processen die zich voornamelijk in het hoofd van de verpleegkundige afspelen. Wanneer een patiënt bijvoorbeeld een verwarde indruk maakt, zich niet kan herinneren wat er vijf minuten geleden verteld is, gedesoriënteerd is en een angstige indruk maakt, dan zou de verpleegkundige deze geclusterde gegevens kunnen omschrijven als *verstoring in het kortetermijngeheugen*. Dit verpleegprobleem wordt geclassificeerd onder *waarnemings- en denkpatroon*, het zesde functionele gezondheidspatroon (zie tabel 2.2).

In tabel 6.1 worden alle verpleegproblemen weergegeven die onder het functionele gezondheidspatroon 'waarnemings- en denkpatroon' gerangschikt zijn.

Tabel 6.1   Verpleegproblemen binnen het waarnemings- en denkpatroon*

code	waarnemings- en denkpatroon
6.1	verstoorde waarneming
6.1.1	*hallucinaties*
6.2	verstoord denkpatroon
6.2.1	stoornis in gedachtegang
6.2.1.1	*verstoorde concentratie*
6.2.1.2	*verstoorde besluitvorming*
6.2.1.3	*verwardheid*
6.2.2	stoornis in gedachte-inhoud
6.2.2.1	*wanen*
6.2.3	verstoord geheugen
6.2.3.1	*verstoring in het kortetermijngeheugen*
6.3	verstoorde communicatie
6.3.1	*beperking in het spreken*

De cijfers (codes) voorafgaande aan de labels geven het abstractieniveau aan. Het eerste getal verwijst naar het desbetreffende gezondheidspatroon (bijvoorbeeld 6 is het waarnemings- en denkpatroon).

De standaardverpleegplannen zijn op een zo concreet mogelijk niveau uitgewerkt. Hierin zit tevens een zekere frictie aangezien het uitgangspunt is, dat de standaarden geformuleerd worden in algemene terminologie en op individueel niveau aangepast moeten worden. *Verstoring in het kortetermijngeheugen* (6.2.3.1) wordt gerangschikt onder *verstoord geheugen* (6.2.3), hetgeen gerangschikt wordt onder *verstoord denkpatroon* (6.2). Met behulp van deze indeling is een zekere hiërarchie zichtbaar. Door de code zijn de positie van het verpleegprobleem en het abstractieniveau af te leiden.

De labels die hetzelfde aantal getallen hebben in hun code, bijvoorbeeld verstoord denkpatroon (6.2) en verstoorde waarneming (6.1), worden gelijk geacht ten aanzien van het abstractieniveau. Er is hierbij geen sprake van een hiërarchische verhouding.

6.3.1 De verpleegkundige diagnose met behulp van het standaardverpleegplan

Bij het vaststellen van de verpleegkundige diagnose in de individuele situatie wordt gebruikgemaakt van de pes-structuur (zie hoofdstuk 2). In relatie tot de verpleegkundige diagnostische termen ziet dit er als volgt uit:
- P = *problem*: in het standaardverpleegplan bestaat dit begrip uit een label en een definitie en betreft het een gezondheidsprobleem waarop de aandacht van de verpleegkundige primair gericht wordt.
- E = *etiological factor*: in het standaardverpleegplan wordt dit weergegeven als de 'beïnvloedende factoren' en betreft het de mogelijke oorzaken of factoren die het gezondheidsprobleem beïnvloed hebben.
- S = *signs and symptoms*: in het standaardverpleegplan wordt dit weergegeven als 'kenmerken en aanwijzingen', hiermee worden de klachten van de patiënt en/of de bevindingen van de verpleegkundige bedoeld.

Het *label* oftewel *verpleegprobleem* wordt gerangschikt binnen de elf functionele gezondheidspatronen van Gordon. De definitie van het label is afgeleid uit de positie die het inneemt bin-

---

*   De cursief gedrukte termen zijn uitgewerkt in een standaardverpleegplan

nen de ICIDH (*International Classification of Impairments, Disabilities and Handicaps*). De grondslag voor dit coderingssysteem wordt gevormd door de volgende begrippen:

Ziekte of aandoening → stoornis → beperking → handicap.

De pijlen veronderstellen een causale relatie tussen de begrippen. Dit is echter niet het geval. Er is geen causaal, maar wel een logisch verband; een stoornis bijvoorbeeld leidt in veel gevallen tot een beperking.

Met behulp van deze begrippen wordt getracht de algehele gezondheidstoestand te beschrijven.

Op basis van bovenstaande begrippenreeks van de gevolgen van ziekte, heeft men drie afzonderlijke classificaties ontwikkeld:

- een classificatie van *stoornissen (Impairment)*, de *s*-code in het standaardverpleegplan;
- een classificatie van *beperkingen (Disability)*, de *b*-code in het standaardverpleegplan;
- een classificatie van *handicaps*, de *h*-code in het standaardverpleegplan.

Een *stoornis* wordt gedefinieerd als iedere afwezigheid van een psychologische, fysiologische of anatomische structuur of functie. Het betreft afwijkingen op orgaanniveau in de lichaamsbouw, het uiterlijk of de orgaan- of systeemfuncties.

Een *beperking* wordt gedefinieerd als iedere vermindering of afwezigheid (ten gevolge van een stoornis) van de mogelijkheid tot een voor de mens normale activiteit zowel wat betreft de wijze als de reikwijdte van de uitvoering. Hierbij wordt op persoonsniveau weerspiegeld wat de gevolgen zijn van de stoornissen voor een geheel van activiteiten van de betrokkene.

Een *handicap* wordt gedefinieerd als een nadelige positie van een persoon als gevolg van een stoornis of een beperking, welke de normale rolvervulling van de betrokkene (gezien leeftijd, geslacht en sociaal-culturele achtergrond) begrenst of verhindert (Raad voor gezondheidsresearch TNO 1981).

De ICIDH is, naast het definiëren van het label, tevens gebruikt bij het formuleren van de beïnvloedende factoren. Hierdoor wordt zoveel mogelijk een eenduidig begrippenkader gehanteerd, hetgeen niet alleen binnen de verpleegkundige professie maar ook binnen andere professies in de gezondheidszorg herkenbaar is (onder andere bij ergotherapie en fysiotherapie).

Bij het formuleren van een verpleegkundige diagnose zal de verpleegkundige samen met de patiënt het verpleegprobleem (het label) vaststellen. Vervolgens zullen de beïnvloedende factoren, de kenmerken en aanwijzingen die op de patiënt van toepassing zijn, vastgesteld worden. In de praktijk werkt dit proces meestal andersom, namelijk aan de hand van de kenmerken en de aanwijzingen wordt het probleem vastgesteld en vervolgens wordt bekeken waardoor het veroorzaakt of beïnvloed wordt. De inhoud van de standaard wordt hierbij als hulpmiddel gebruikt. Dat wil zeggen dat de begrippen vanuit de standaard aangepast worden op individueel niveau.

6.2.3.1 Verstoring in het kortetermijngeheugen (ICIDH s 15.2)	
Definitie: Onvermogen om recente gebeurtenissen of nieuwe informatie in te prenten en te reproduceren	
Beïnvloedende factoren	*Kenmerken en aanwijzingen*
a neurologische aandoening	1 inprentingsstoornissen
b CVA	2 geen herkenning van personen
c hersentumor	3 geen herkenning van ontvangen informatie
d chorea van Huntington	4 ontkenning
e hersenvliesontsteking	5 desoriëntatie in tijd, plaats en/of persoon
f Korsakoff-syndroom	6 onrust
g dementie	7 confabulaties
h shock	8 boosheid
i verslaving aan alcohol of drugs	9 verwardheid
j hypnotische staat	10 incoherentie
k sedatie	11 angst
	12 zonder aanwijzingen begonnen activiteiten niet kunnen afmaken

Figuur 6.5   De verpleegkundige diagnostische gegevens binnen het standaardverpleegplan bij een 'verstoring in het kortetermijngeheugen'

Een individuele verpleegkundige diagnose zou kunnen zijn:
De heer X heeft een verstoring in het kortetermijngeheugen, hetgeen veroorzaakt wordt door jarenlange alcoholverslaving (i) en zich met name kenmerkt door het zich niet herinneren van gemaakte afspraken (1) en het van daaruit verzinnen van verhalen en/of excuses (7). De letter en de cijfers geven aan vanuit welk gegeven uit de standaard deze informatie is afgeleid.

6.3.2   Het verpleegdoel vanuit het standaardverpleegplan

Zoals elders in dit boek reeds is benoemd, zijn de verpleegdoelen ingedeeld in drie categorieën afkomstig uit het onderwijs, aangezien er destijds geen andere indelingsprincipes binnen de verpleegkunde bekend waren. Inmiddels is in Amerika een classificatie van verpleegdoelen ontwikkeld, de NOC (*Nursing Outcomes Classification*). Hierbij wordt ieder verpleegdoel als een label geformuleerd met daarbij een definitie en een reeks evaluatiecriteria.
De geformuleerde verpleegdoelen in de standaarden zijn ook van codes voorzien (zie figuur 6.4) en verwijzen naar één van de drie categorieën. De code 1 verwijst naar *cognitieve doelstellingen*: dit zijn doelstellingen die te maken hebben met het verstandelijk functioneren. Het verwerken van informatie, inzicht krijgen in en opdoen van kennis staan hierin centraal.
De code 2 verwijst naar *affectieve/sociale doelstellingen*: hieronder vallen doelstellingen die te maken hebben met gevoelens en emoties. Attitudevorming speelt hierbij een belangrijke rol, hetgeen wordt beïnvloed door ervaringen. De omgeving is tevens van groot belang.
De code 3 verwijst naar *psychomotorische doelstellingen*: hierbij wordt de nadruk gelegd op motorische handelingen en zintuiglijke waarnemingen.

Verpleegdoelen uit het standaardverpleegplan 'verstoring in het kortetermijngeheugen' op deze manier omschreven, zijn de volgende:
1   *Cognitieve verpleegdoelen:*
   • 1a Is in staat dagelijks terugkerende zaken te onthouden en als zodanig te verwoorden.
2   *Affectieve/sociale verpleegdoelen:*
   • 2a Geeft aan zich ondanks beperkingen in het geheugen prettig en comfortabel te voelen.
   • 2b Geeft blijk van een verbetering van het kortetermijngeheugen.

3 *Affectieve/sociale verpleegdoelen*:
- 3a Kan met behulp van hulpmiddelen regelmatig terugkerende handelingen reproduceren.

Het is zinvol om vooraf te bepalen binnen welke categorie het verpleegdoel beschreven dient te worden omdat dit essentieel is voor het bepalen van de verpleegkundige interventies. Ligt de nadruk op cognitieve aspecten, bijvoorbeeld in het standaardverpleegdoel 1a (*in staat zijn dagelijks terugkerende zaken te onthouden en verwoorden*), dan zullen interventies vooral te maken hebben met kennis- en inzichtverwerving.

De criteria voor de doelstellingen zijn in de standaardverpleegplannen tot op zekere hoogte omschreven. Tijdsaspecten, voorwaarden en specifieke factoren die van belang zijn bij de individuele patiënt dienen in een individueel verpleegplan nader uitgewerkt te worden.

Bij het relateren van het verpleegdoel aan de verpleegkundige diagnose moeten in eerste instantie de beïnvloedende factoren als leidraad gehanteerd worden. Het ligt namelijk voor de hand om eerst te beoordelen of de mogelijke oorzaken van het probleem opgelost kunnen worden. Indien dit niet mogelijk is, zal het verpleegdoel veelal gerelateerd worden aan de kenmerken en aanwijzingen. Indien bijvoorbeeld alcoholmisbruik de beïnvloedende factor is bij een verstoring in het kortetermijngeheugen, zou het volgende verpleegdoel omschreven kunnen worden: *de heer X nuttigt geen alcohol waardoor er over drie weken sprake is van een verbetering van het kortetermijngeheugen*. Indien een CVA de beïnvloedende factor is, zal het verpleegdoel gerelateerd zijn aan de bepalende kenmerken, bijvoorbeeld bij boosheid en onrust: *de heer X geeft aan zich ondanks beperkingen in het geheugen prettig en comfortabel te voelen*.

Vaak blijken echter meerdere factoren geleid te hebben tot het gezondheidsprobleem. Of en welke factoren dan in het verpleegdoel vermeld moeten worden, is afhankelijk van het professionele inschattingsvermogen van de verpleegkundige.

De opsomming van het aantal verpleegdoelen in de standaard pretendeert niet volledig te zijn.

In de praktijk worden vaak meerdere verpleegdoelen geformuleerd bij één verpleegkundige diagnose. Soms wordt dit gedaan omdat er duidelijk sprake is van een korte- en een langetermijndoel. Dan is het uiteraard vanzelfsprekend dat er meerdere doelen geformuleerd worden. In de praktijk blijkt echter dat de relatie tussen de doelen in één verpleegplan over het algemeen niet helder is. Soms is er zelfs sprake van tegenstrijdigheid. Daarnaast moet in het verpleegplan duidelijk herkenbaar zijn welke interventies bij welk doel behoren. Omdat dit in de praktijk erg moeilijk is, wordt de suggestie gegeven uit te gaan van één verpleegdoel (dat uiteraard kan bestaan uit meerdere resultaten), tenzij er een duidelijk verband tussen de doelen aanwezig is (op korte en lange termijn).

6.3.3 Verpleegkundige interventies vanuit een standaardverpleegplan

Zoals reeds in hoofdstuk 2 werd beschreven, zijn de verpleegkundige interventies als volgt ingedeeld:
1 *Directe zorg*: hieronder worden alle therapeutische acties verstaan die verband houden met de directe uitvoering van zorg zoals begeleiden, ondersteunen (lichamelijk dan wel psychisch), overnemen van zorg (geheel of gedeeltelijk), verlenen van algemene en specifieke zorg.
2 *Training*: verschaffen van kennis, inzicht en kundigheid door middel van instructie, training, onderwijs, voorlichting of informatie.

3 *Beoordeling*: hieronder vallen acties zoals observeren, verzamelen en analyseren van gegevens met betrekking tot de diagnose en de te bereiken doelstelling.
4 *Management van de persoonlijke zorg*: hieronder worden alle handelingen verstaan die te maken hebben met de coördinatie en continuïteit van de uitvoering van de zorg. Het bijhouden van het verpleegkundig dossier is hiervan een voorbeeld. Daarnaast vallen hieronder ook activiteiten die te maken hebben met de omgeving, zowel materieel als psychisch en lichamelijk.

Indien een doel op cognitief gebied wordt gesteld, zal een aantal interventies altijd op het vlak van training moeten liggen. Voor het overige is er geen relatie tussen de codes van de verpleegdoelen en die van de verpleegkundige interventies.

In de ontwerpfase werd in de loop van het traject duidelijk dat termen die de *acties* weergeven niet uniform gehanteerd werden. Bij training werd bijvoorbeeld gebruikgemaakt van zowel de actie 'begeleiden' als 'ondersteunen'. De termen die verwarring opriepen en die pluriform werden gehanteerd, zijn als gevolg daarvan nader gedefinieerd (met behulp van onder andere het Groot woordenboek der Nederlandse taal en de Voorlopige Standaardclassificaties verrichtingen Paramedische beroepen, WCC 1995). Zie figuur 6.6.

Aanleren: zich vaardigheden eigen maken
Adviseren: het, op basis van feitelijke en ter zake relevante gegevens, verstrekken van persoonlijke raadgevingen gericht op het optimaliseren van de gezondheidstoestand van de patiënt
Begeleiden: bijstaan in algemene dagelijkse omstandigheden
Informeren: het overdragen van feitelijke en ter zake relevante gegevens
Instrueren: voordoen van verrichtingen die de cliënt nog niet onder de knie heeft en die hij uiteindelijk zelf behoort te gaan verrichten
Leren: onderrichten en doen inzien, gericht op cognitieve functies
Ondersteunen: het procesmatig bijstaan en daar waar nodig helpen tijdens gerichte activiteiten
Trainen: door stelselmatige oefening een vaardigheid ontwikkelen

Ten aanzien van *directe zorg* kunnen de volgende acties genoemd worden, in chronologische volgorde, die in toenemende mate de zorgzwaarte weergeven:
• zelfstandig doen
• begeleiden
• ondersteunen
• gedeeltelijk overnemen
• geheel overnemen

Ten aanzien van *training* kunnen de volgende acties genoemd worden:
• ondersteunen (meer vrijblijvend)
• informeren
• bespreken
• leren
• aanleren
• instrueren

Figuur 6.6   Nadere definiëring van termen die een actie aangeven

Voorbeeld van verpleegkundige interventies in een SVP

In het standaardverpleegplan 'verstoring in het kortetermijngeheugen' worden de volgende verpleegkundige interventies beschreven:

1 *Directe zorg:*
1a Ondersteunen bij onjuiste handelingen, deze niet bekritiseren.
1b Het gebruik van hulpmiddelen en trainingsvaardigheden bij de patiënt ondersteunen en stimuleren.
1c Positief bekrachtigen van juiste handelingen.
2 *Training:*
2a Richtlijnen en instructies geven aan de patiënt en diens familieleden omtrent vaardigheden die de verstoring in het kortetermijngeheugen compenseren zoals het gebruik van een kalender, agenda, notities, hanteren van een medicatiedoos.
2b In overleg met patiënt en psycholoog een trainingsprogramma opstellen en begeleiden in de uitvoering.
3 *Beoordeling:*
3a Beoordelen van de gevolgen van deze verstoring voor de algemene dagelijkse levensverrichtingen en voor de contacten met familieleden en omgeving en hierop de interventies afstemmen.
3b Beoordelen van de mogelijkheden en onmogelijkheden van de patiënt en hierop de interventies afstemmen.
3c Inzicht verwerven in de gemoedstoestand van de patiënt door middel van observatie en toetsende gesprekken.
4 *Management van persoonlijke zorg:*
4a Creëren van een rustige, veilige, stabiele en vertrouwde omgeving.
4b Een gestructureerd, duidelijk en eenvoudig dagprogramma opstellen in overleg met de patiënt.

Voorbeeld van een IVP

Een individueel verpleegplan zou er als volgt in zijn geheel uit kunnen zien:

Verpleegkundige diagnose:
De heer X heeft een verstoring in het kortetermijngeheugen, hetgeen veroorzaakt wordt door alcoholmisbruik gedurende de afgelopen drie maanden als gevolg van het overlijden van zijn echtgenote (i). De verstoring kenmerkt zich met name door het zich niet herinneren van gebeurtenissen (1) en de verwarde indruk die de heer X maakt (9).

Verpleegdoel:
De heer X nuttigt geen alcohol waardoor er over drie weken sprake is van een verbetering van het kortetermijngeheugen (1a).

Verpleegkundige interventies:
• Samen met de heer X afspraken maken over de onthouding van alcohol de komende periode en deze vastleggen.
• Ondersteuning bieden in de begeleiding van de zelfzorg en activiteiten op de afdeling (1a).
• Aanbieden van een dagprogramma waarin alle activiteiten vermeld staan die de heer X kan bijwonen (1b/4b).

- In dagelijkse gesprekken toetsen wat de gemoedstoestand van de heer X is (3c).
- Positief bekrachtigen van het bespreekbaar maken van moeilijke momenten (1c).
- Beoordelen van de wijze waarop de heer X de afspraken nakomt.

Evaluatie:
Over drie weken samen met de heer X evalueren of:
- hij zich aan zijn afspraak heeft kunnen houden;
- hij zich dagelijkse gebeurtenissen weer herinnert;
- hij een heldere indruk maakt tijdens gesprekken.

Uit dit voorbeeld is af te leiden dat niet alle gegevens uit de standaard afkomstig zijn en dat het element 'evaluatie' is toegevoegd.

6.4 Samenvatting van het stappenplan

Samengevat worden de volgende stappen doorlopen bij het opstellen van een individueel verpleegplan met behulp van een standaardverpleegplan:
1 Inventariseren van verpleegproblemen vanuit de verpleegkundige anamnese met behulp van de classificatie van Gordon.
2 Beoordelen of van het desbetreffende verpleegprobleem een standaardverpleegplan opgesteld is, zo ja dan:
3 Omschrijven van de beïnvloedende factoren, waarbij de opgestelde lijst in de standaard als uitgangspunt dient. Een *vertaling* maken van de beïnvloedende factoren naar de individuele situatie.
4 Omschrijven van de kenmerken en aanwijzingen, waarbij de opgestelde lijst in de standaard als uitgangspunt dient. Een *vertaling* maken van de kenmerken en aanwijzingen naar de individuele situatie.
5 Analyseren of een doel in de standaard tegemoetkomt aan het doel dat voor de patiënt haalbaar is. Hierbij dient gelet te worden op de RUMBA-criteria. Ook dient men zich af te vragen op welk terrein het doel van toepassing is (cognitief, affectief of psychomotorisch). Leidraad bij de formulering van het verpleegdoel is de beïnvloedende factor, tenzij deze te complex van aard is of niet binnen de invloedssfeer van de verpleegkundige ligt. Indien dit het geval is zullen de kenmerken en aanwijzingen als leidraad gehanteerd moeten worden. Vervolgens dient het verpleegdoel *vertaald* te worden naar de individuele situatie.
6 Bepalen van de verpleegkundige interventies aan de hand van de in de standaard opgestelde interventies. Hierbij dient geanalyseerd te worden welke interventies bij de individuele patiënt van toepassing zijn en waar en in hoeverre ze aangepast of eventueel uitgebreid moeten worden. Een *vertaling* maken van de verpleegkundige interventies naar de individuele situatie.
7 Opstellen van evaluatiecriteria en bepalen van het evaluatiemoment.

In de beslissingboom in figuur 6.7 wordt het stappenplan schematisch weergegeven.

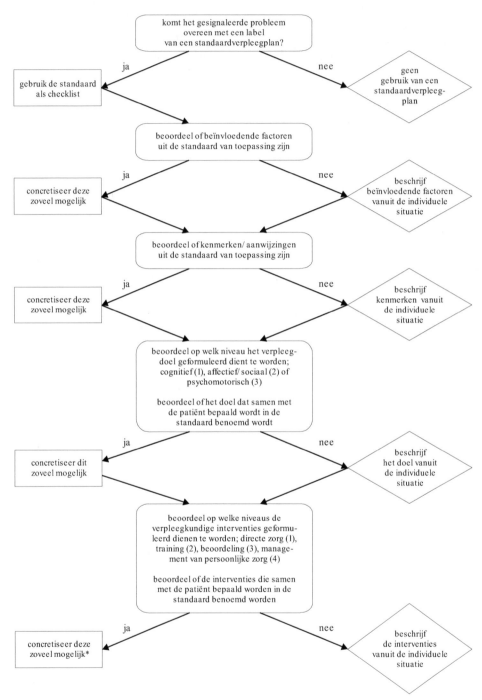

Figuur 6.7   Beslissingsboom van het stappenplan bij de toepassing van standaardverpleegplannen

Noten

1 PES staat voor Problem, Etiological factor en Signs and Symptoms. Het probleem wordt in het label en in de definitie beschreven. De etiologische oftewel *beïnvloedende factoren* kunnen omschreven worden als de factoren die het gezondheidsprobleem van de patiënt waarschijnlijk veroorzaken. Deze zijn bijvoorbeeld: een bepaald gedrag, factoren in de omgeving, of de stoornis waarvoor iemand opgenomen is (Gordon 1994). Ze kunnen ook beschreven worden als verschijnselen die *ten grondslag liggen* aan de verpleegkundige diagnose. Patiënten kunnen hetzelfde probleem hebben, bijvoorbeeld te weinig voedselopname, maar verschillende oorzaken of factoren kunnen hierbij van invloed zijn geweest (bijvoorbeeld anorexia nervosa of last hebben van het kunstgebit). De *signs and symptoms* oftewel de *kenmerken* kunnen beschouwd worden als *aanwijzingen* voor het van toepassing zijn van een bepaalde verpleegkundige diagnose.

7 De invoering van standaardverpleegplannen

Het introduceren en het implementeren van standaardverpleegplannen zijn twee wezenlijk verschillende acties. Vaak wordt verondersteld dat wanneer de standaarden geïntroduceerd zijn, er ook daadwerkelijk mee gewerkt kan en zal worden. Niet zelden echter sterven dit soort acties een langzame dood.

Het invoeren van standaardverpleegplannen moet beschouwd worden als een veranderingsproces voor alle verpleegkundigen op de afdeling. De invoering dient dan ook gepaard te gaan met een inwerk-, begeleidings- en scholings- of trainingstraject voor verpleegkundigen. Voorwaarden voor een optimaal gebruik van standaardverpleegplannen zijn:

- de aanwezigheid van een bepaalde mate van kennis en vaardigheid in het hanteren van het verpleegkundig proces;
- bereidheid om te investeren in het invoeringsproces zowel bij de verpleegkundigen als bij de afdelingsleiding;
- interesse;
- acceptatie van standaardverpleegplannen en de bereidheid deze in het dagelijks handelen te gebruiken;
- aanwezigheid van bij voorkeur een elektronisch verpleegkundig dossier, of een papieren dossier waarin standaardformulieren opgenomen zijn die het verpleegkundig proces ondersteunen.

Grol, Van Everdingen & Casparie (1994) hebben een model ontwikkeld, dat als rode draad gebruikt kan worden bij de implementatie van de standaardverpleegplannen.
Dit implementatiemodel bestaat uit acht fasen, te weten:

Oriëntatie
1 Op de hoogte brengen.
2 Interesse wekken.

Inzicht
3 Begrip vergroten.
4 Inzicht hebben in eigen routines.

Acceptatie
5 Positieve houding scheppen.
6 Intentie hebben tot veranderen.

Verandering
7 Invoeren in de praktijk.
8 Behouden van de verandering.

In dit hoofdstuk worden voorstellen gedaan om de implementatie van de standaardverpleeg-plannen te ondersteunen.

De invoering van standaardverpleegplannen kan met behulp van een *projectorganisatie* gestal-te krijgen. Bij de samenstelling van de projectgroep dient rekening gehouden te worden met de deskundigheid van de leden op het gebied van standaardverpleegplannen en veranderings-processen, en met de posities die zij binnen de organisatie innemen. De adviezen van de pro-jectgroep dienen door de lijnorganisatie gedragen te worden.

7.1 Voorlichting en analyse van de beginsituatie

Fase 1, het personeel op de hoogte brengen van de standaardverpleegplannen, kan gebeuren door middel van *voorlichting*. Een referaat over de toepassing van standaardverpleegplannen in een ander ziekenhuis kan interesse wekken.

Het is een utopie te verwachten dat ieder teamlid enthousiast reageert op een verandering. Weerstand zal altijd aanwezig zijn. De mate waarin, de onderliggende oorzaken en het aantal personen dat de weerstand beïnvloedt, zullen bepalend zijn voor de wijze waarop hiermee omgegaan moet worden.

Vaak wordt weerstand ingegeven vanuit onbekendheid. Door de desbetreffende personen te overtuigen van het belang en van de praktische meerwaarde van de standaardverpleegplan-nen, kan de weerstand doorbroken worden. Interesse wekken en begrip tonen voor de situatie van de ander spelen hierin tevens een grote rol. Faalangst, het gevoel op de vingers gekeken te worden, bekritiseerd te worden en genoodzaakt te worden het eigen handelen te verwoorden en eigen tekortkomingen te onderkennen, zijn tevens factoren die de weerstand beïnvloeden en waarvan het projectteam zich bewust moet zijn. Het is in ieder geval belangrijk dat de per-sonen die weerstand hebben tegen het veranderingsproces vanaf het begin in beeld zijn en bij het proces betrokken worden.

Tevens is van belang, met name ten aanzien van de bereidheid om te investeren door afde-lingsverpleegkundigen, dat afdelingen zelf de concrete vorm van het invoeringstraject kunnen invullen. Het projectteam fungeert hierbij als adviesorgaan.

Zodra de interesse gewekt is en men *commitment* toont bij het veranderingsproces, is het zin-vol om de gemiddelde beginsituatie van het team in kaart te brengen. Dit geldt als voorberei-ding op fase 3 en 4.

Hierbij speelt een aantal factoren een rol. Bijvoorbeeld het al dan niet gebruikmaken van een verpleegkundig dossier, gevolgde bijscholing ten aanzien van methodisch werken en voor-opleiding van de teamleden. Hierbij kan gebruikgemaakt worden van de items die in bijlage 1, tabel 1.1, 1.2, 1.4, 1.5 en 1.6 opgesomd worden.

7.2 Scholing

Afhankelijk van de beginsituatie zullen bijeenkomsten georganiseerd worden waarin het ge-bruik van standaardverpleegplannen nader uitgelegd wordt. Hiermee wordt getracht het in-zicht te vergroten (fase 4).

Is de gemiddelde voorkennis op de afdeling minimaal, dan zal de voorlichting bestaan uit een cursus waarin in het eerste gedeelte theoretische achtergrondinformatie gegeven wordt en in het tweede gedeelte praktisch geoefend wordt met het vertalen van standaardverpleegplannen naar individuele verpleegplannen.

Is er wel reeds sprake van voorkennis, dan kan worden volstaan met een trainingsgerichte voorlichting waarin praktisch oefenen centraal staat.

Het aantal bijeenkomsten dan wel cursusdagen kan variëren van één tot acht. Een belangrijke voorwaarde daarbij is de voltallige aanwezigheid van het team (of in ieder geval het grootste gedeelte daarvan).

In de voorlichting of training moet uitgebreid stilgestaan worden bij de *meerwaarde* van standaardverpleegplannen en de *voordelen* in het praktisch gebruik. Pas als men het hiermee eens is, met andere woorden de standaarden accepteert, kan vervolgd worden met de theoretische onderbouwing en de ontwikkeling van praktische vaardigheden.

7.3 De inhoudelijk deskundige

Het is zeer wenselijk dat er op iedere afdeling een persoon aanwezig is die zich meer verdiept heeft in de materie en van daaruit deskundig genoemd kan worden. Deze persoon is een belangrijke sleutelfiguur om een positieve houding op de afdeling te creëren ten aanzien van de nieuwe werkwijze (fase 5).

Taken van deze persoon zijn onder andere het beantwoorden van vragen, het signaleren van eventuele structurele problemen, en het inventariseren en terugkoppelen van deze problemen naar de projectgroep. Ook zal deze persoon moeten kunnen anticiperen op de algehele bereidheid van het team betreffende het gebruik van standaardverpleegplannen op de afdeling (fase 6).

De inhoudelijk deskundige heeft een belangrijke rol in de begeleiding van teamgenoten. Deze kan gestructureerd plaatsvinden in de vorm van intervisies. Hierbij worden de individuele verpleegplannen besproken aan de hand van een casus. Naast de kritische analyse van de formulering van het verpleegplan wordt ook feedback naar elkaar toe gegeven over de inhoud ervan.

Uit onderzoek is gebleken dat verpleegkundigen met name wat betreft de feedback een soort 'blinde vlek' hebben. Door middel van deze intervisies wordt gereflecteerd op het eigen handelen, waarmee een bewustwordingsproces in gang wordt gezet dat verdere professionalisering van het verpleegkundig handelen ondersteunt (fase 7). De frequentie van deze overlegmomenten zal, naarmate de invoering gestalte heeft gekregen, kunnen afnemen. Ook dienen (afdelings- dan wel instellingsoverstijgend) overlegmomenten voor inhoudelijk deskundigen gecreëerd te worden, waarbij onderling informatie uitgewisseld wordt. Een voorwaarde is de vrijwaring (de goedkeuring om dit in werktijd te doen) die de inhoudelijk deskundige moet hebben om deze overlegmomenten te kunnen bijwonen.

Daarnaast is het belangrijk om individueel feedback te krijgen van teamgenoten bij het opstellen of veranderen van een verpleegplan.

Structureel worden verpleegplannen vaak aangepast bij of na een patiëntenbespreking. In een daaropvolgende overdracht zou de veranderde versie van het verpleegplan per patiënt doorgesproken kunnen worden.

Indien na verloop van tijd blijkt dat men niet meer in oude gewoonten terugvalt, kan er gesproken worden van behoud van de verandering (fase 8) en kan er geconcludeerd worden dat de implementatie van de standaardverpleegplannen voltooid is en dat toepassing van de svp's behoort tot de dagelijkse routine.

7.4 Het tijdpad

Een veranderingsproces gaat gepaard met structurele begeleiding en evaluatie.
Voor iedereen dient duidelijk te zijn wanneer wat te gebeuren staat. Met andere woorden: een invoeringsstrategie met een daaraan gekoppeld tijdpad dient voor ieder teamlid inzichtelijk te zijn. Een belangrijke noot in deze is dat het tijdpad, naast de strategie, ook op het team aangepast moet worden. Factoren als werkdruk en reorganisaties hebben invloed op de snelheid waarmee veranderingsprocessen doorgevoerd kunnen worden en dienen vooraf ingecalculeerd te worden.

De volgende stappen kunnen in een tijdsdimensie geplaatst worden:
1 Het team op de hoogte stellen van het veranderingsproces, interesse wekken.
2 Analyseren van de beginsituatie, signaleren van tekortkomingen en individuele kwaliteiten.
3 Kennis bijbrengen met als gevolg dat men het gebruik van de standaarden begrijpt en accepteert. Dit kan met behulp van de resultaten van de analyse (2) plaatsvinden.
4 Invoeren van de standaardverpleegplannen; gebruikmaken van de standaarden in de dagelijkse praktijk waarbij de structuur aangepast is: gebruikmaken van een inhoudelijk deskundige, vastgestelde intervisies en de juiste formulieren in het verpleegkundig dossier.
5 Evalueren op een vooraf vastgesteld tijdstip waarbij het effect gemeten dient te worden en eventuele aanpassingen in de standaarden op basis van commentaar gemaakt kunnen worden. Het concretiseren van evaluatiemomenten en begeleiding kan bijvoorbeeld als volgt gebeuren:
   • Na bijstelling van een aantal verpleegplannen, bijvoorbeeld na patiëntenbesprekingen of disciplinair overleg omtrent de inhoud van de veranderde, bijgestelde verpleegplannen.
   • Via maandelijkse evaluaties op afdelingsniveau, opgesteld door de inhoudelijk deskundige, waarbij desgewenst een afvaardiging van het projectteam aanwezig kan zijn (*methodisch werkoverleg*).
   • Via afdelings- of instellingsoverstijgende intervisies tussen inhoudelijk deskundigen en projectteam (bijvoorbeeld op kwartaalbasis).
   • Via evaluatie op jaarbasis met behulp van door het projectteam opgestelde evaluatiecriteria.

Bovenstaande opsomming is niet volledig en zal uiteraard in de praktijk aangevuld moeten worden.

8 Ontwikkelingen binnen de GGZ-verpleegkunde

Binnen de GGZ-verpleegkunde anno 2008 is een aantal dominante ontwikkelingen te zien. Er is een verschuiving zichtbaar van behandeling van een specifieke ziekte naar kwaliteit van leven in een veel bredere context. Het doel van de zorg is dus ook een bijdrage te leveren aan het mogelijk maken van maatschappelijke participatie.

Veel aandoeningen vragen om een bundeling van kennis en vaardigheden op medisch, paramedisch, verpleegkundig en sociaal vlak. Dit maakt multidisciplinaire samenwerking noodzakelijk. Er is een verschuiving te zien van klinische zorg naar ambulante zorg. Psychiatrische thuiszorg en outreachende zorg in combinatie met mantelzorg stellen andere eisen aan het verpleegkundig zorgproces. Daar waar in het verleden GGZ-verpleegkundigen zich voornamelijk bezighielden met de uitvoering van zorg, zie je nu steeds meer dat GGZ-verpleegkundigen een coördinerende en regiefunctie gaan vervullen in de totale keten van zorg. Verpleegkundige zorg wordt daarin steeds meer een integraal onderdeel van het gehele zorgtraject voor patiënten (VBOC & V&VN 2006). Deze veranderingen zullen gevolgen hebben voor de ontwikkeling van de beroepsgroep op het gebied van kennis, vaardigheden en attitude.

De GGZ-verpleegkunde staat daarin niet op zichzelf. In de dagelijkse praktijk zal de GGZ-verpleegkundige, samen met zorgvragers, familieleden en collega's in een multidisciplinair verband vaststellen welke methoden of zienswijzen worden geïntegreerd. Niet het aanbod aan zorg is daarbij richtinggevend maar de vraag van de cliënt. Vermaatschappelijking, rehabilitatie, interculturele context, belevingsgerichte zorg en educatieve begeleiding zijn hierbij terugkerende begrippen, die GGZ-verpleegkundigen integreren in hun zorgaanbod.

Binnen deze context is ervoor gekozen om deze herziene uitgave vanuit drie invalshoeken oftewel thema's te bekijken op haar actualiteit en daar waar nodig interventies toe te voegen of te herformuleren. Deze thema's staan in relatie tot de hiervoor genoemde ontwikkeling. De aandacht wordt gericht op cliëntenparticipatie, naastbetrokkenen en vrijheidsbeperkende interventies. In dit hoofdstuk worden deze thema's kort belicht (paragraaf 8.1), zowel inhoudelijk als ook wat ze betekenen voor de verpleegkundige discipline. In paragraaf 8.2 worden de concrete aanpassingen in de standaarden beschreven.

8.1 Toegevoegde thema's

Cliëntenparticipatie en ervaringsdeskundigheid

In de jaren zestig en zeventig van de twintigste eeuw streed de cliëntenbeweging vooral voor erkenning van fundamentele rechten. Later verschoof het accent naar participatie in beleid. Op het gebied van belangenbehartiging namen cliënten hun lot in eigen hand. Steunpunten en cliëntenbelangenbureaus werden opgezet en cliënten organiseerden hun eigen arbeidsrehabilitatie via het opzetten van eigen bedrijfjes. De term participatie kreeg en krijgt steeds meer een andere betekenis. Was het eerst gericht op het deelnemen in beslissingen over je eigen behandeling en organisatie van zorg, nu krijgt het meer het karakter van maatschappelijke participatie en is het een noodzakelijk onderdeel van het herstelproces.

Ervaringsdeskundigheid heeft daarmee een belangrijke plek verworven in de GGZ. Echter, wat houdt nu ervaringsdeskundigheid in? Iedere cliënt met psychisch lijden heeft ervaring. Echter deze ervaring maakt je nog geen deskundige. Ervaringsdeskundigheid overstijgt de individuele ervaring. Er is pas sprake van ervaringsdeskundigheid als iemand deze ervaringskennis kan inzetten en overdragen aan anderen (Boevink, Plooy & Van Rooijen 2006).

Naast het gegeven dat participatie van de cliënt een positief effect heeft op het eigen herstelproces draagt het bij aan de ontwikkeling van meer vraag- en cliëntgerichte zorg. Daarnaast kan cliëntenparticipatie zorgen voor het verbeteren van de kwaliteit van zorgprogramma's.

Naastbetrokkenen

Familie en vrienden zijn vaak betrokken bij de zorg en begeleiding van cliënten in de geestelijke gezondheidszorg. Zij vormen een deel van de sociale omgeving van de cliënt. Soms worden naastbetrokkenen ingeschakeld bij de zorgverlening, soms hebben zij zelf steun nodig. Het betrekken van naasten bij een behandeling heeft in het algemeen een positieve invloed op het herstelproces van cliënten en op het herstelproces dat naastbetrokkenen zelf doormaken.

Naastbetrokkenen zijn onderdeel van de zorg en hebben een gelijkwaardige positie in de triade cliënt, hulpverlener en naastbetrokkenen. Inmiddels zijn er verschillende initiatieven ontwikkeld om deze triade vorm te geven. In 2006 is de 'modelregeling relatie GGZ-instellingen en naastbetrokkenen' tot stand gekomen in samenwerking met verschillende participerende organisaties waaronder GGZ-Nederland, de Cliëntenbond in de GGZ, de stichting Labyrinth en de vereniging Ypsilon (Blaauwbroek 2004).

Op initiatief van een aantal GGZ-organisaties in Brabant is in 2005 het project 'familie als bondgenoot' gestart, met als doel ervaringskennis van familieleden van mensen met ernstige psychiatrische problematiek, praktijkkennis van hulpverleners en recente wetenschappelijke inzichten te bundelen (www.familiealsbondgenoot.nl).

Vrijheidsbeperkende interventies

Interventies in de psychiatrie die gepaard kunnen gaan met dwang en drang, zoals separatie, fixatie en drangmedicatie, perken de vrijheid van een individu in en worden vaak door alle betrokkenen als ingrijpend ervaren. Het gebruik daarvan mag daarom nooit vanzelfsprekend zijn (Abma e.a. 2005).

Nederlandse GGZ-instellingen separeren, ten opzichte van hun collega's in andere Europese landen, relatief vaak. Daarom sprak in 2004 GGZ Nederland het voornemen uit om jaarlijks tien procent minder te separeren. In juni 2006 is GGZ Nederland gestart met het landelijke project *Dwang en Drang*.

Inmiddels werken 35 instellingen hard om het aantal separaties ook daadwerkelijk terug te dringen. Men tracht dit te bereiken door een mix van middelen en maatregelen. Het gaat daarbij niet alleen om meer geld voor extra verpleegkundigen of een aanpassing van wet- en regelgeving, maar het vraagt ook om een nieuwe manier van patiëntenbenadering. Het gaat met name om de verandering in de mentaliteit, opvattingen in de cultuur, het denken over en de visie op separeren. GGZ-verpleegkundigen moeten goed nadenken hoe zij minder kunnen separeren en welke andere mogelijkheden en vroegtijdige interventies er bestaan om in plaats van separatie te gebruiken. Feitelijk moet men bij zichzelf en het werk stilstaan en zeggen 'Wat ben ik aan het doen? Hoe hebben we het tot nu toe gedaan en zijn er nog andere mogelijkheden om minder te separeren?' (Lendemeijer 2007).

8.2 Aanpassingen in de standaarden

Bij de keuze om aanvullingen of wijzigingen aan te brengen in de standaardinterventies ten aanzien van de hiervoor genoemde thema's is vooral gekeken naar de relevantie voor de betreffende standaarden. In de praktijk betekent dit dat alleen die standaardverpleegplannen aangepast zijn waarbij sprake is van functieproblemen op meerdere levensgebieden, bijvoorbeeld afhankelijkheid van alcohol (1.4), of waarbij de oorspronkelijke interventies ten aanzien van deze thema's verouderd waren. Daar waar er sprake is van een meer geïsoleerde problematiek is ervoor gekozen geen aanpassingen of aanvullingen te maken, bijvoorbeeld bij stoornis in het kauwen en slikken (2.2).

Standaardinterventies cliëntparticipatie
Directe zorg:
- Ervaringsdeskundigheid van de patiënt integreren in de verpleegkundige zorg;
- De patiënt vragen naar de aanwezigheid van een crisiskaart;
- Nazien of de patiënt een signaleringsplan heeft;
- De patiënt in contact brengen met lotgenoten/lotgenotengroepen en zelfhulpgroepen.

Training:
- De patiënt vragen naar ervaringsdeskundigheid ten aanzien van verpleegkundige diagnose;
- Met de patiënt de crisiskaart doornemen op relevantie;
- De patiënt de mogelijkheid aanbieden een crisiskaart te maken;
- Met de patiënt het signaleringsplan doornemen op relevantie;
- Met de patiënt een signaleringsplan maken.

Standaardinterventies naastbetrokkenen
Directe zorg:
- De patiënt vragen welke betrokkenheid hij wenst van zijn naasten;
- De naasten vragen op welke wijze zij betrokken willen zijn bij de zorg en behandeling van de patiënt door middel van de familiekaart;
- Het verstrekken van algemene informatie aan naastbetrokkenen;
- Het verstrekken van persoonsgebonden informatie aan naastbetrokkenen met toestemming van de patiënt.

Training:

- Met de patiënt bespreken wat de mogelijkheden en wensen tot participatie in de zorg en behandeling van naasten zijn.

Standaardinterventies dwang en drang

Directe zorg:

- De omgeving van de patiënt aanpassen aan de copingsmogelijkheden/mate waarin de patiënt stress kan hanteren;
- Volgens *stepped care*-principe High Care en Beschermende omgeving aanbieden;
- Volgens *stepped care*-principe en volgens protocol Middelen en Maatregelen, High Care en Beschermende omgeving opleggen als de patiënt niet autonoom regie kan voeren over eigen gedrag.

Training:

- Met de patiënt bespreken welke randvoorwaarden gerealiseerd moeten worden om hem in staat te stellen autonoom regie te voeren over eigen gedrag.

9 Standaardverpleegplannen

In dit hoofdstuk worden alle standaardverpleegplannen, die in het project ontwikkeld zijn, weergegeven. Dit houdt in dat zowel de geformaliseerde als de niet-geformaliseerde standaarden getoond worden. De geformaliseerde standaardverpleegplannen hebben een definitieve status als gevolg van de aanpassingen en wijzigingen in de toetsings- en commentaarfase.

In tabel 8.1 worden alle labels van de standaarden, geklasseerd binnen de elf functionele gezondheidspatronen, weergegeven. De labels met * verwijzen naar de geformaliseerde standaardverpleegplannen. De cursief gedrukte items geven de labels aan.

Zoals uit tabel 9.1 afgeleid kan worden, zijn er binnen ieder functioneel gezondheidspatroon standaardverpleegplannen opgesteld, met uitzondering van het laatste: het waarden- en levensovertuigingenpatroon. Hiervoor werd onvoldoende informatie aangeleverd vanuit de pilotafdelingen en het vooronderzoek.

Tabel 9.1   De labels van de standaarden

code	functioneel gezondheidspatroon	code	functioneel gezondheidspatroon
1	**Patroon van gezondheidsbeleving en -in-**	7	**Zelfbelevingspatroon**
1.1	**standhouding**	7.1	verstoring in de stemming
1.2	*suïcidaliteit**	7.1.1	*depressieve stemming**
1.3	*zelfverwonding*	7.1.2	*manische stemming**
1.4	*beperking in de therapietrouw*	7.2	verstoring in emoties
	afhankelijkheid van alcohol	7.2.1	*emotionele labiliteit*
1.5	*afhankelijkheid van drugs*	7.2.2	*machteloosheid*
		7.3	stoornis in de zelfbeleving
		7.3.1	*lage zelfwaardering**
		7.3.2	*verstoring in de eigen identiteit*
		7.3.3	*verstoring in het eigen lichaamsbeeld*
2	**Voedings- en stofwisselingspatroon**	8	**Rol- en relatiepatroon**
2.1	verstoord eet- en drinkpatroon	8.1	*sociaal isolement**
2.1.1	*onvoldoende vocht- en voedselopname*	8.1.1	*eenzaamheid*
2.2	*stoornis in het kauwen en slikken*	8.2	verstoord rolpatroon
		8.2.1	*beperking in de sociale rolvervulling*
		8.2.2	*beperking in de ouderrol*
3	**Uitscheidingspatroon**	9	**Seksualiteits- en voortplantingspatroon**
3.1	*urine-incontinentie*	9.1	*verstoring in het seksuele welbevinden*
4	**Activiteitenpatroon**	10	**Coping- en stresstolerantiepatroon**
4.1	verstoord lichaamsverzorgingspatroon	10.1	*manipulatief gedrag**
4.1.1	*onvoldoende lichaamsverzorging**	10.2	*achterdocht**
4.2	verstoring in het ondernemen van activitei-	10.3	*angst**
	ten	10.4	*agressie**
4.2.1	*inactiviteit/bezigheidsbeperking*	10.5	*beperking in copingvaardigheden*
4.2.2	*dwanghandelingen*		
4.2.3	*gebrek aan initiatief*		
4.3	verstoorde mobiliteit		
4.3.1	*beperking in de voortbeweging*		
5	**Slaap- en rustpatroon**	11	**Waarde- en levensovertuigingenpatroon**
5.1	*verstoord slaappatroon**		
5.2	*verstoord dag-nachtritme*		
5.3	verstoord rustpatroon		
5.3.1	*rusteloosheid*		
6	**Waarnemings- en denkpatroon**		
6.1	verstoorde waarneming		
6.1.1	*hallucinaties**		
6.2	verstoord denkpatroon		
6.2.1	stoornis in gedachtegang		
6.2.1.1	*verstoorde concentratie*		
6.2.1.2	*verstoorde besluitvorming*		
6.2.1.3	*verwardheid*		
6.2.2	stoornis in gedachte-inhoud		
6.2.2.1	*wanen**		
6.2.3	verstoord geheugen		
6.2.3.1	*verstoring in het kortetermijngeheugen*		
6.3	verstoorde communicatie		
6.3.1	*beperking in het spreken*		

De volgende literatuur heeft bijgedragen tot de inhoud van de standaarden:

Abma, T. e.a., *Dwang en drang in de psychiatrie, Kwaliteit van vrijheidsbeperkende interventies,* Uitgeverij Lemma, Utrecht 2005.

Blaauwbroek, H. e.a., *Betrokken omgeving* - Modelregeling relatie GGZ-instelling-naastbetrokkenen, GGZ Nederland, Cliëntenbond in de GGZ, e.a., Utrecht 2004.

Boevink, W., A. Plooy & S. van Rooijen, *Herstel, empowerment en ervaringsdeskundigheid voor mensen met psychiatrische aandoeningen,* SWP, Amsterdam 2006.

Bulechek, G. & J.C. McCloskey, *Nursing Interventions, Essential Nursing Treatments.* W.B. Saunders Company, Philadelphia 1992, second edition.

Carpenito, L.J., 'The NANDA Definition of Nursing Diagnoses'. In: R.M. Carroll-Johnson (ed.), *Classification of Nursing Diagnoses, Proceedings of the Ninth Conference.* J.B. Lippincott Company, Philadelphia 1992.

Gordon, M., *Manual of Nursing Diagnosis 1993-1994.* Mosby, St Louis 1993.

Gordon, M., *Handleiding verpleegkundige diagnostiek 1995-1996.* Lemma bv, Utrecht 1995.

Habets, drs. H.P.J.M., *Diagnoses & interventies: incontinentie voor urine; verpleegkundige zorgverlening.* Verpleegkundige probleemgebieden 1996, afl. 16-1.

Klungers, J., *Verpleegkundige zorg voor suïcidale patiënten in klinische situaties, verpleegkundige probleemgebieden: diagnoses en interventies.* Kavanah, Dwingeloo 1996.

Loth, C., *Verpleegkundige zorg bij verslavingsproblematiek, verpleegkundige probleemgebieden: diagnoses en interventies.* Kavanah, Dwingeloo 1996.

McFarland, G. & F. McFarlane, *Nursing Diagnosis and Intervention, Planning for Patient Care.* Mosby Company, St Louis 1989.

McFarland, G.K. & M.D. Thomas, *Psychiatric Mental Health Nursing, Application of the Nursing Process.* J.B. Lippincott Company, Philadelphia, Pennsylvania 1991.

Nationale Raad voor de Volksgezondheid, *De ICIDH, een classificatie van ziekten en aandoeningen.* Zoetermeer 1988.

Nationale Raad voor de Volksgezondheid (NRV) & H. ten Napel, *Ontwerp WCC-standaard classificatie van diagnostische termen voor de verpleegkunde.* Zoetermeer 1996.

Raad voor gezondheidsresearch TNO, *De ICIDH, een classificatie van ziekten en aandoeningen.* Voorburg 1981.

Townsend, M.C., *Verpleegkundige diagnostiek in de psychiatrie.* De Tijdstroom, Utrecht 1996.

Weide, H. v.d., *Verpleegkundige diagnostiek en interventies voor patiënten met urine-incontinentie.* De Tijdstroom 1996.

1.1 Suïcidaliteit (ICIDH b 13)

A Verpleegkundige diagnostische termen
* *Definitie:* Beperking in het eigen veiligheidsbesef met als risico zelfdoding.

*	*Beïnvloedende factoren*	*	*Kenmerken en aanwijzingen*
a	schizofrenie	1	afzondering
b	psychose	2	depressiviteit
c	depressie	3	vernauwd bewustzijn
d	druggebruik	4	angst
e	overmatig alcoholgebruik	5	verwoording van suïcidale gedachten/gevoelens
f	hallucinaties	6	verwoording van suïcidale plannen
g	lage zelfwaardering	7	obsessie met de dood
h	wanen	8	afscheidsrituelen
i	persoonlijkheidsstoornis	9	impulsief gedrag
j	bipolaire stemmingsstoornis	10	verstoorde concentratie
k	angst	11	gevoelens van hopeloosheid
l	stoornis in impulsbeheersing	12	gevoelens van hulpeloosheid
m	schuldgevoel	13	verzameling van middelen waarmee suïcide gepleegd
n	chronische pijn		kan worden
o	sociaal isolement	14	suïcidale activiteiten
p	ziekte-inzicht		
q	geestelijke/levensbeschouwelijke nood		
r	onverwerkte traumatische ervaringen		
s	gezins- of familiecrisis		
t	relatieproblematiek		
u	situationele omstandigheid		

B Verpleegdoelen
1 Cognitieve verpleegdoelen
1a Toont inzicht door het verwoorden van factoren die tot pogingen van zelfdoding leiden.
1b Toont adequate oplossingen voor problemen, in plaats van suïcidale gedachten en pogingen.
2 Affectieve/sociale verpleegdoelen
2a Praat over gevoelens die te maken hebben met suïcidaliteit in plaats van het ondernemen van acties in die richting.
2b Accepteert en relativeert factoren die tot suïcidaliteit kunnen leiden.
3 Psychomotorische verpleegdoelen
3a Zoekt afleiding op momenten dat suïcidale gedachten aanwezig zijn.
3b Voert geen suïcidepoging uit.

C Verpleegkundige interventies
1 Directe zorg
1a Opbouwen van een therapeutische vertrouwensrelatie door middel van het toewijzen van patiënten.
1b De patiënt de ruimte geven om somberheid/spanning te bespreken.
1c De patiënt ondersteunen in het aangaan van contacten.
1d Stimuleren van een gestructureerde daginvulling waarbij de regie en verantwoordelijkheid zo veel mogelijk bij de patiënt blijven.
1e Afleiding/ontspanning aanbieden.
1f Bij spanning en/of angst zo nodig medicatie aanbieden op voorschrift van een arts.
1g Samen met de patiënt een schriftelijk 'no-suïcide-contract' opstellen.
1h De omgeving van de patiënt aanpassen aan de copingsmogelijkheden/mate waarin de patiënt stress kan hanteren.
1i Volgens *stepped care* principe High Care en Beschermende omgeving aanbieden.
1j De omgeving van de patiënt aanpassen aan de copingsmogelijkheden/mate waarin de patiënt stress kan hanteren.
1k Controleren op contrabande bij opname en op andere voor de hand liggende momenten.
1l Ervaringsdeskundigheid van de patiënt integreren in de verpleegkundige zorg.
1m De patiënt vragen naar de aanwezigheid van een crisiskaart.
1n Nazien of de patiënt een signaleringsplan heeft.
1o De patiënt in contact brengen met lotgenoten/lotgenotengroepen en zelfhulpgroepen.
1p De patiënt vragen welke betrokkenheid hij wenst van zijn naasten.
1q De naasten vragen op welke wijze zij betrokken willen zijn bij de zorg en behandeling van de patiënt door middel van de familiekaart.
1r Het verstrekken van algemene informatie aan naastbetrokkenen.
1s Het verstrekken van persoonsgebonden informatie aan naastbetrokkenen met toestemming van de patiënt.

1.1 Suïcidaliteit (ICIDH b 13)

2 *Training*
2a Bespreken van kenmerken die op suïcidaliteit wijzen.
2b Bespreken van verbeteringen (verminderde suïcidaliteit) die gesignaleerd worden.
2c Ondersteunen in het identificeren en gebruikmaken van probleemoplossende methoden; hierbij de sterke kanten van de patiënt benutten.
2d Confronteren met eigen verantwoordelijkheden en met de consequenties van gemaakte of te maken keuzes.
2e De patiënt vragen naar ervaringsdeskundigheid ten aanzien van verpleegkundige diagnose.
2f Met de patiënt de crisiskaart doornemen op relevantie.
2g De patiënt de mogelijkheid aanbieden een crisiskaart te maken.
2h Met de patiënt het signaleringsplan doornemen op relevantie.
2i Met de patiënt een signaleringsplan maken.
2j Met de patiënt bespreken van de mogelijkheden en wensen tot participatie in de zorg en behandeling van naasten.
2k Het sociale systeem van de patiënt ondersteunen door uitleg te geven over suïcidaliteit en benaderingswijzen.
3 *Beoordeling*
3a Observeren en rapporteren van suïcidale kenmerken.
3b Inventariseren van de gemoedstoestand van de patiënt.
3c Observeren en rapporteren van de werking van medicatie.
4 *Management van persoonlijke zorg*
4a Zorgen voor continu toezicht en aanwezigheid van verpleegkundigen.
4b Creëren van een veilig, maar ook stimulerend leefmilieu.
4c Zorgen voor een veilige leefomgeving (materieel).
4d Zorgen voor een-op-eenbegeleiding.

1.2 Zelfverwonding (ICIDH b 13.0)

A Verpleegkundige diagnostische termen
* Definitie: Beperking in eigen veiligheidsbesef waarbij de lichamelijke integriteit opzettelijk aangetast wordt zonder de intentie tot zelfdoding. Hierbij hoort ook de neiging tot zelfverwonding.

* *Beïnvloedende factoren*	* *Kenmerken en aanwijzingen*
a lichamelijke aandoening	- *voor de zelfverwonding:*
b schizofrenie	1 concentratieverlies
c verstandelijke handicap	2 lichte tremor
d chronische pijn	3 overpeinzingen
e bipolaire stemmingsstoornis	4 onbehagen
f persoonlijkheidsstoornis	5 toenemende spanning
g depressie	6 gevoelens van verlies van controle
h druggebruik	7 onrust
i hallucinaties	8 agitatie
j wanen	9 uitspreken van behoefte zichzelf pijn te willen doen
k lage zelfwaardering	10 lichamelijk contact als bedreigend ervaren
l hevige angst	11 materialen verzamelen waarmee men zichzelf schade
m stoornis in de impulsbeheersing	kan toebrengen
n schuldgevoel	- *tijdens de zelfverwonding:*
o verstoord *coping*-patroon	12 dissociëren
p (emotionele) stress	13 plotseling overgaan tot actie zoals:
q sociaal isolement	- zich bekrassen
r (onverwerkte) traumatische ervaringen	- voorwerpen in het eigen lichaam steken/inslikken
s emotionele verwaarlozing	- zichzelf slaan/zichzelf tegen een muur slaan
t seksueel misbruik	- zichzelf branden
u voorbeeldgedrag; andere mensen die zichzelf bescha-	- innemen van bijtende middelen
digen	14 scherpe voorwerpen achterhouden
v negatieve bekrachtiging door middel van aandacht	15 paniek
	- *na de zelfverwonding:*
	16 gemengde gevoelens zoals:
	17 opluchting
	18 schaamte
	19 schuld
	20 verdriet
	21 zich terugtrekken

B Verpleegdoelen
1 *Cognitieve verpleegdoelen*
1a Herkent en benoemt factoren die leiden tot zelfverwonding.
1b Herkent en benoemt kenmerken en aanwijzingen van zelfverwonding.
2 *Affectieve/sociale verpleegdoelen*
2a Ervaart een afname van de behoefte tot zelfverwonend gedrag en maakt deze bespreekbaar.
2b Maakt de neiging tot zelfverwonding kenbaar aan de verpleegkundige.
3 *Psychomotorische verpleegdoelen*
3a Demonstreert constructieve vaardigheden om factoren die leiden tot zelfverwonding op te vangen (zoals afleiding zoeken, aangaan van contacten met anderen).
3b Voert geen zelfverwondende activiteiten uit.

1.2   Zelfverwonding (ICIDH b 13.0)

C   Verpleegkundige interventies

1   Directe zorg

1a De patiënt controleren op de aanwezigheid van scherpe of andere voorwerpen waarmee hij zichzelf letsel kan toebrengen.

1b Bewaken dat er niet te hoge eisen aan de patiënt worden gesteld, en vragen en eisen of doelen in heldere bewoordingen stellen.

1c De patiënt ondersteunen in het (her)inrichten en het weer oppakken van het dagelijks leven door middel van een duidelijk uitgewerkt dagprogramma.

1d De patiënt niet afwijzen wanneer hij behoefte heeft aan aandacht.

1e Samen met de patiënt een 'niet-zelfverwondingscontract' opstellen.

1f Verwijderen van 'gevaarlijke' voorwerpen uit de directe omgeving van de patiënt.

1g Aanbieden van een uitlaatklep bij spanningen in de vorm van fysieke inspanning (bijvoorbeeld hardlopen, boksen, gymmen).

1h Bij toenemende angst bij de patiënt blijven.

1i Na zelfverwonding zorg dragen voor verwondingen/schade op een neutrale en afstandelijke manier; geen positieve of negatieve ondersteuning bieden en niet meer aandacht geven dan strikt noodzakelijk is op dat moment.

1j De omgeving van de patiënt aanpassen aan de copingsmogelijkheden/mate waarin de patiënt stress kan hanteren.

1k Met de patiënt bespreken wat hij nodig heeft aan ondersteuning of aanpassing in zijn omgeving om de mate van bescherming te verlagen.

1l Volgens *stepped care*-principe High Care en Beschermende omgeving aanbieden of opleggen zo veel en zo lang als nodig, maar niet meer of langer dan noodzakelijk

1m Volgens *stepped care*-principe en volgens protocol Middelen en Maatregelen, High Care en Beschermende omgeving opleggen als de patiënt niet autonoom regie kan voeren over eigen gedrag

1n Ervaringsdeskundigheid van de patiënt integreren in de verpleegkundige zorg.

1o De patiënt vragen naar de aanwezigheid van een crisiskaart.

1p Nazien of de patiënt een signaleringsplan heeft.

1q De patiënt in contact brengen met lotgenoten/lotgenotengroepen en zelfhulpgroepen.

1r De patiënt vragen welke betrokkenheid hij wenst van zijn naasten.

1s De naasten vragen op welke wijze zij betrokken willen zijn bij de zorg en behandeling van de patiënt door middel van de familiekaart.

1t Het verstrekken van algemene informatie aan naastbetrokkenen.

1u Het verstrekken van persoonsgebonden informatie aan naastbetrokkenen met toestemming van de patiënt.

2   Training

2a De patiënt vragen naar ervaringsdeskundigheid ten aanzien van verpleegkundige diagnose.

2b Met de patiënt de crisiskaart doornemen op relevantie.

2c De patiënt de mogelijkheid aanbieden een crisiskaart te maken.

2d Met de patiënt het signaleringsplan doornemen op relevantie.

2e Met de patiënt een signaleringsplan maken.

2f De patiënt stimuleren om zichzelf te beschermen door hem scherpe voorwerpen in bewaring te laten geven, en dit positief bekrachtigen.

2g De patiënt trainen in adequate probleemoplossingstechnieken en -methoden en *coping*-vaardigheden.

2h De patiënt ondersteunen door het duidelijk waarderen en bespreken van vorderingen die de patiënt maakt in het omgaan met spanning, angst, stress enzovoort.

2i De patiënt *coping*-vaardigheden aanleren om spanningen, stress, angst enzovoort beter te kunnen hanteren.

2j De patiënt leren om gebruik te maken van mantelzorg en hulpverleners bij een dreigende crisis (dreigend zelfverwondend gedrag).

2k De patiënt leren om de consequenties van (eventueel) zelfverwondend gedrag te zien (en te aanvaarden).

2l De patiënt positief bekrachtigen wanneer hij op adequate wijze gevoelens toont.

3   Beoordeling

3a Observeren en rapporteren van verschijnselen die in het verleden aan zelfverwonding voorafgingen.

3b Zelfverwonding in kaart brengen om zo eventuele patronen te ontdekken.

4   Management van persoonlijke zorg

4a Zorgen voor een-op-eenbegeleiding in tijden van extreme stress.

4b Zorgen voor een veilige, open en stimulerende omgeving.

4c Zorgen voor openheid en aandacht, maar niet voor speciale aandacht van hulpverleners voor zelfverwondend gedrag.

4d Proberen het ziekenhuisbezoek van de patiënt naar aanleiding van zelfverwondend gedrag tot een minimum te beperken.

4e Zorgen dat er altijd mogelijkheden zijn tot het verlenen van eerste hulp op de afdeling.

1.3 Beperking in de therapietrouw (ICIDH b 14.9)

A Verpleegkundige diagnostische termen

* *Samengestelde definitie*[1]: Het onvoldoende in staat zijn zich in het dagelijks functioneren aan de afgesproken behandeling en afspraken die daar uit voortvloeien te houden.
Dit heeft zowel betrekking op persoonlijke kenmerken als op kenmerken uit de omgeving in interactionele sfeer in reacties tussen personen.

*	*Beïnvloedende factoren*	*	*Kenmerken en aanwijzingen*
a	psychose	1	verwoorden van beperking in de therapietrouw
b	schizofrenie	2	smokkelen met medicatie
c	verstoord denkproces	3	incidenteel innemen van medicatie
d	wanen	4	weigeren van medicatie
e	geheugenstoornis	5	niet handelen volgens behandelingsafspraken
f	andere cognitieve stoornis	6	niet handelen volgens afdelingsregels
g	bipolaire stemmingsstoornis	7	zich onttrekken aan afgesproken therapieën
h	hallucinaties	8	zich onttrekken aan afgesproken groepsactiviteiten
i	borderline-persoonlijkheidsstoornis	9	conflicterende activiteiten ondernemen
j	analfabetisme	10	vluchtgedrag vertonen
k	communicatiebeperkingen		
l	ongemotiveerdheid		
m	waardeconflict		
n	cultureel conflict		
o	ontkenning van ziekte		
p	vermeende ineffectiviteit van de behandeling		
q	negatieve effecten van medicatie		
r	onvoldoende informatie		

B Verpleegdoelen

1 Cognitieve verpleegdoelen

1a Meldt niet-nagekomen afspraken (in het kader van therapietrouw) aan de verpleging, bijvoorbeeld niet-ingenomen medicatie, het wegblijven *bij* een reguliere therapie.

1b Verwoordt gevolgen van beperking in de therapietrouw.

1c Herkent en verwoordt acties die gericht zijn op gezondheidsbevordering.

2 Affectieve/sociale verpleegdoelen

2a Onderhoudt een effectieve relatie met hulpverleners waarbij voor de patiënt acceptabele afspraken gemaakt kunnen worden.

3 Psychomotorische verpleegdoelen

3a Houdt zich aan de afspraken die in gezamenlijkheid opgesteld zijn.

C Verpleegkundige interventies

1 Directe zorg

1a Opbouwen van een therapeutische relatie die gebaseerd is op vertrouwen.

1b Samen met de patiënt een duidelijk gestructureerd dagprogramma opstellen.

1c Met de patiënt duidelijke, gedragstherapeutische programma's opstellen met een onderhandelingsstructuur: 'als jij dit doet; dan doen wij dat; en de consequentie voor jou is dan...'.

1d Afdelingsregels bespreken en de consequenties van het niet nakomen daarvan uitwerken in het geïndividualiseerde verpleegplan.

1e De patiënt betrekken bij de totstandkoming van het behandelplan en informeren over het vervolgbeleid.

1f Ervaringsdeskundigheid van de patiënt integreren in de verpleegkundige zorg.

1g De patiënt vragen naar de aanwezigheid van een crisiskaart.

1h Nazien of de patiënt een signaleringsplan heeft.

1i De patiënt in contact brengen met lotgenoten/lotgenotengroepen en zelfhulpgroepen.

1j De patiënt vragen welke betrokkenheid hij wenst van zijn naasten.

1k De naasten vragen op welke wijze zij betrokken willen zijn bij de zorg en behandeling van de patiënt door middel van de familiekaart.

1l Het verstrekken van algemene informatie aan naastbetrokkenen.

1m Het verstrekken van persoonsgebonden informatie aan naastbetrokkenen met toestemming van de patiënt.

2 Training

2a De patiënt leren om de consequenties van zijn eigen gedrag (in dit geval beperking in de therapietrouw) in te zien.

---

[1] Een samengestelde definitie is een definitie die niet geheel afkomstig is uit de ICIDH maar samengesteld is met behulp van eigen inzichten of gebruik makend van andere definities.

1.3 Beperking in de therapietrouw (ICIDH b 14.9)

2b De patiënt leren de waarde van diverse programma's en programmaonderdelen in relatie tot zijn eigen situatie te herkennen.

2c De patiënt leren de werking en bijwerkingen van zijn eigen medicatie te herkennen, waarom deze gegeven wordt, wat de verwachtingen zijn, wat het belang van geregelde inname is enzovoort.

2d Inzichtgevende gesprekken voeren met de patiënt omtrent factoren die de therapietrouw negatief beïnvloeden.

2e De patiënt vragen naar ervaringsdeskundigheid ten aanzien van verpleegkundige diagnose.

2f Met de patiënt de crisiskaart doornemen op relevantie.

2g De patiënt de mogelijkheid aanbieden een crisiskaart te maken.

2h Met de patiënt het signaleringsplan doornemen op relevantie.

2i Met de patiënt een signaleringsplan maken.

2j Met de patiënt bespreken van de mogelijkheden en wensen tot participatie in de zorg en behandeling van naasten.

3 *Beoordeling*

3a Observeren en rapporteren van verschijnselen die in het verleden voorafgingen aan beperking in de therapietrouw.

3b In kaart brengen van de beperking in de therapietrouw of veranderingen daarin, om zo eventuele patronen te ontdekken.

4 *Management van persoonlijke zorg*

4a Zorgen dat de situatie voor zowel de patiënt als de hulpverlener werk- en leefbaar wordt/blijft.

4b Een multidisciplinaire patiëntenbespreking initiëren wanneer de situatie niet meer werk- of leefbaar is.

4c Zorgen voor schriftelijk voorlichtingsmateriaal (bijsluiters van medicijnen, kopieën van behandelplannen enzovoort).

1.4 Afhankelijkheid van alcohol (inclusief alcoholisme, alcohol-verslaving) (ICIDH s 25.5)

A Verpleegkundige diagnostische termen

* *Definitie:* Gedragspatroon dat zich kenmerkt door een onweerstaanbare drang tot het nuttigen van en behoefte aan excessieve hoeveelheden alcohol (dagelijks of in terugkerende periodes).

* *Beïnvloedende factoren*	* *Kenmerken en aanwijzingen*
a lage zelfwaardering	1 het excessief nuttigen van alcohol en het niet kunnen stoppen hiermee
b depressie	2 tremoren
c persoonlijkheidsstoornis	3 motorische onrust
d eenzaamheid	4 verstoord eet- en drinkpatroon
e verstoord *coping*-patroon	5 slechte algehele gezondheid
f sociaal isolement	6 geheugenstoornissen
g groepsnorm	7 confabuleren
h sociaal-culturele factoren	8 black-outs
i stress	9 hypoglykemie
j beperkt toekomstperspectief	10 gastritis
k traumatische gebeurtenissen in het verleden	11 lever- en galstoornissen
l problemen in de sociale rolvervulling	12 agressie
m relatieproblemen	13 agitatie
	14 angst
	15 bagatelliseren en ontkennen van de eigen alcoholaf-hankelijkheid en de gevolgen daarvan
	16 lage frustratietolerantie
	17 alcoholhallucinose
	18 financiële problemen
	19 smokkelen van alcoholhoudende dranken
	20 overmatig gebruik van parfum, aftershave, ademver-frisser als camouflage

B Verpleegdoelen

1 Cognitieve verpleegdoelen
1a Herkent, benoemt en accepteert het alcoholprobleem.
1b Herkent en benoemt factoren die leiden tot het alcoholprobleem.
1c Herkent en benoemt de gevolgen van het alcoholprobleem.
2 Affectieve/sociale verpleegdoelen
2a Praat over gevoelens die van invloed zijn op of gerelateerd zijn aan het alcoholprobleem.
2b Toont een toename van zelfwaardering en hoop voor een toekomst zonder noodzaak van alcoholgebruik.
3 Psychomotorische verpleegdoelen
3a Toont constructieve gedragingen om de drang tot het nuttigen van alcohol te ondermijnen.
3b Is in staat om, ondanks de afhankelijkheid van alcohol, adequaat te functioneren in de sociale omgeving.
3c Nuttigt geen alcohol (eventueel met behulp van medicatie).
3d Toont *coping*-strategieën (andere dan alcohol) om met problemen en levensvragen om te gaan.

C Verpleegkundige interventies

1 Directe zorg
1a Opbouwen van een therapeutische relatie die gebaseerd is op vertrouwen.
1b Met andere disciplines een detoxicatieprogramma voor de patiënt opstellen.
1c De patiënt begeleiden in het detoxicatieprogramma.
1d De patiënt ondersteunen in ADL-activiteiten gedurende het detoxicatieprogramma.
1e Met de patiënt een 'non-alcoholcontract' opstellen.
1f Met de patiënt afspreken dat hij bij toenemende zucht naar alcohol contact opneemt met de hulpverleners.
1g Met de patiënt een duidelijk gestructureerd dagprogramma opstellen.
1h Ervaringsdeskundigheid van de patiënt integreren in de verpleegkundige zorg.
1i De patiënt vragen naar de aanwezigheid van een crisiskaart.
1j Nazien of de patiënt een signaleringsplan heeft.
1k De patiënt in contact brengen met lotgenoten/lotgenotengroepen en zelfhulpgroepen.
1l De patiënt vragen welke betrokkenheid hij wenst van zijn naasten.
1m De naasten vragen op welke wijze zij betrokken willen zijn bij de zorg en behandeling van de patiënt door middel van de familiekaart.

1.4 Afhankelijkheid van alcohol (inclusief alcoholisme, alcohol-verslaving) (ICIDH s 25.5)

1n Het verstrekken van algemene informatie aan naastbetrokkenen.
1o Het verstrekken van persoonsgebonden informatie aan naastbetrokkenen met toestemming van de patiënt
2 *Training*
2a De patiënt informeren over alcoholisme als ziekte.
2b Inzichtgevende gesprekken voeren omtrent factoren die de afhankelijkheid van alcohol beïnvloeden.
2c Adequate *coping*-vaardigheden aanleren met behulp van onder andere sociale vaardigheidstraining, slaap- en ont-spanningsoefeningen.
2d De patiënt positief bekrachtigen als hij gebruikmaakt van adequate *coping*-mechanismen.
2e Inzichtgevende gesprekken voeren met de patiënt omtrent de gevolgen van zijn afhankelijkheid van alcohol op sociaal, financieel, lichamelijk, psychologisch en spiritueel gebied en aandacht geven aan de preventie van terug-vallen.
2f De patiënt leren inzicht te krijgen in kleine vorderingen die gemaakt worden in de behandeling (met als bood-schap: er gaan ook dingen goed).
2g De patiënt informeren over zelfhulpgroepen, ambulante hulpverlening, verslavingsklinieken en andere vormen van verslavingshulpverlening.
2h De patiënt vragen naar ervaringsdeskundigheid ten aanzien van verpleegkundige diagnose.
2i Met de patiënt de crisiskaart doornemen op relevantie.
2j De patiënt de mogelijkheid aanbieden een crisiskaart te maken.
2k Met de patiënt het signaleringsplan doornemen op relevantie.
2l Met de patiënt een signaleringsplan maken.
2m Ondersteunen van familieleden, mantelzorgverleners, partner, enzovoort door informatie te geven over het pro-bleem, over de begeleiding van de patiënt en door aandacht te besteden aan hun rolpositie.
2n Met de patiënt bespreken van de mogelijkheden en wensen tot participatie in de zorg en behandeling van naas-ten.
2o De patiënt helpen met de rehabilitatie in maatschappelijke functies (onder andere in het arbeidsproces).
3 *Beoordeling*
3a Observeren en rapporteren van (eventueel) alcoholgebruik.
3b Observeren en rapporteren van fysiologische verschijnselen die kunnen samenhangen met detoxicatie.
3c Observeren en rapporteren van het functioneren op de afdeling.
4 *Management van persoonlijke zorg*
4a Controleren van het alcoholgebruik.
4b De patiënt controleren op naar binnen gesmokkelde alcohol.
4c Een multidisciplinaire patiëntenbespreking initiëren wanneer de situatie niet meer leef- of werkbaar is.

1.5 Afhankelijkheid van drugs (inclusief drugverslaving) (ICIDH s 25.6)

A Verpleegkundige diagnostische termen
* *Definitie:* Gedragspatroon dat zich kenmerkt door een onweerstaanbare drang tot het nuttigen van en behoefte aan drugs.

* *Beïnvloedende factoren*	* *Kenmerken en aanwijzingen*
a schizofrenie	1 gebruik van drugs (verbijzondering) en dit niet kunnen stoppen
b borderline-persoonlijkheidsstoornis	
c andere persoonlijkheidsstoornis	2 financiële problemen
d lage zelfwaardering	3 motorische onrust als zucht naar drugs
e eenzaamheid	4 verstoord eet- en drinkpatroon
f depressie	5 slechte algehele gezondheid
g angst	6 ontsteking van het neusslijmvlies
h stoornis in impulsbeheersing	7 aderontsteking
i verstoord *coping*-patroon	8 zeer lage frustratietolerantie
j sociaal isolement	9 verminderde stresstolerantie
k erfelijke factoren	10 beperkte sociale vaardigheden
l sociaal-culturele factoren	11 verhandelen van goederen
m groepsnorm	12 crimineel gedrag
n stress	13 verstoring in het evenwicht tussen activiteit en rust
o beperkt toekomstperspectief	14 vergrote pupillen
p traumatische gebeurtenissen in het verleden	15 bagatelliseren of ontkennen van afhankelijkheid van drugs
	16 verschijnselen tijdens gebruik zoals euforie, apathie
	17 onthoudingsverschijnselen zoals *cold turkey*, tremor

B Verpleegdoelen
1 *Cognitieve verpleegdoelen*
1a Herkent, benoemt en accepteert het drugprobleem.
1b Herkent en benoemt factoren die leiden tot het drugprobleem.
1c Herkent en benoemt de gevolgen van het drugprobleem.
2 *Affectieve/sociale verpleegdoelen*
2a Praat over gevoelens die van invloed zijn op of gerelateerd zijn aan het drugprobleem.
2b Toont een toename van zelfwaardering en hoop voor de toekomst zonder noodzaak van het druggebruik.
3 *Psychomotorische verpleegdoelen*
3a Houdt zich aan de afspraken die geformuleerd worden in een afkickprogramma.
3b Toont constructieve gedragingen om de drang tot het gebruik van drugs te ondermijnen.
3c Is in staat om, ondanks de afhankelijkheid van drugs, adequaat te functioneren in de sociale omgeving.
3d Gebruikt geen drugs (met uitzondering van voorgeschreven medicatie).
3e Toont *coping*-strategieën (andere dan het gebruik van drugs) om met problemen en levensvragen om te kunnen gaan.

C Verpleegkundige interventies
1 *Directe zorg*
1a Opbouwen van een therapeutische relatie die gebaseerd is op vertrouwen.
1b Met andere disciplines een detoxicatieprogramma opstellen voor de patiënt.
1c De patiënt begeleiden in het detoxicatieprogramma.
1d De patiënt ondersteunen in ADL-activiteiten gedurende het detoxicatieprogramma.
1e Met de patiënt een 'non-drugcontract' opstellen, waarin sancties opgenomen zijn bij constatering van druggebruik.
1f Met de patiënt afspreken dat hij bij toenemende zucht naar drugs contact opneemt met de hulpverleners.
1g Met de patiënt een duidelijk, gestructureerd dagprogramma opstellen.
1h Ervaringsdeskundigheid van de patiënt integreren in de verpleegkundige zorg.
1i De patiënt vragen naar de aanwezigheid van een crisiskaart.
1j Nazien of de patiënt een signaleringsplan heeft.
1k De patiënt in contact brengen met lotgenoten/lotgenotengroepen en zelfhulpgroepen.
1l De patiënt vragen welke betrokkenheid hij wenst van zijn naasten.
1m De naasten vragen op welke wijze zij betrokken willen zijn bij de zorg en behandeling van de patiënt door middel van de familiekaart.
1n Het verstrekken van algemene informatie aan naastbetrokkenen.
1o Het verstrekken van persoonsgebonden informatie aan naastbetrokkenen met toestemming van de patiënt.

1.5 Afhankelijkheid van drugs (inclusief drugverslaving) (ICIDH s 25.6)

2 Training

2a De patiënt informeren over druggebruik als ziekte.

2b Inzichtgevende gesprekken voeren omtrent factoren die de afhankelijkheid van drugs beïnvloeden.

2c Aanleren van adequate *coping*-vaardigheden met behulp van onder andere *sociale vaardigheidstraining*.

2d De patiënt positief bekrachtigen als hij gebruikmaakt van adequate *coping*-mechanismen.

2e Inzichtgevende gesprekken voeren met de patiënt omtrent de gevolgen van zijn afhankelijkheid van drugs op sociaal, financieel, lichamelijk, psychologisch en spiritueel gebied.

2f De patiënt leren inzicht te krijgen in kleine vorderingen die gemaakt worden in de behandeling (met als boodschap: er gaan ook dingen goed).

2g De patiënt vragen naar ervaringsdeskundigheid ten aanzien van verpleegkundige diagnose.

2h Met de patiënt de crisiskaart doornemen op relevantie.

2i De patiënt de mogelijkheid aanbieden een crisiskaart te maken.

2j Met de patiënt het signaleringsplan doornemen op relevantie.

2k Met de patiënt een signaleringsplan maken.

2l De patiënt informeren over zelfhulpgroepen, ambulante hulpverlening, verslavingsklinieken en andere vormen van verslavingshulpverlening.

2m Ondersteunen van familieleden, mantelzorgverleners, partner, enzovoort door informatie te geven over het probleem en de begeleiding van de patiënt.

2n Met de patiënt bespreken van de mogelijkheden en wensen tot participatie in de zorg en behandeling van naasten.

2o De patiënt helpen met rehabilitatie in maatschappelijke functies (onder andere in het arbeidsproces).

3 Beoordeling

3a Observeren en rapporteren van (eventueel) druggebruik.

3b Observeren en rapporteren van fysiologische verschijnselen die kunnen samenhangen met detoxicatie.

3c Observeren en rapporteren van het functioneren op de afdeling (zicht krijgen op pogingen van de patiënt tot 'handelen/dealen').

3d Proberen het druggebruik zo in kaart te brengen dat er zicht ontstaat op eventuele patronen erin.

4 Management van persoonlijke zorg

4a De patiënt controleren op druggebruik.

4b De patiënt controleren op naar binnen gesmokkelde drugs.

4c Zorgen dat de situatie voor zowel de patiënt als de hulpverlener werk- en leefbaar wordt/blijft.

4d Een multidisciplinaire patiëntenbespreking initiëren wanneer de situatie niet meer werk- of leefbaar is.

2.1.1 Onvoldoende vocht- en voedselopname (ICIDH b 37)

A Verpleegkundige diagnostische termen
* *Definitie:* Beperking in de voor het lichaam noodzakelijke vocht- en voedselopname.

*	*Beïnvloedende factoren*	*	*Kenmerken en aanwijzingen*
a	mondholteontsteking	1	lichaamsgewicht bevindt zich 20% of meer onder het
b	keelholteontsteking		ideale lichaamsgewicht
c	psychose	2	gewichtsverlies (.. kilo's in.. weken)
d	vergiftigingswaan	3	voedsel en/of drank weigeren
e	anorexia nervosa	4	veranderde huidturgor
f	verslaving aan alcohol of drugs	5	krachtsvermindering
g	depressie	6	honger
h	hyperactiviteit	7	dorst
i	obsessief omgaan met een dieet	8	uitdroging
j	maag- en darmstoornissen		
k	braken		
l	stoornis bij kauwen of slikken		
m	stofwisselingsstoornis		
n	koorts		
o	pijn		
p	niet zelfstandig kunnen eten		
q	emotionele stress of verdriet		

B Verpleegdoelen
1 Cognitieve verpleegdoelen
1a Verwoordt factoren die geleid hebben tot onvoldoende vocht- en voedselopname.
2 Affectieve/sociale verpleegdoelen
2a Verwoordt een toename in welbevinden ten gevolge van gewichtstoename.
3 Psychomotorische verpleegdoelen
3a Eet en drinkt de voor het lichaam noodzakelijke hoeveelheid.
3b Komt binnen... weken... gram aan.

C Verpleegkundige interventies
1 Directe zorg
1a De patiënt stimuleren om maaltijden bij te wonen.
1b De patiënt ondersteunen bij de omgang met een dieet.
1c Verminderen of opheffen van factoren die het eten en drinken belemmeren.
1d Stimuleren van het nuttigen van voldoende vocht en voedsel aan de hand van vastgestelde richtlijnen.
1e Ondersteuning bieden ten aanzien van handelingen die de patiënt niet zelfstandig kan uitvoeren tijdens de maaltijden.
2 Training
2a Inzichtgevende gesprekken voeren ten aanzien van het huidige probleem en beïnvloedende factoren.
3 Beoordeling
3a Vochtbalans hanteren ter observatie.
3b De patiënt wekelijks wegen.
4 Management van persoonlijke zorg
4a Creëren van een rustige, veilige en prettige atmosfeer tijdens de maaltijden.
4b In overleg met diëtist en patiënt een dieet samenstellen.

2.2 Stoornis in het kauwen en slikken (ICIDH s 68)

A Verpleegkundige diagnostische termen
* *Definitie* (samengesteld):   Stoornis in het vermogen om vloeistof en voedsel van de mond richting de maag te transporteren in een redelijk gekauwde toestand.

*	*Beïnvloedende factoren*	*	*Kenmerken en aanwijzingen*
a	CVA	1	hoesten bij voedselinname
b	multiple sclerose	2	verslikken bij voedselinname
c	verlaagd bewustzijn	3	stasis van voedsel in de mondholte (wangzakken)
d	geïrriteerde mond- en keelholte	4	tekenen van aspiratie
e	mechanische obstructie (bijvoorbeeld door oedeem of een tracheacanule)	5	niet slikken
		6	niet kauwen
f	recente gebitsprothese	7	braken/rumineren
g	tandeloosheid		
h	tand- en kiespijn		
i	dementie		
j	verminderde functie van de kauwspieren		
k	stoornis in de functie van de speekselklieren		
l	vermoeidheid		
m	onrust		
n	verwardheid		
o	onrustige eetsituatie		

B Verpleegdoelen
1 Cognitieve verpleegdoelen
1a Toont inzicht in factoren die leiden tot slik- en kauwstoornissen.
2 Affectieve/sociale verpleegdoelen
2a Is ontspannen tijdens eet- en drinkmomenten.
2b Zorgt ervoor dat anderen in de buurt zijn die kunnen handelen als er verstikkingsgevaar optreedt.
3 Psychomotorische verpleegdoelen
3a Toont een verbetering in het kauwen en slikken, hetgeen zichtbaar is in vermindering van de kenmerken en aanwijzingen.
3b Stelt een op zijn eigen mogelijkheden afgestemd voedingspakket en -patroon vast.

C Verpleegkundige interventies
1 Directe zorg
1a Begeleiden tijdens de maaltijden.
1b Voedsel in gemalen vorm aanbieden.
1c Voeding in kleine hapjes aanbieden.
1d Vocht in meer gebonden vorm aanbieden.
2 Training
2a Uitleg geven over factoren die leiden tot stoornissen in het kauwen en slikken.
2b Stimuleren om het voedsel grondig te kauwen alvorens het door te slikken.
2c Instrueren van een juiste houding tijdens de maaltijden; rechtop zitten.
2d De patiënt trainen in het tot zich nemen van kleine hoeveelheden voedsel en vocht.
2e Instrueren van familieleden wat te doen bij dreigende verstikking (onder andere de Heimlich-handgreep).
3 Beoordeling
3a Controleren van de slikreflex tijdens het eten.
3b Het kauwen controleren tijdens het eten.
3c Beoordelen of de patiënt ontspannen is tijdens de maaltijden.
4 Management van persoonlijke zorg
4a Zorgen voor een rustige omgeving tijdens de maaltijd.
4b Zorgen voor rustmomenten voor en na de maaltijd.
4c Zorgen voor eventueel aangepast materiaal tijdens de maaltijd.

3.1 Urine-incontinentie (ICIDH s 63.3-63.6/s 91)

A Verpleegkundige diagnostische termen
* *Definitie* (samengesteld):   Een stoornis van het urogenitale stelsel die ongewild urineverlies tot gevolg heeft.

* *Beïnvloedende factoren*
- *algemeen:*
a ziekte van Parkinson
b tumor(en)
c multiple sclerose
d andere neurologische aandoeningen
e ernstige rugklachten
f regressie
- *specifiek:*
1 *Urge-incontinentie:*
1a urineweginfectie
1b dementie
1c blaasstenen
1d langdurig gebruik van een urinekatheter
1e stress
1f verminderde functie van de blaasspier als gevolg van
  ouderdom
2 *Stress-incontinentie:*
2a zwakke bekkenbodemspieren
2b gynaecologische operaties
2c meerdere zwangerschappen
2d traumatische bevallingen
2e overgewicht
2f overvulling van de blaas
2g vergrote prostaat
3 *Reflexincontinentie:*
3a beschadiging van het ruggenmerg door:
3b hernia
3c laesies
3d multiple sclerose
3e tumoren
4 *overloopincontinentie:*
4a obstructie van de urinebuis door:
4b vergrote prostaat
4c blaasstenen
4d tumor
5 *volledige incontinentie:*
5a schade door operaties in het urogenitale gebied
5b aangeboren afwijkingen

* *Kenmerken en aanwijzingen*
- *urge- of aandrangsincontinentie:*
1 mictiedrang die niet uitgesteld kan worden, onmid-
  dellijk gevolgd door urineverlies
2 frequente mictie in kleine hoeveelheden
- *stress- of inspanningsincontinentie:*
3 ongewild urineverlies ten gevolge van inspanning
  (die verhoogde druk in de buikholte geeft)
- *reflexincontinentie:*
4 ongewild urineverlies zonder voorafgaande gevoels-
  prikkels die gewoonlijk verbonden zijn met mictiedrang
- *overloopincontinentie:*
5 druppelsgewijs urineverlies gedurende de gehele dag
6 aanwezigheid van sterke gevoelens van aandrang
7 onwillekeurige blaascontracties
- *volledige incontinentie:*
8 continu urineverlies
9 geen gevoel van vulling, mictiedrang en passage
10 geen besef van incontinentie

B Verpleegdoelen
1 *Cognitieve verpleegdoelen*
1a Toont inzicht in de vorm van urine-incontinentie die hij/zij heeft.
1b Herkent factoren die hiertoe geleid hebben of nog steeds leiden, en kan deze benoemen.
1c Verwoordt wat de consequenties zijn van de incontinentie en de behandelingsmogelijkheden.
1d Is op de hoogte van vergoedingsmogelijkheden van incontinentiemateriaal.
2 *Affectieve/sociale verpleegdoelen*
2a Toont aan de incontinentie en de gevolgen daarvan te accepteren.
2b Ondervindt in sociale contacten geen problemen als gevolg van de incontinentie.
2c Verwoordt meer vertrouwen te hebben in het eigen lichaam doordat de controle over de incontinentie is toegeno-
   men.
3 *Psychomotorische verpleegdoelen*
3a Heeft op een adequate manier een eigen aandeel in de behandeling.
3b Gebruikt adequaat incontinentiemateriaal.
3c De incontinentie neemt af tijdens de behandeling.
3d Wordt in het dagelijks functioneren niet belemmerd door de incontinentie.
3e Maakt optimaal gebruik van mictiestimulerende middelen (behalve bij continu urineverlies).

3.1   Urine-incontinentie (ICIDH s 63.3-63.6/s 91)

C   Verpleegkundige interventies

1   Directe zorg

1a Bij stress-incontinentie: begeleiden bij het doen van bekkenbodemspieroefeningen (in overleg met een fysiotherapeut).

1b Verzorgen van de katheter conform protocol.

1c Bij volledige incontinentie: instellen van een toiletregime.

1d Zorgen voor adequaat incontinentiemateriaal.

2   Training

2a De patiënt stimuleren om de persoonlijke consequenties van de incontinentie te verwoorden.

2b Inzichtgevende gesprekken voeren omtrent behandelmogelijkheden.

2c De patiënt informeren over vergoedingsmogelijkheden van incontinentiemateriaal.

2d Informatie geven over de SIN (Stichting Incontinentie Nederland).

2e Bij urge-incontinentie: aanleren van blaastraining door middel van een mictieschema.

2f Bij stress-incontinentie: samen met de patiënt opstellen van een mictiedagboek en hem leren hiermee om te gaan, de patiënt leren waar de aandacht naar uitgaat, bijvoorbeeld een plasschema, verschonen van kleding.

2g Bij reflexincontinentie: aanleren van sensaties die urinelozing op gang brengen zoals: koude sensaties op de onderbuik; kloppen op de onderbuik (gedurende tien minuten); wrijven aan de binnenkant van een dij.

2h Bij overloopincontinentie: aanleren van katheterisatievaardigheden, eventueel ook aan familieleden.

2i Voorlichting geven over het meest geschikte incontinentiemateriaal en het gebruik daarvan.

2j Stimuleren en begeleiden van het opbouwen van vroegere taken en/of contacten.

2k Informeren van familieleden over de incontinentie en de behandelingsmogelijkheden.

3   Beoordeling

3a Observeren en rapporteren van veranderingen van incontinentie tijdens de behandeling.

3b Vochtbalans bijhouden en letten op voldoende vochtinname (1,5 tot 2 liter).

3c Beoordelen van het hanteren van incontinentiemateriaal.

3d Beoordelen van inzicht in en acceptatie van de incontinentie.

3e Observeren/rapporteren en voorkomen van mogelijke gevolgen van incontinentie (bijvoorbeeld huidirritaties, infecties).

3f Regelmatig controleren van kathetermateriaal.

4   Management van persoonlijke zorg

4a Zorg dragen voor de aanwezigheid van adequaat incontinentiemateriaal.

4b Zorg dragen voor privacy en een rustige omgeving tijdens de verzorging.

4.1.1 Onvoldoende lichaamsverzorging (ICIDH b 33/34)

A Verpleegkundige diagnostische termen
* *Definitie:* Beperking in de persoonlijke hygiëne en het kleden.

*	*Beïnvloedende factoren*	*	*Kenmerken en aanwijzingen*
a	psychose	1	onverzorgd uiterlijk
b	neuromusculaire aandoening	2	zelfverwaarlozing
c	cognitieve aandoening	3	vuile kleding
d	wanen	4	onwelriekendheid
e	lage zelfwaardering	5	onvermogen zich geheel of gedeeltelijk zelf te wassen en/of te verzorgen
f	angst		
g	depressie	6	weigering zich te wassen of verzorgen
h	watervrees	7	huidinfecties
i	pijn	8	jeuk
j	verminderd uithoudingsvermogen	9	smetplekken
k	lichamelijke handicap		
l	afwijkende cultuurgebonden waarden en normen		

B Verpleegdoelen
1 *Cognitieve verpleegdoelen*
1a Verwoordt tekortkomingen in de lichaamsverzorging.
2 *Affectieve/sociale verpleegdoelen*
2a Toont een toenemende verantwoordelijkheid ten aanzien van de eigen lichaamsverzorging door het onderkennen van eigen behoeften en mogelijkheden.
3 *Psychomotorische verpleegdoelen*
3a Voert activiteiten op het gebied van lichaamsverzorging zelfstandig uit.
3b Demonstreert nieuwe vaardigheden bij de uitvoering van de lichaamsverzorging.
3c Voert de lichaamsverzorging uit met de in de interventies afgesproken ondersteuning.

C Verpleegkundige interventies
1 *Directe zorg*
1a De patiënt stimuleren om zo zelfstandig mogelijk activiteiten op het gebied van zelfverzorging te verrichten.
1b Positief bekrachtigen van eigen initiatieven van de patiënt.
1c Overnemen van activiteiten die de patiënt niet (meer) zelfstandig kan verrichten.
2 *Training*
2a Instructies geven ten aanzien van hygiëne en zelfverzorging.
2b Aanleren van vaardigheden die de zelfverzorging vergemakkelijken.
3 *Beoordeling*
3a Observeren en rapporteren van veranderingen in de zelfverzorging.
4 *Management van persoonlijke zorg*
4a Een veilige en rustige omgeving creëren.
4b In overleg met de patiënt een gestructureerd zelfverzorgingsprogramma opstellen.

4.2.1 Inactiviteit/bezigheidsbeperking (ICIDH b 18)

A Verpleegkundige diagnostische termen
* *Definitie:* Een verstoord vermogen om activiteiten te organiseren en/of uit te voeren.

*	*Beïnvloedende factoren*	*	*Kenmerken en aanwijzingen*
a	neurologische aandoening	1	voert geen bezigheden uit
b	schizofrenie	2	slaapt veelvuldig overdag
c	lichamelijke aandoening	3	is passief
d	dementie	4	is lusteloos
e	verstoord dag-nachtritme	5	is apathisch
f	depressie	6	heeft een verminderde ADL
g	ongemotiveerdheid	7	heeft geen vrijetijdsbesteding
h	verstoorde sociale vaardigheden	8	is initiatiefloos
i	fysieke handicap	9	uit zich negatief omtrent zijn eigen mogelijkheden
j	hospitalisatie		
k	isolatie of separatie		
l	door omgeving ingeperkte mogelijkheid		

B Verpleegdoelen
1 Cognitieve verpleegdoelen
1a Geeft aan de eigen inactiviteit te herkennen.
1b Verwoordt factoren die leiden tot inactiviteit.
2 Affectieve/sociale verpleegdoelen
2a Toont in toenemende mate interesse en plezier in het organiseren en uitvoeren van activiteiten.
3 Psychomotorische verpleegdoelen
3a Voert een (vast) activiteitenprogramma uit, aansluitend bij de eigen behoeften.
3b Neemt initiatief tot het doen van activiteiten.

C Verpleegkundige interventies
1 Directe zorg
1a Samen met de patiënt een dagprogramma opstellen.
1b De patiënt stimuleren om activiteiten te ondernemen.
1c De patiënt begeleiden bij het ondernemen van activiteiten.
1d Grenzen vaststellen ten aanzien van minimale activiteiten binnen het leefmilieu.
1e Samen met de patiënt een concreet stappenplan opstellen rondom te ondernemen activiteiten.
1f De patiënt vragen welke betrokkenheid hij wenst van zijn naasten.
1g De naasten vragen op welke wijze zij betrokken willen zijn bij de zorg en behandeling van de patiënt door middel van de familiekaart.
1h Het verstrekken van algemene informatie aan naastbetrokkenen.
1i Het verstrekken van persoonsgebonden informatie aan naastbetrokkenen met toestemming van de patiënt.
2 Training
2a Inzichtgevende gesprekken voeren over de inactiviteit van de patiënt en de factoren die daartoe leiden.
2b Informatie verstrekken over het activiteitenaanbod.
2c Ondersteuning bieden bij het vinden van voor de patiënt betekenisvolle activiteiten.
2d Ondersteunen bij het verwerken van teleurstellingen ten gevolge van 'mislukte' activiteiten.
2e In gesprekken de eigen motivatie en uitvoering van activiteiten door de patiënt stimuleren en positief bekrachtigen.
2f Met de patiënt bespreken van de mogelijkheden en wensen tot participatie in de zorg en behandeling van naasten.
3 Beoordeling
3a Observeren en rapporteren van het initiatief tot het ondernemen of uitvoeren van activiteiten.
3b Observeren en rapporteren van een toe- of afname van activiteiten.
4 Management van persoonlijke zorg
4a Creëren van een omgeving die motiverend is voor de patiënt.
4b Creëren van een voor de patiënt gestructureerde omgeving.

4.2.2 Dwanghandelingen (ICIDH s 29.5)

A Verpleegkundige diagnostische termen
* *Definitie (samengesteld):* Stoornis in de wil die zich kenmerkt door het missen van controle over eigen handelingen (met name het stoppen hiermee).

* *Beïnvloedende factoren*	* *Kenmerken en aanwijzingen*
a multipersoonlijkheidssyndroom (MPS)	1 bezwerende handelingen
b organisch psychosyndroom	2 herhaling van handelingen (juist als ze niet meer bij
c psychose	de situatie passen)
e schizofrenie	3 niet te controleren of reguleren handelingen
f schizoaffectieve aandoening	4 niet te stoppen handelingen
g andere cognitieve stoornis	5 angst als handelingen voortijdig worden afgebroken
h verstandelijke handicap	6 gefixeerd zijn op de dwanghandeling
i dementie	
j angst	
k borderline-persoonlijkheidsstoornis	
l neurotische persoonlijkheidsstoornis	
m andere persoonlijkheidsstoornis	
n beperking in *coping*-vaardigheden	
o sociaal isolement	
p interpersoonlijk conflict	
q (emotionele) stress	

B Verpleegdoelen
1 Cognitieve verpleegdoelen
1a Herkent de eigen dwanghandelingen door middel van het benoemen van de kenmerken.
1b Herkent factoren of situaties die leiden tot een toename van dwanghandelingen en kan deze benoemen.
2 Affectieve/sociale verpleegdoelen
2a Bespreekt gevoelens die samenhangen met de dwanghandelingen.
2b Voelt zich niet belemmerd door de dwanghandelingen in het aangaan van sociale contacten.
3 Psychomotorische verpleegdoelen
3a Demonstreert een afname van dwanghandelingen en toename van adequate handelingen die bij de situatie passen.
3b Is in staat de normale activiteiten uit te voeren zonder last te hebben van de dwanghandelingen.
3c Is in staat zichzelf te corrigeren als de dwanghandelingen terugkeren.

C Verpleegkundige interventies
1 Directe zorg
1a Aanbieden van activiteiten overdag, bij voorkeur in een dagprogramma dat samen met de patiënt is opgesteld.
1b Aanbieden van ontspanningsactiviteiten en de patiënt hierbij begeleiden (joggen, zwemmen, fietsen enzovoort).
1c Minimale aandacht schenken aan de dwanghandelingen.
1d Positief bekrachtigen van adequaat gedrag.
1e Ervaringsdeskundigheid van de patiënt integreren in de verpleegkundige zorg.
1f De patiënt vragen naar de aanwezigheid van een crisiskaart.
1g Nazien of de patiënt een signaleringsplan heeft.
1h De patiënt in contact brengen met lotgenoten/lotgenotengroepen en zelfhulpgroepen.
1i De patiënt vragen welke betrokkenheid hij wenst van zijn naasten.
1j De naasten vragen op welke wijze zij betrokken willen zijn bij de zorg en behandeling van de patiënt door middel van de familiekaart.
1k Het verstrekken van algemene informatie aan naastbetrokkenen.
1l Het verstrekken van persoonsgebonden informatie aan naastbetrokkenen met toestemming van de patiënt.

4.2.2 Dwanghandelingen (ICIDH s 29.5)

2 *Training*

2a Stimuleren van de patiënt om over de dwanghandelingen te praten.

2b De patiënt vragen naar ervaringsdeskundigheid ten aanzien van verpleegkundige diagnose.

2c Met de patiënt de crisiskaart doornemen op relevantie.

2d De patiënt de mogelijkheid aanbieden een crisiskaart te maken.

2e Met de patiënt het signaleringsplan doornemen op relevantie.

2f Met de patiënt een signaleringsplan maken.

2g Met de patiënt bespreken van de mogelijkheden en wensen tot participatie in de zorg en behandeling van naasten.

2h Inzichtgevende gesprekken voeren over de functie van dwanghandelingen in het dagelijks leven van de patiënt.

2i Aanleren van technieken die gedachten stoppen en afleiden, en deze oefenen in gepaste situaties of rollenspel.

3 *Beoordeling*

3a Observeren en rapporteren van situaties waarin een toe- of afname van dwanghandelingen geconstateerd kan worden.

3b Beoordelen van de mate van inzicht van de patiënt in de eigen dwanghandelingen.

4 *Management van persoonlijke zorg*

4a Voorkomen dat de omgeving op een negatieve manier reageert door in overleg met de patiënt informatie te verstrekken over het fenomeen dwanghandelingen in het algemeen.

4b Aanbieden van een veilige en rustige omgeving.

4.2.3 Gebrek aan initiatief (ICIDH s 27.0)

A Verpleegkundige diagnostische termen

* *Definitie:* Stoornis in het uitvoeren van onafhankelijke en spontane handelingen en in het tonen van een eigen stellingname.

* *Beïnvloedende factoren*	* *Kenmerken en aanwijzingen*
a psychose	1 geen eigen mening uiten
b schizofrenie	2 geen spontane kritiek uiten
c schizoaffectieve stoornis	3 nooit meningsverschillen hebben
d dementie	4 geen bij de situatie passende handelingen verrichten
e depressie	(bijvoorbeeld het openen van deuren, het oprapen
f lage zelfwaardering	van voorwerpen)
g hevige angst	5 voornamelijk handelingen verrichten uit gewoonte of
h bipolaire stemmingsstoornis	na een verzoek of opdracht
i ervaren van het verlies van controle over het eigen	6 zelden of nooit vragen stellen
leven	7 zelden of nooit verzoeken doen
j identiteitsproblematiek	8 zelden of nooit activiteiten spontaan ondernemen
k gebrek aan kennis/vaardigheden	
l ongemotiveerdheid	
m verstoord *coping*-patroon	
n verstoring in de sociale vaardigheden	
o sociaal isolement	
p conflictueuze omgeving	
q situationele crisis	
r gebrek aan prikkels uit de omgeving	
s onverwerkte traumatische ervaringen	
t gebruik van medicatie	
u sedatie	

B Verpleegdoelen

1 Cognitieve verpleegdoelen

1a Herkent het eigen gebrek aan initiatief en is in staat dit te benoemen.

1b Herkent oorzaken of factoren die geleid hebben tot het gebrek aan initiatief en benoemt deze.

2 Affectieve/sociale verpleegdoelen

2a Toont een toename van initiatief, hetgeen zich verhoudt tot de gangbare sociale normen en waarden.

2b Komt op voor zichzelf binnen de eigen sociale context.

3 Psychomotorische verpleegdoelen

3a Voert handelingen uit zonder daarbij eerst aangespoord te moeten worden.

3b Toont een eigen stellingname.

3c Zoekt zelfstandig mensen op en/of maakt gebruik van activiteiten die een stimulerend effect hebben.

C Verpleegkundige interventies

1 Directe zorg

1a Samen met de patiënt initiatieven bespreken en de patiënt hierin stimuleren.

1b Een actief-afwachtende houding aannemen in de dagelijkse activiteiten die de patiënt behoort te ondernemen.

1c Vooraf afspraken maken met de patiënt over activiteiten die van hem verwacht worden en initiatief dat verwacht wordt.

1d Wijzen op het niet nakomen van gezamenlijk overeengekomen afspraken.

1e Positief bekrachtigen van initiatief.

2 Training

2a De patiënt confronteren met het gebrek aan initiatief in concrete situaties.

2b Inzichtgevende gesprekken voeren omtrent het gebrek aan initiatief waarin onder andere de volgende aspecten aan bod komen:

- mogelijke factoren die het gebrek aan initiatief beïnvloeden;
- kenmerken en aanwijzingen waaruit het gebrek aan initiatief zichtbaar wordt;
- gangbare verwachtingspatronen binnen de sociale context omtrent initiatief.

2c Trainen van het initiatief door middel van onder andere rollenspelen of vooraf afgesproken acties.

2d In discussies stellingname van de patiënt uitlokken.

4.2.3   Gebrek aan initiatief (ICIDH s 27.0)

3   Beoordeling

3a Observeren en rapporteren van het gedrag van de patiënt binnen de groep en/of tijdens gezamenlijke activiteiten.

3b Beoordelen van het inzicht van de patiënt in het eigen gebrek aan initiatief en zijn motivatie om dit te veranderen.

4   Management van persoonlijke zorg

4a Een uitdagende maar tevens veilige omgeving creëren.

4.3.1 Beperking in de voortbeweging (ICIDH b 4)

A Verpleegkundige diagnostische termen
* *Definitie:* Beperking in het uitvoeren van omschreven activiteiten die verbonden zijn met de verplaatsing van de betrokkene.

* *Beïnvloedende factoren*	* *Kenmerken en aanwijzingen*
a chorea van Huntington	1 beperking in het lopen
b ziekte van Pick	2 problemen bij het in bed gaan liggen of zitten
c dwarslaesie	3 problemen bij het in een stoel gaan zitten of van een
d andere neurologische aandoeningen	stoel opstaan
e psychogene stupor	4 problemen bij het staan
f hevige angst	5 problemen met veranderingen in de stahouding
g hemiplegie	6 problemen bij het bereiken van een bed of stoel
h andere stoornissen van het bewegingsapparaat	7 andere verplaatsingsbeperkingen zoals...
i pijn	8 noodzaak tot het gebruik van hulpmiddelen
j zwakte	
k verminderd uithoudingsvermogen	
l handicap in de mobiliteit	
m barrières en drempels	

B Verpleegdoelen
1 Cognitieve verpleegdoelen
1a Herkent en benoemt factoren die leiden tot een toe- of afname van beperkingen in het voortbewegen.
2 Affectieve/sociale verpleegdoelen
2a Geeft aan de beperkingen in het voortbewegen te accepteren.
2b Ervaart ondanks de beperkingen in het voortbewegen optimale autonomie en zelfbeschikking.
3 Psychomotorische verpleegdoelen
3a Voert ADL-activiteiten uit op een optimaal zelfstandig niveau.
3b Is in staat zich zo zelfstandig mogelijk voort te bewegen.
3c Gebruikt de verstrekte hulpmiddelen en adviezen om zich op een zo effectief mogelijke wijze voort te bewegen.

C Verpleegkundige interventies
1 Directe zorg
1a Met de patiënt en betrokken andere disciplines een trainingsprogramma opstellen (het trainingsprogramma omschrijven).
1b Met de patiënt en eventuele andere hulpverleners het volgende programma uitvoeren: (omschrijving van de uitvoering van het trainingsprogramma...).
1c De patiënt begeleiden bij het voortbewegen.
1d Het voortbewegen overnemen door de rolstoel te duwen.
1e Met de patiënt vorderingen en/of achteruitgang bespreken.
2 Training
2a De patiënt leren om te gaan met de beperkingen in het voortbewegen.
2b De patiënt leren om te gaan met eigen mogelijkheden en onmogelijkheden (wat kan ik nog wel, wat kan ik niet meer...).
2c De patiënt leren om te gaan met hulpmiddelen (rolstoel, looprekje, rollator enzovoort).
3 Beoordeling
3a Observeren en rapporteren van een toe- of afname van kenmerken en aanwijzingen met betrekking tot de beperking in het voortbewegen.
4 Management van persoonlijke zorg
4a Ervoor zorgen dat alles wat de patiënt nodig heeft in zijn directe omgeving aanwezig en voor hem bereikbaar is (schakel zo nodig een ergo- of fysiotherapeut in).
4b Zorgen voor een omgeving met vrije doorgangen, zonder drempels, met brede deuropeningen, makkelijk te openen deuren, enzovoort.
4c Ervoor zorgen dat eventuele loophulpmiddelen schoon zijn en in goede staat verkeren (goed werkende remmen, harde banden, soepel lopende lagers, enzovoort).

5.1 Verstoord slaappatroon (ICIDH s 22)

A Verpleegkundige diagnostische termen
* *Definitie:* Verstoring in de kwaliteit en kwantiteit van het slaappatroon. (Hieronder wordt niet verstaan een verstoord dag-nachtritme.)

*	*Beïnvloedende factoren*	*	*Bepalend kenmerk*
a	psychose	1	inslaapproblemen
b	lichamelijke aandoening	*	*Aanwijzingen*
c	verslaving aan alcohol of drugs	2	doorslaapproblemen
d	angst	3	overmatig slapen
e	depressie	4	vroeg wakker worden
f	pijn	5	veelvuldig onderbroken slaap
g	emotionele stress	6	sufheid overdag
h	lawaai	7	vermoeidheid overdag
i	onregelmatig leef- of werkpatroon	8	concentratieproblemen
j	sociale problematiek		
k	oncomfortabele slaapaccommodatie		

B Verpleegdoelen
1 Cognitieve verpleegdoelen
1a Verwoordt factoren die leiden tot slaapstoornissen.
2 Affectieve/sociale verpleegdoelen
2a Ervaart een toename in welbevinden ten gevolge van verbeteringen in het slaappatroon.
3 Psychomotorische verpleegdoelen
3a Valt binnen... minuten in slaap.
3b Geniet een dusdanige nachtrust dat het functioneren overdag optimaal is.
3c Slaapt het voor hem/haar benodigde aantal uren aaneengesloten.

C Verpleegkundige interventies
1 Directe zorg
1a Verminderen of opheffen van factoren die de slaap ontwrichten.
1b De mogelijkheid scheppen om met de patiënt eventuele zorgen, stresssituaties of angsten die overdag spelen door te spreken.
1c Een duidelijke dagstructuur aanbieden waarin de patiënt de nodige activiteiten heeft.
1d Duidelijke afspraken maken met de patiënt omtrent bedtijden en hem ondersteunen in de naleving hiervan.
1e De patiënt stimuleren geen koffie, thee of andere stimulantia te gebruiken voor het naar bed gaan.
1f Zo nodig aanbieden van medicatie op voorschrift van een arts.
2 Training
2a Inzichtgevende gesprekken voeren over het ondernemen van rustgevende activiteiten vóór het slapen, zoals het lezen van ontspannende literatuur, het nemen van een douche of het drinken van een beker warme melk.
3 Beoordeling
3a Observeren en rapporteren van het slaap-waakpatroon.
3b Observeren en rapporteren van de werking van medicatie.
4 Management van persoonlijke zorg
4a Creëren van een rustige en veilige omgeving 's nachts.

5.2 Verstoord dag-nachtritme (ICIDH s 22.6)

A Verpleegkundige diagnostische termen

* *Definitie:* Verstoring van het slaap-waakritme door verandering van het dagdeel waarin geslapen wordt. (Dit is exclusief slaapstoornissen.)

*	*Beïnvloedende factoren*	*	*Kenmerken en aanwijzingen*
a	lichamelijke aandoening	1	's nachts wakker zijn
b	psychose	2	veelvuldig dutten overdag
c	dementie	3	's nachts actief zijn
d	bipolaire stemmingsstoornis	4	overdag inactief zijn
e	depressie	5	vermoeidheid
f	manie	6	rusteloosheid
g	angst	7	verhoogde gespannenheid
h	sociaal isolement	8	verminderde alertheid
i	onregelmatig leef- en werkpatroon	9	euforie
j	gebruik van genotmiddelen	10	verlaagde stresstolerantie
k	gebruik van medicatie		

B Verpleegdoelen

1 Cognitieve verpleegdoelen

1a Geeft aan de verstoring in het dag-nachtritme en de gevolgen daarvan te herkennen.

1b Verwoordt factoren die leiden tot een verstoord dag-nachtritme.

2 Affectieve/sociale verpleegdoelen

2a Verwoest een toename in welbevinden als gevolg van stabilisatie dag-nachtritme.

3 Psychomotorische verpleegdoelen

3a Het dag-nachtritme is hersteld (er zijn geen kenmerken meer aanwezig).

3b Laat activiteiten zien die een goed dag-nachtritme bevorderen.

C Verpleegkundige interventies

1 Directe zorg

1a Samen met de patiënt een dagprogramma opstellen met duidelijke afspraken omtrent bedtijden en met voldoende activiteiten overdag.

1b Ondersteuning bieden in het 's ochtends opstaan en het 's avonds naar bed gaan.

1c Voorkomen dat de patiënt overdag op bed ligt.

1d Zaken aanbieden die de nachtrust bevorderen zoals medicatie, ontspanningsoefeningen, warme melk.

2 Training

2a Inzichtgevende gesprekken voeren over factoren die leiden tot het verstoorde dag-nachtritme en de gevolgen daarvan.

2b De patiënt stimuleren om 's avonds geen koffie, thee, nicotine of andere stimulantia te gebruiken.

3 Beoordeling

3a Observeren en rapporteren van veranderingen in het dag-nachtritme.

3b Observeren en rapporteren van het effect van de factoren die de nachtrust bevorderen (inclusief medicatie).

4 Management van persoonlijke zorg

4a Zorgen voor een rustige slaapomgeving 's nachts.

4b Creëren van een prikkelende, stimulerende, activerende omgeving overdag.

5.3.1 Rusteloosheid (ICIDH s 26.82)

A Verpleegkundige diagnostische termen
* *Definitie:* Verstoring van het gevoelsleven waardoor de betrokkene niet de noodzakelijke rust kan nemen.

*	*Beïnvloedende factoren*	*	*Kenmerken en aanwijzingen*
a	psychose	1	motorische onrust
b	neurologische aandoening	2	irritatie
c	angst	3	agitatie
d	hallucinaties	4	veel en druk praten
e	dementie	5	veel en druk gebaren maken
f	paranoïde wanen	6	verminderde concentratie
g	dwanggedachten	7	opwinding
h	persoonlijkheidsstoornis	8	niet luisteren naar anderen
i	bipolaire stemmingsstoornis	9	verhoogde gespannenheid
j	manie	10	activiteiten niet afmaken
k	verstoord dag-nachtritme		
l	onthouding van alcohol		
m	onthouding van drugs		
n	gebruik of onthouding van psychofarmaca		

B Verpleegdoelen
1 Cognitieve verpleegdoelen
1a Geeft aan kenmerken van rusteloosheid bij zichzelf te herkennen.
1b Verwoordt factoren die leiden tot rusteloosheid.
2 Affectieve/sociale verpleegdoelen
2a Is rustig in situaties die voorheen gevoelens van rusteloosheid opriepen.
3 Psychomotorische verpleegdoelen
3a Neemt de voor zichzelf noodzakelijke rust.

C Verpleegkundige interventies
1 Directe zorg
1a Corrigeren van rusteloos gedrag dat de patiënt belemmert in zijn functioneren.
1b Een duidelijke dagstructuur aanbrengen.
1c Rustmomenten of andere ontspannende activiteiten aanbieden gedurende de dag.
1d Contact blijven houden (visueel en/of fysiek) met de patiënt.
1e Voorbeeldgedrag tonen door zacht te praten en langzaam en rustig bewegen.
1f Vooraf afgesproken ondersteunende medicatie aanbieden.
1g Met de patiënt en eventueel relevante disciplines (psychomotorisch therapeut, fysiotherapeut, ergotherapeut, activiteitenbegeleider) een 'ontspanningsprogramma' opstellen.
2 Training
2a De patiënt richtlijnen geven bij het zich eigen maken van ontspanningstechnieken (ademhaling, massage, houding).
2b Inzichtgevende gesprekken voeren met de patiënt om zijn eigen rusteloosheid en factoren die daartoe leiden te (h)erkennen.
3 Beoordeling
3a Observeren en rapporteren van factoren die de rusteloosheid bevorderen of verminderen.
4 Management van persoonlijke zorg
4a Zorgen voor zacht licht, rustgevende muziek/geluiden, en een comfortabele rustgevende ruimte: voorkom sensorische deprivatie!!

6.1.1 Hallucinaties (ICIDH s 23.2)

A Verpleegkundige diagnostische termen
* *Definitie:* Verstoring van de waarneming, geuit in denkbeeldige waarnemingen die niet berusten op objectief waarneembare zintuiglijke prikkels.

* *Beïnvloedende factoren*
a neurologische aandoening
b schizofrenie
c psychose
d dementie
e druggebruik of -onthouding
f alcoholgebruik of -onthouding
g persoonlijkheidsstoornis
h manie
i delier
j ernstige angst of paniek
k ernstige stress
l hoge koorts

* *Bepalend kenmerk*
1 verwoorden van denkbeeldige waarnemingen (gezichts-, gehoors-, gevoels-, smaak-, reukwaarnemingen)
* aanwijzingen
2 luisterende houding zonder prikkels van buitenaf
3 in dialoog gaan met niet-aanwezige personen
4 plotseling stoppen met spreken of met een handeling
5 gericht kijken naar zaken die niet objectief waarneembaar zijn
6 verkeerd interpreteren
7 verstoorde realiteitszin
8 onbeïnvloedbare gedachtegang
9 compenseren van hallucinaties door bijvoorbeeld parfumdoekjes, krabben, overstemmen (bij het horen van stemmen)
10 onverklaarbaar gedrag
11 angst
12 achterdocht
13 agitatie
14 agressief gedrag
15 verstoorde concentratie

B Verpleegdoelen
1 Cognitieve verpleegdoelen
1a Toont in toenemende mate inzicht in en kennis over de eigen hallucinaties door deze te verwoorden.
1b Verwoordt factoren die leiden tot hallucinaties.
2 Affectieve/sociale verpleegdoelen
2a Geeft aan een vermindering van hallucinaties te ervaren.
2b Geeft aan de hallucinaties als een onderdeel van de eigen persoonlijkheid te ervaren en accepteert dit.
3 Psychomotorische verpleegdoelen
3a Zintuiglijke waarnemingen zijn reëel en verifieerbaar.
3b Functioneert zonder zichtbaar last te hebben van hallucinaties.
3c Laat zien strategieën ontwikkeld te hebben om met de voor hem/haar negatieve gevolgen van hallucinaties te kunnen omgaan.

C Verpleegkundige interventies
1 Directe zorg
1a Opbouwen van een therapeutische relatie door de toewijzing van patiënten en het voeren van individuele gesprekken.
1b De patiënt op een rustgevende en angstreducerende manier benaderen.
1c De patiënt benaderen met een lage *expressed emotion* (terughoudendheid betreffende kritiek en betrokkenheid).
1d Ondersteuning bieden in zelfzorgactiviteiten daar waar de patiënt door hallucinaties wordt belemmerd.
1e Hallucinaties van de patiënt niet ontkennen, maar ook niet bekrachtigen.
1f De aandacht van de patiënt richten op het hier-en-nu.
1g Afleiding aanbieden in de vorm van activiteiten.
1h Zorgen voor een duidelijke dagstructuur en een evenwichtig dagactiviteitenprogramma.
1i Spreken in eenvoudige en concrete taal, waarbij de gesprekstijd begrensd is.
1j Corrigeren van gedrag dat voortkomt uit hallucinaties en dat niet acceptabel is.
1k Ervaringsdeskundigheid van de patiënt integreren in de verpleegkundige zorg.
1l De patiënt vragen naar de aanwezigheid van een crisiskaart.
1m Nazien of de patiënt een signaleringsplan heeft.
1n De patiënt in contact brengen met lotgenoten/lotgenotengroepen en zelfhulpgroepen.
1o De omgeving van de patiënt aanpassen aan de copingsmogelijkheden/mate waarin de patiënt stress kan hanteren.
1p Met de patiënt bespreken wat hij nodig heeft aan ondersteuning of aanpassing in zijn omgeving om de mate van bescherming te verlagen.

6.1.1 Hallucinaties (ICIDH s 23.2)

1q Volgens *stepped care*-principe High Care en Beschermende omgeving aanbieden of opleggen zo veel en zo lang als nodig, maar niet meer of langer dan noodzakelijk.

1r Volgens *stepped care*-principe en volgens protocol Middelen en Maatregelen, High Care en beschermende omgeving opleggen als de patiënt niet autonoom regie kan voeren over eigen gedrag.

1s De patiënt vragen welke betrokkenheid hij wenst van zijn naasten.

1t De naasten vragen op welke wijze zij betrokken willen zijn bij de zorg en behandeling van de patiënt door middel van de familiekaart.

1u Het verstrekken van algemene informatie aan naastbetrokkenen.

1v Het verstrekken van persoonsgebonden informatie aan naastbetrokkenen met toestemming van de patiënt.

1w Op voorschrift van een arts verstrekken van medicatie.

1x De patiënt motiveren tot het innemen van de medicatie.

2 *Training*

2a Ondersteunen in het leren omgaan met geïdentificeerde beïnvloedende factoren.

2b Aanleren van probleemoplossende methoden.

2c De patiënt gedoseerd stimuleren om over ervaringen, belevingen en gedachten te praten.

2d Ondersteunen in het inzicht krijgen in eigen hallucinaties en factoren die tot toename daarvan leiden.

2e Met de patiënt bespreken welke randvoorwaarden gerealiseerd moeten worden om hem in staat te stellen autonoom regie te voeren over het eigen gedrag.

2f De patiënt vragen naar ervaringsdeskundigheid ten aanzien van verpleegkundige diagnose.

2g Met de patiënt de crisiskaart doornemen op relevantie.

2h De patiënt de mogelijkheid aanbieden een crisiskaart te maken.

2i Met de patiënt het signaleringsplan doornemen op relevantie.

2j Met de patiënt een signaleringsplan maken.

2k Voorlichting geven omtrent het gebruik van medicatie (inname, werking en eventuele bijwerkingen).

2l Strategieën aanleren in het omgaan met hallucinaties; bijvoorbeeld het gebruik van een walkman, afleiding zoeken, zich terugtrekken.

2m Het sociale systeem van de patiënt ondersteunen door uitleg te geven over de betekenis van de hallucinaties en de gehanteerde benaderingswijzen.

2n Met de patiënt bespreken van de mogelijkheden en wensen tot participatie in de zorg en behandeling van naasten.

3 *Beoordeling*

3a Observeren en rapporteren van het optreden van hallucinaties en de gevolgen daarvan, zoals angst, stress en contacten met anderen.

3b Observeren en rapporteren van kenmerken en aanwijzingen waaruit afleidbaar is dat de hallucinaties toe- of afnemen.

3c Observeren en rapporteren van de inname van medicatie, en de werking en eventuele bijwerkingen ervan.

4 *Management van persoonlijke zorg*

4a Creëren van een veilig en beschermend leefmilieu.

4b Voorzien en voorkomen van situaties die voor een toename van de hallucinaties zorgen.

4c Zorgen voor één-op-éénbegeleiding.

4d Ervoor zorgen dat de omgeving beperkingen van de patiënt accepteert indien de hallucinaties aanwezig blijven.

6.2.1.1 Verstoorde concentratie (ICIDH s 24.1)

A Verpleegkundige diagnostische termen
* *Definitie:* Verstoring in het vermogen om gedurende langere tijd de aandacht bij hetzelfde onderwerp te houden.

* *Beïnvloedende factoren*	* *Kenmerken en aanwijzingen*
a neurologische aandoening	1 activiteiten niet afmaken
b Korsakoff-syndroom	2 snel afgeleid zijn
c psychose	3 verminderd waakzaam zijn
d cognitieve stoornis	4 verminderd alert zijn
e dementie	5 gedachtevlucht
f manie	6 onsamenhangend denken
g depressie	7 onrustig zijn
h alcoholgebruik of -onthouding	
i druggebruik of -onthouding	
j hevige angst	
k oververmoeidheid	
l gebruik van sedativa	

B Verpleegdoelen
1 *Cognitieve verpleegdoelen*
1a Is zich bewust van de verstoring in de concentratie en kan deze verwoorden.
1b Verwoordt factoren die leiden tot een verstoorde concentratie.
2 *Affectieve/sociale verpleegdoelen*
2a Verwoordt een toename in welbevinden als gevolg van verbeterde concentratie.
3 *Psychomotorische verpleegdoelen*
3a Is in staat de aandacht gedurende de daarvoor noodzakelijke tijd bij hetzelfde onderwerp te houden.
3b Is in staat om ondanks concentratieproblemen zo optimaal mogelijk te functioneren binnen de eigen mogelijkheden.

C Verpleegkundige interventies
1 *Directe zorg*
1a De patiënt corrigeren en betrekken bij het onderwerp wanneer zijn aandacht verslapt.
1b Samen met de patiënt een dagprogramma opstellen waarin de concentratie geprikkeld, maar niet overbelast wordt.
1c Proberen contact te houden met de patiënt (visueel, verbaal).
2 *Training*
2a Trainen van technieken die de concentratie vergroten.
2b Inzichtgevende gesprekken voeren betreffende factoren die de verstoring van de concentratie kunnen beïnvloeden.
3 *Beoordeling*
3a Observeren en rapporteren van veranderingen in de concentratie.
4 *Management van persoonlijke zorg*
4a Zorgen voor een veilige, rustige, overzichtelijke omgeving die de aandacht niet te veel opeist.
4b Prikkels uit de omgeving proberen te doseren.

6.2.1.2 Verstoorde besluitvorming (ICIDH s 27.7)

A Verpleegkundige diagnostische termen
* *Definitie:* Een stoornis in het kiezen en beslissen om een actie uit te voeren.

*	*Beïnvloedende factoren*	*	*Kenmerken en aanwijzingen*
a	schizofrenie	1	(blijven) twijfelen tussen keuzes
b	psychose	2	zich afhankelijk opstellen
c	neurologische aandoening	3	onzeker overkomen
d	verstandelijke handicap	4	geen 'nee' kunnen zeggen
e	dementie	5	besluiten voortdurend herzien
f	andere cognitieve stoornissen	6	chaotisch gedrag vertonen
g	lage zelfwaardering	7	verwoorden van ongemakkelijkheid bij het maken van
h	depressie		keuzes
i	bipolaire stemmingsstoornis	8	verwoorden van bezorgdheid wanneer een besluit
j	neurotische persoonlijkheidsstoornis		moet worden genomen
k	dilemma tussen persoonlijke en maatschappelijke	9	verwoorden van ongewenste gevolgen van alle
	waarden		mogelijkheden
l	gebrek aan kennis en vaardigheden	10	twijfelen aan persoonlijke competentie, waarden en
m	negatieve ervaringen		opvattingen
n	traumatische ervaringen	11	vermijdingsgedrag vertonen
o	onvoldoende ondersteuning	12	traag reageren
p	onvoldoende informatie	13	lichamelijke symptomen van grote bezorgdheid of
q	onacceptabele alternatieven (als de alternatieven		stress vertonen
	niet acceptabel zijn waardoor er geen besluit te	14	angstig zijn
	nemen is)		

B Verpleegdoelen
1 Cognitieve verpleegdoelen
1a Geeft aan voldoende geïnformeerd te zijn over het te nemen besluit, de alternatieven en de gevolgen van het te nemen besluit.
1b Herkent en benoemt kenmerken van een verstoorde besluitvorming.
1c Herkent en benoemt factoren die leiden tot verstoorde besluitvorming.
1d Toont aan een realistisch beeld te hebben van de consequenties van de te nemen besluiten.
2 Affectieve/sociale verpleegdoelen
2a Is in staat de gevolgen van te nemen (of genomen) besluiten te waarderen in termen van goed, minder goed, niet goed.
2b Is achteraf tevreden met het genomen besluit.
3 Psychomotorische verpleegdoelen
3a Neemt beslissingen en voert deze ook uit.

C Verpleegkundige interventies
1 Directe zorg
1a Besluiten nemen voor de patiënt zoals die ze zelf genomen zou kunnen hebben. Zorg in dit geval voor goede rapportage en eventuele juridische maatregelen (IBS, RM, M&M, curatele, onderbewindstelling enzovoort).
1b Ervaringsdeskundigheid van de patiënt integreren in de verpleegkundige zorg.
1c De patiënt vragen naar de aanwezigheid van een crisiskaart.
1d Nazien of de patiënt een signaleringsplan heeft.
1e De patiënt in contact brengen met lotgenoten/lotgenotengroepen en zelfhulpgroepen.
1f De patiënt vragen welke betrokkenheid hij wenst van zijn naasten.
1g De naasten vragen op welke wijze zij betrokken willen zijn bij de zorg en behandeling van de patiënt door middel van de familiekaart.
1h Het verstrekken van algemene informatie aan naastbetrokkenen.
1i Het verstrekken van persoonsgebonden informatie aan naastbetrokkenen met toestemming van de patiënt.
1j Mantelzorgverleners/partner/ouders/kinderen/mentor vragen (een) besluit(en) te nemen zoals de patiënt die zelf genomen zou hebben.

6.2.1.2   Verstoorde besluitvorming (ICIDH s 27.7)

2   Training

2a De patiënt vragen naar ervaringsdeskundigheid ten aanzien van verpleegkundige diagnose.

2b Met de patiënt de crisiskaart doornemen op relevantie.

2c De patiënt de mogelijkheid aanbieden een crisiskaart te maken.

2d Met de patiënt het signaleringsplan doornemen op relevantie.

2e Met de patiënt een signaleringsplan maken.

2f Met de patiënt bespreken van de mogelijkheden en wensen tot participatie in de zorg en behandeling van naasten.

2g De patiënt ondersteunen in het nemen van besluiten die het meest bij haar/hem passen.

2h De patiënt leren om te gaan met de stress die besluitmomenten met zich meebrengen.

2i De patiënt leren dat het bewust nemen van besluiten een levenshouding is.

2j De patiënt aanleren om steeds besluiten te nemen volgens de volgende logische stappen:

　　1 Het definiëren van het 'probleem' (waarover moet een besluit genomen worden?).

　　2 Een lijst maken van mogelijke besluiten en alternatieven.

　　3 Identificeren van eventuele consequenties van de mogelijke besluiten en alternatieven.

　　4 Naast elkaar leggen van alle mogelijke besluiten en alternatieven op basis van wenselijkheid (welke is voor mij in deze situatie het meest gewenst?), maar vooral ook van haalbaarheid (kan ik dit?).

　　5 Nemen van het besluit.

2k De patiënt leren om te gaan met de stress die samenhangt met verstoorde besluitvorming.

2l Inzichtgevende gesprekken voeren met de patiënt omtrent factoren die de besluitvorming beïnvloeden.

2m Positief waarderen van door de patiënt genomen besluiten.

3   Beoordeling

3a Observeren en rapporteren over vorderingen en/of terugslagen.

3b Proberen de verstoorde besluitvorming in kaart te brengen om er zo patronen in te ontdekken.

3c Indien anderen keuzes maken voor de patiënt, zorgen voor goede rapportage daarvan.

4   Management van persoonlijke zorg

4a Proberen mensen die belangrijk zijn voor de patiënt in te schakelen bij de leermomenten (items uit training).

4b Zorgen voor een zeer veilige omgeving.

4c In de trainingsfase beginnen met heel kleine 'veilige' situaties waarin beslissingen genomen moeten worden, die volledig worden begeleid en doorgesproken. Uitgaan van wenselijkheid en haalbaarheid.

4d Wanneer anderen keuzes maken voor de patiënt, zorgen voor eventuele juridische maatregelen (IBS, RM, M&M, curatele, onderbewindstelling, enzovoort).

6.2.1.3 Verwardheid (ICIDH s 17.8)

A Verpleegkundige diagnostische termen
* *Definitie (samengesteld):* Stoornis in de gedachtegang, die zich uit in een gebrek aan helder en logisch (samenhangend) denken.

* *Beïnvloedende factoren*	* *Kenmerken en aanwijzingen*
a psychose	1 verkeerd interpreteren
b hersenbeschadiging	2 inadequaat antwoorden op vragen
c andere neurologische aandoeningen	3 gedesoriënteerd zijn (in tijd/plaats/persoon)
d organisch psychosyndroom	4 rusteloos zijn
e verstandelijke handicap	5 dwalen
f dementie	6 snel afgeleid zijn
g delier	7 een situatie of gebeurtenis niet juist kunnen
h depressie	weergeven
i hevige angst	8 van de hak op de tak springen
j manie	9 onderbreken van een verhaal
k alcohol- of druggebruik	10 zich zoekend gedragen
l onthouding van alcohol of drugs	11 apraktisch zijn
m ontwrichting van de levensstijl	
n verandering in de omgeving	
o te veel sensorische prikkels	
p te weinig sensorische prikkels	
q gebrek aan zuurstof	
r rouw	
s verdriet	

B Verpleegdoelen
1 Cognitieve verpleegdoelen
1a Herkent en verwoordt kenmerken van de eigen verwardheid en eventuele veranderingen daarin.
2 Affectieve/sociale verpleegdoelen
2a Ervaart een vermindering van agitatie en frustratie als gevolg van de verwardheid.
2b Is ontspannen ondanks de beperkingen als gevolg van de verwardheid.
3 Psychomotorische verpleegdoelen
3a Demonstreert een toename aan oriëntatie in tijd, plaats en persoon.
3b Maakt gebruik van hulpmiddelen om zich adequaat te kunnen oriënteren in de directe omgeving.

C Verpleegkundige interventies
1 Directe zorg
1a Ondersteunen in de dagelijkse verzorging.
1b De patiënt begeleiden bij gelegenheden buiten de leefomgeving.
1c Een duidelijke structuur aanbieden binnen de leefomgeving met behulp van een dagprogramma dat de patiënt in eigen beheer heeft.
1d Een-op-eenbegeleiding geven tijdens momenten van ernstige verwardheid.
1e Ervoor zorgen dat de patiënt een identificatiebewijs bij zich draagt waarop tevens zijn verblijfplaats vermeld wordt.
1f De patiënt vragen welke betrokkenheid hij wenst van zijn naasten.
1g De naasten vragen op welke wijze zij betrokken willen zijn bij de zorg en behandeling van de patiënt door middel van de familiekaart.
1h Het verstrekken van algemene informatie aan naastbetrokkenen.
1i Het verstrekken van persoonsgebonden informatie aan naastbetrokkenen met toestemming van de patiënt.
2 Training
2a Duidelijke en eenvoudige instructies geven.
2b Beschrijven wat er gaat gebeuren en wat er van de patiënt verwacht wordt in concrete, op elkaar volgende acties.
2c De patiënt helpen zich te oriënteren in tijd door middel van agenda, klok, krant, kalender enzovoort.
2d De patiënt trainen in het gebruik van hulpmiddelen zoals een agenda, kalender, naambordjes op de kamers.
2e De patiënt op uniforme wijze trainen in het op uniforme wijze uitvoeren van de dagelijks terugkerende activiteiten (geen onderscheid tussen de verschillende verpleegkundigen).
2f Met de patiënt bespreken van de mogelijkheden en wensen tot participatie in de zorg en behandeling van naasten.
2g Instructie geven aan familieleden over de begeleiding van de patiënt.

6.2.1.3 Verwardheid (ICIDH s 17.8)

3 Beoordeling

3a Observeren en rapporteren van oriëntatie in tijd, plaats en persoon.

3b Observeren en rapporteren van situaties waarin de verwardheid toe- of afneemt.

3c Observeren en rapporteren van ADL-activiteiten (eten, drinken, wassen, aankleden, slapen enzovoort) en beoordelen in hoeverre deze door de verwardheid beïnvloed worden.

4 Management van persoonlijke zorg

4a Voorkomen van te veel veranderingen in de omgeving.

4b De patiënt zo veel mogelijk door dezelfde verpleegkundige laten benaderen.

4c Aanbrengen van herkenningspunten in de omgeving, zoals een naambordje bij de kamer en symbolen op andere deuren (badkamer, toilet, keuken), badges voor personeel en/of een bord met activiteiten.

6.2.2.1 Wanen (ICIDH s 18)

A Verpleegkundige diagnostische termen
* *Definitie:* Een stoornis in de gedachte-inhoud, die zich uit in een niet op feiten gebaseerde overtuiging die niet toegankelijk is voor argumenten en niet gedeeld wordt door anderen met een gelijk cultuurpatroon.

* beïnvloedende factoren	* *Bepalend kenmerk*
a hormonale aandoening	1 verwoorden van waanideeën waarbij de vorm duidelijk
b schizofrenie	wordt (onder andere achtervolgings-, armoede-,
c Korsakoff-syndroom	betrekkings-, grootheids-, nihilistische, paranoïde en
d psychose	schuldwanen)
e persoonlijkheidsstoornis	* *Aanwijzingen*
f bipolaire stemmingsstoornis	2 niet vatbaar voor argumenten
g manie	3 onbeïnvloedbare gedachtegang
h depressie	4 onsamenhangende gedachten
i cognitieve stoornis	5 dwanggedachten
j dementie	6 misinterpretaties
k alcoholgebruik of -onthouding	7 achterdocht
l druggebruik of -onthouding	8 agressief gedrag
m stoppen met medicatiegebruik	9 agitatie
n lage zelfwaardering	10 verstoorde realiteitszin
o eenzaamheid	11 angst
p seksueel misbruik	12 verstoord zelfbeeld
q verstoord slaappatroon	13 verstoord wereldbeeld
	14 onverklaarbaar gedrag
	15 motorische onrust

B Verpleegdoelen
1 *Cognitieve verpleegdoelen*
1a Toont in toenemende mate inzicht in de eigen wanen door het uiten van twijfels omtrent de eigen gedachte-inhoud.
1b Toont aan dat de gedachte-inhoud overeenkomt met de realiteit.
1c Verwoordt factoren die leiden tot wanen.
2 *Affectieve/sociale verpleegdoelen*
2a Geeft aan de wanen als een onderdeel van zichzelf te ervaren en kan deze in het dagelijks leven hanteren.
3 *Psychomotorische verpleegdoelen*
3a Is in staat te functioneren zonder zichtbaar last te hebben van wanen.
3b Laat zien strategieën ontwikkeld te hebben die nodig zijn om met de voor hem/haar negatieve gevolgen van de wanen te kunnen omgaan.

C Verpleegkundige interventies
1 *Directe zorg*
1a Opbouwen van een therapeutische relatie door toewijzen van patiënten en het voeren van individuele gesprekken.
1b De patiënt op een rustgevende en angstreducerende manier benaderen.
1c De patiënt benaderen met een lage *expressed emotion* (terughoudendheid betreffende kritiek en betrokkenheid).
1d Ervaringsdeskundigheid van de patiënt integreren in de verpleegkundige zorg.
1e De patiënt vragen naar de aanwezigheid van een crisiskaart.
1f Nazien of de patiënt een signaleringsplan heeft.
1g De patiënt in contact brengen met lotgenoten/lotgenotengroepen en zelfhulpgroepen.
1h Ondersteuning bieden in zelfzorgactiviteiten daar waar de patiënt door wanen belemmerd wordt.
1i Een duidelijke dagstructuur aanbrengen.
1j De aandacht van de patiënt richten op het hier en nu.
1k Afleiding en ontspanning aanbieden.
1l Corrigeren van gedrag dat voortkomt uit de wanen en dat niet acceptabel is.
1m De omgeving van de patiënt aanpassen aan de copingsmogelijkheden/mate waarin de patiënt stress kan hanteren.
1n Met de patiënt bespreken wat hij nodig heeft aan ondersteuning of aanpassing in zijn omgeving om de mate van bescherming te verlagen.
1o Volgens *stepped care*-principe High Care en Beschermende omgeving aanbieden of opleggen zo veel en zo lang als nodig, maar niet meer of langer dan noodzakelijk.
1p Volgens *stepped care*-principe en volgens protocol Middelen en Maatregelen, High Care en beschermende omgeving opleggen als de patiënt niet autonoom regie kan voeren over eigen gedrag.
1q Niet in discussie treden met de patiënt over de inhoud van de wanen.

6.2.2.1 Wanen (ICIDH s 18)

1r Op voorschrift van een arts verstrekken van medicatie.

1s De patiënt motiveren tot het innemen van de medicatie.

1t De patiënt vragen welke betrokkenheid hij wenst van zijn naasten.

1u De naasten vragen op welke wijze zij betrokken willen zijn bij de zorg en behandeling van de patiënt door middel van de familiekaart.

1v Het verstrekken van algemene informatie aan naastbetrokkenen.

1w Het verstrekken van persoonsgebonden informatie aan naastbetrokkenen met toestemming van de patiënt.

2 *Training*

2a De patiënt ondersteunen in het leren omgaan met geïdentificeerde beïnvloedende factoren.

2b Aanleren van probleemoplossende methoden.

2c De patiënt vragen naar ervaringsdeskundigheid ten aanzien van verpleegkundige diagnose.

2d Met de patiënt de crisiskaart doornemen op relevantie.

2e De patiënt de mogelijkheid aanbieden een crisiskaart te maken.

2f Met de patiënt het signaleringsplan doornemen op relevantie.

2g Met de patiënt een signaleringsplan maken.

2h Met de patiënt bespreken van de mogelijkheden en wensen tot participatie in de zorg en behandeling van naasten.

2i Het sociale systeem van de patiënt ondersteunen door uitleg te geven over de betekenis van de wanen en de gehanteerde benaderingswijzen.

2j Voorlichting geven omtrent het gebruik van medicatie (inname, werking, eventuele bijwerkingen).

2k Met de patiënt bespreken welke randvoorwaarden gerealiseerd moeten worden om hem in staat te stellen autonoom regie te voeren over het eigen gedrag.

3 *Beoordeling*

3a Observeren en rapporteren van het optreden van wanen en de gevolgen daarvan, zoals angst, stress en contacten met anderen.

3b Observeren en rapporteren van kenmerken en aanwijzingen waaruit afleidbaar is dat de wanen toe- of afnemen.

3c Het denkpatroon van de patiënt bespreekbaar maken. In individuele gesprekken toetsen in hoeverre de patiënt in de realiteit staat.

3d Observeren en rapporteren van de inname en het effect van medicatie.

4 *Management van persoonlijke zorg*

4a Zorgen dat de patiënt fysiek en emotioneel de ruimte krijgt om zich te uiten.

4b Situaties die voor een toename van wanen zorgen proberen te voorzien en te voorkomen.

4c Creëren van een veilig, beschermend en gestructureerd leefmilieu.

4d Ervoor zorgen dat de omgeving beperkingen van de patiënt accepteert indien de wanen aanwezig blijven.

6.2.3.1 Verstoring in het kortetermijngeheugen (ICIDH s 15.2)

A Verpleegkundige diagnostische termen
* *Definitie:* Onvermogen om recente gebeurtenissen of nieuwe informatie in te prenten en te reproduceren.

* *Beïnvloedende factoren*	* *Kenmerken en aanwijzingen*
a neurologische aandoening	1 inprentingsstoornissen
b CVA	2 geen herkenning van personen
c hersentumor	3 geen herkenning van ontvangen informatie
d chorea van Huntington	4 ontkenning
e hersenvliesontsteking	5 desoriëntatie in tijd, plaats, en/of persoon
f Korsakoff-syndroom	6 onrust
g dementie	7 confabulaties
h shock	8 boosheid
i verslaving aan alcohol of drugs	9 verwardheid
j hypnotische staat	10 incoherentie
k sedatie	11 angst
	12 zonder aanwijzingen begonnen activiteiten niet kunnen afmaken

B Verpleegdoelen
1 Cognitieve verpleegdoelen
1a Is in staat dagelijks terugkerende zaken te onthouden en als zodanig te verwoorden.
2 Affectieve/sociale verpleegdoelen
2a Geeft aan zich ondanks beperkingen in het geheugen prettig en comfortabel te voelen.
2b Geeft blijk van een verbetering van het kortetermijngeheugen.
3 Psychomotorische verpleegdoelen
3a Kan met behulp van hulpmiddelen regelmatig terugkerende handelingen reproduceren.

C Verpleegkundige interventies
1 Directe zorg
1a Ondersteuning bieden bij onjuiste handelingen, deze niet bekritiseren.
1b Het gebruik van hulpmiddelen en trainingsvaardigheden bij de patiënt ondersteunen en stimuleren.
1c Positief bekrachtigen van juiste handelingen.
1d De patiënt vragen welke betrokkenheid hij wenst van zijn naasten.
1e De naasten vragen op welke wijze zij betrokken willen zijn bij de zorg en behandeling van de patiënt door middel van de familiekaart.
1f Het verstrekken van algemene informatie aan naastbetrokkenen.
1g Het verstrekken van persoonsgebonden informatie aan naastbetrokkenen met toestemming van de patiënt.
2 Training
2a Richtlijnen geven aan de patiënt en diens familieleden omtrent vaardigheden die de verstoring in het kortetermijngeheugen compenseren zoals gebruik van een kalender, agenda, notities, hanteren van een medicatiedoos.
2b Met de patiënt bespreken van de mogelijkheden en wensen tot participatie in de zorg en behandeling van naasten.
2c In overleg met patiënt en psycholoog een trainingsprogramma opstellen.
3 Beoordeling
3a Beoordelen van de gevolgen van deze verstoring voor de algemene dagelijkse levensverrichtingen en de contacten met familie en omgeving, en hierop de interventies afstemmen.
3b Beoordelen van de mogelijkheden en onmogelijkheden van de patiënt en hierop de interventies afstemmen.
3c Inzicht verwerven in de gemoedstoestand van de patiënt door middel van observatie en toetsende gesprekken.
4 Management van persoonlijke zorg
4a Creëren van een rustige, veilige, stabiele en vertrouwde omgeving.
4b Opstellen van een gestructureerd, duidelijk en eenvoudig dagprogramma, in overleg met de patiënt.

6.3.1 Beperking in het spreken (ICIDH b 21)

A Verpleegkundige diagnostische termen
* *Definitie:* De beperking om hoorbare gesproken boodschappen te produceren of de betekenis daarvan door middel van spraak over te brengen.
Dit is inclusief beperkingen in symbolisch woordgebruik, verscheidenheid aan woorden en het vinden van de juiste woorden. De definitie is exclusief beperkingen in het begrijpen van het gesproken woord en andere beperkingen in het spreken zoals het begrijpen van andere hoorbare boodschappen en beperkingen in de uitingsmogelijkheid door middel van vervangende taalcodes.

*	*Beïnvloedende factoren*	*	*Kenmerken en aanwijzingen*
a	neurologische aandoening	1	niet kunnen praten
b	psychose	2	niet willen praten
c	stoornis bij het voortbrengen van stemgeluid	3	stamelen
d	stoornis in de stemfunctie	4	brabbelen
e	gehoorstoornis	5	onduidelijk articuleren
f	hallucinaties	6	non-verbaal spraakproblemen aangeven (de patiënt
g	andere stoornis in de waarneming		geeft op non-verbale manier aan dat hij niet kan
h	wanen		praten)
i	ernstige stress	7	moeite hebben met het vormen van woorden en
j	paniek		zinnen
k	ernstige boosheid	8	vermijden van sociale contacten
l	depressie	9	een gesprek niet gaande kunnen houden
m	verstoorde zelfbeleving		
n	gebrekkige communicatievaardigheden		
o	psychotrauma		
p	taalbarrière		
q	ontwikkelings- en leeftijdsgebonden factoren		

B Verpleegdoelen
1 Cognitieve verpleegdoelen
1a Selecteert en organiseert de woorden zodat de boodschap voor de ontvanger duidelijk is.
2 affectieve/sociale verpleegdoelen
2a Toont acceptatie van de beperkingen in het spreken.
3 psychomotorische verpleegdoelen
3a Spreekt duidelijk en coherent.
3b Maakt op non-verbale wijze boodschappen aan de ander duidelijk.
3c Maakt gebruik van alternatieve communicatiemiddelen.

C Verpleegkundige interventies
1 Directe zorg
1a Voldoende geduldig zijn en tijd nemen om naar de patiënt te luisteren.
1b Zeer geduldig zijn en voldoende tijd nemen om erachter te komen wat de patiënt wel en niet wil, en dit vervolgens verifiëren.
1c Voor zover mogelijk onuitgesproken behoeften van de patiënt inschatten en hiervoor zorg dragen.
1d Samen met de patiënt en de logopedist een spraakprogramma opstellen.
1e Met de patiënt en eventuele andere hulpverleners het volgende programma uitvoeren: (omschrijving van het spraakprogramma)...
1f De patiënt begeleiden in situaties die om een duidelijke, gesproken communicatie vragen (zoals huisartsbezoek, ziekenhuisbezoek, communicatie met andere hulpverleners) en - met instemming van de patiënt -intermediair of tolk zijn.
1g Het woord doen namens de patiënt; maar slechts met continue instemming van en in het bijzijn van de patiënt.
1h De patiënt vragen welke betrokkenheid hij wenst van zijn naasten.
1i De naasten vragen op welke wijze zij betrokken willen zijn bij de zorg en behandeling van de patiënt door middel van de familiekaart.
1j Het verstrekken van algemene informatie aan naastbetrokkenen.
1k Het verstrekken van persoonsgebonden informatie aan naastbetrokkenen met toestemming van de patiënt.

6.3.1 Beperking in het spreken (ICIDH b 21)

2 Training

2a Ondersteuning bieden in het herkennen van spanning, stress of andere factoren die het spreken beïnvloeden.

2b De patiënt leren om te gaan met spraakhulpmiddelen.

2c De patiënt leren om een spraakvervangende manier van communiceren te gebruiken (zoals gebarentaal, het schrijven van boodschappen, spreken door middel van een computer).

2d Met de patiënt bespreken van de mogelijkheden en wensen tot participatie in de zorg en behandeling van naasten.

2e De sociale omgeving van de patiënt leren om met de beperking in het spreken en alle consequenties daarvan om te gaan.

3 Beoordeling

3a Observeren van en rapporteren over vorderingen en terugslagen met betrekking tot het spreken.

3b Proberen de beperking in het spreken in kaart te brengen om er zo patronen in te ontdekken.

4 Management van persoonlijke zorg

4a Zorgen voor een omgeving die de patiënt uitdaagt om te oefenen met het spreken of met het gebruik van alternatieve vormen van communicatie.

7.1.1 Depressieve stemming (ICIDH s 26.1)

A Verpleegkundige diagnostische termen
* *Definitie:* Verstoring in het gevoelsleven beheerst door somberheid en gebrek aan levensvreugde.

*	*Beïnvloedende factoren*	*	*Kenmerken en aanwijzingen*
a	lichamelijke aandoening	1	verdriet
b	neurologische aandoening	2	lusteloosheid
c	Korsakoff-syndroom	3	bedroefd uiterlijk
d	psychose	4	vlak stemgeluid
e	persoonlijkheidsstoornis	5	gevoelens van hopeloosheid
f	bipolaire stemmingsstoornis	6	gevoelens van hulpeloosheid
g	dementie	7	vermijding van contacten
h	alcoholgebruik	8	vermijding van oogcontact
i	druggebruik	9	huilbuien
j	sociaal isolement	10	suïcidale gedachten
k	ouderdom in combinatie met andere factoren	11	geen vertrouwen in de toekomst
l	hormonale stoornis	12	concentratieproblemen
m	posttraumatische situatie	13	inactiviteit
n	emotionele stress	14	zelfverwaarlozing
o	identiteitsproblematiek	15	verstoord zelfbeeld
p	scheiding (van levenspartner en/of kinderen)	16	verminderde eetlust
q	verandering in de ouderschapsrol	17	obstipatieklachten
r	disfunctioneel familiesysteem	18	slaapproblemen
s	overlijden van naasten		
t	verandering van woon- en/of verblijfssituatie		
u	verandering in sociale rol		

B Verpleegdoelen
1 *Cognitieve verpleegdoelen*
1a Geeft aan kenmerken van de depressieve stemming bij zichzelf te herkennen.
1b Toont inzicht in factoren die geleid hebben tot de depressieve stemming door deze te verwoorden.
2 *Affectieve/sociale verpleegdoelen*
2a Ervaart en verwoordt een toename van het eigen welbevinden.
3 *Psychomotorische verpleegdoelen*
3a Toont een toename in activiteiten en contacten met de omgeving.

C Verpleegkundige interventies
1 *Directe zorg*
1a Opbouwen van een therapeutische relatie door het toewijzen van patiënten en door het voeren van ondersteunende, individuele gesprekken.
1b Gebruikmaken van een niet-oordelende, maar stimulerende aanpak (via reflectie, *validation*, enzovoort).
1c Initiëren van veelvuldige, korte contacten met de patiënt.
1d De patiënt vragen welke betrokkenheid hij wenst van zijn naasten.
1e De naasten vragen op welke wijze zij betrokken willen zijn bij de zorg en behandeling van de patiënt door middel van de familiekaart.
1f Het verstrekken van algemene informatie aan naastbetrokkenen.
1g Het verstrekken van persoonsgebonden informatie aan naastbetrokkenen met toestemming van de patiënt.
1h Samen met de patiënt een duidelijk gestructureerd dagprogramma opstellen met de mogelijkheid tot voldoende afleiding en ontspanning.
1i Stimuleren tot het zelfstandig uitvoeren van (zelfzorg)activiteiten.
1j Ervaringsdeskundigheid van de patiënt integreren in de verpleegkundige zorg.
1k De patiënt vragen naar de aanwezigheid van een crisiskaart.
1l Nazien of de patiënt een signaleringsplan heeft.
1m De patiënt in contact brengen met lotgenoten/lotgenotengroepen en zelfhulpgroepen.
1n Op voorschrift van een arts verstrekken van medicatie.

7.1.1 Depressieve stemming (ICIDH s 26.1)

2 Training

2a De patiënt stimuleren om zijn ervaringen, gedachten en gevoelens met anderen te delen.

2b De patiënt vragen naar ervaringsdeskundigheid ten aanzien van verpleegkundige diagnose.

2c Met de patiënt de crisiskaart doornemen op relevantie.

2d De patiënt de mogelijkheid aanbieden een crisiskaart te maken.

2e Met de patiënt het signaleringsplan doornemen op relevantie.

2f Met de patiënt een signaleringsplan maken.

2g Inzichtgevende gesprekken voeren op vooraf vastgestelde tijdstippen, over beïnvloedende factoren en kenmerken van de depressieve stemming.

2h De patiënt helpen met het vergroten van zijn zelfwaardering.

2i De patiënt leren om negatieve gedachten en negatieve zelfwaardering om te zetten in positieve gedachten en zelfwaardering, door onder andere activiteiten en capaciteiten positief te labelen.

2j Voorlichting geven omtrent het gebruik van antidepressiva en andere geneesmiddelen (over inname, werking, bijwerkingen).

2k Met de patiënt bespreken van de mogelijkheden en wensen tot participatie in de zorg en behandeling van naasten.

2l De patiënt leren in te schatten met welke persoon of personen contact wel of niet goed is voor zijn/haar welzijn.

2m De patiënt ondersteunen in het krijgen van inzicht in zijn eigen rolgedrag en in adapteren van nieuw rolgedrag.

3 Beoordeling

3a Observeren en rapporteren van kenmerken en aanwijzingen waaruit afleidbaar is dat de depressieve stemming toe- of afneemt.

3b Observeren en rapporteren van activiteiten die kunnen wijzen op mogelijke suïcidaliteit.

3c Observeren en rapporteren van de inname en het effect van medicatie.

3d Observeren en rapporteren van de mate waarin de patiënt contact heeft met anderen.

3e Observeren en rapporteren van het rolgedrag van de patiënt.

4 Management van persoonlijke zorg

4a Creëren van een veilig en beschermend leefmilieu.

4b Situaties die tot toename van de depressieve stemming leiden, proberen te voorzien en te voorkomen.

4c Een prikkelende omgeving creëren.

7.1.2 Manische stemming (ICIDH s 26.3)

A Verpleegkundige diagnostische termen
* *Definitie:* Een stoornis in het gevoelsleven door een onbedwingbare lust zich te uiten.

*	*Beïnvloedende factoren*	*	*Bepalend kenmerk*
a	neurologische aandoening	1	ontremd zijn
b	psychose	*	*Aanwijzingen*
c	bipolaire stemmingsstoornis	2	overdreven reageren
d	persoonlijkheidsstoornis	3	overmatig transpireren
e	alcoholgebruik	4	opgewonden zijn
f	druggebruik	5	gejaagd zijn
g	hormonale stoornis	6	spreekdrang hebben
h	slaapdeprivatie	7	hard praten, schreeuwen
i	emotionele stress	8	snel afgeleid zijn
		9	verstoorde realiteitszin hebben
		10	verstoord zelfbeeld hebben
		11	hyperactief zijn
		12	emotioneel labiel zijn
		13	overwaardige ideeën hebben (het idee hebben dat je alles kunt; God zijn)
		14	versneld denken
		15	chaotisch denken/handelen
		16	geagiteerd zijn
		17	grensoverschrijdend gedrag vertonen
		18	een verminderde slaapbehoefte hebben
		19	uitgeput zijn

B Verpleegdoelen
1 Cognitieve verpleegdoelen
1a Herkent kenmerken van de manische stemming bij zichzelf en kan deze verwoorden.
1b Geeft aan inzicht te hebben in factoren die geleid hebben tot de manische stemming.
2 Affectieve/sociale verpleegdoelen
2a Toont aan meer controle te hebben over eigen uitingsvormen.
2b De uiting van het gevoelsleven komt overeen met de realiteit waarin hij/zij zich bevindt.
3 psychomotorische verpleegdoelen
3a Functioneert zodanig dat de manische stemming geen belemmering vormt voor zichzelf en omgeving.

C Verpleegkundige interventies
1 Directe zorg
1a Met de patiënt een zeer duidelijk en gestructureerd dagprogramma opstellen inclusief rusttijden.
1b Heldere, eenduidige en concrete afspraken maken; duidelijk de grenzen aangeven ten aanzien van (niet-)toelaatbaar gedrag.
1c Ervaringsdeskundigheid van de patiënt integreren in de verpleegkundige zorg.
1d De patiënt vragen naar de aanwezigheid van een crisiskaart.
1e Nazien of de patiënt een signaleringsplan heeft.
1f De patiënt in contact brengen met lotgenoten/lotgenotengroepen en zelfhulpgroepen.
1g De patiënt vragen welke betrokkenheid hij wenst van zijn naasten.
1h De naasten vragen op welke wijze zij betrokken willen zijn bij de zorg en behandeling van de patiënt door middel van de familiekaart.
1i Het verstrekken van algemene informatie aan naastbetrokkenen.
1j Het verstrekken van persoonsgebonden informatie aan naastbetrokkenen met toestemming van de patiënt.
1k De omgeving van de patiënt aanpassen aan de copingsmogelijkheden/mate waarin de patiënt stress kan hanteren.
1l Met de patiënt bespreken wat hij nodig heeft aan ondersteuning of aanpassing in zijn omgeving om de mate van bescherming te verlagen.
1m Volgens *stepped care*-principe High Care en Beschermende omgeving aanbieden of opleggen zo veel en zo lang als nodig maar niet meer of langer dan noodzakelijk.
1n Volgens *stepped care*-principe en volgens protocol Middelen en Maatregelen, High Care en Beschermende omgeving opleggen als de patiënt niet autonoom regie kan voeren over eigen gedrag.
1o De patiënt de gelegenheid geven zich te uiten en te ontladen.
1p Op voorschrift van een arts verstrekken van medicatie en indien nodig de patiënt motiveren tot inname ervan.

7.1.2 Manische stemming (ICIDH s 26.3)

2 *Training*

2a De patiënt vragen naar ervaringsdeskundigheid ten aanzien van verpleegkundige diagnose.

2b Met de patiënt de crisiskaart doornemen op relevantie.

2c De patiënt de mogelijkheid aanbieden een crisiskaart te maken.

2d Met de patiënt het signaleringsplan doornemen op relevantie.

2e Met de patiënt een signaleringsplan maken.

2f Met de patiënt bespreken welke randvoorwaarden gerealiseerd moeten worden om hem in staat te stellen autonoom regie te voeren over het eigen gedrag.

2g Inzicht geven in kenmerken die als voorbodes van de manische stemming gelden.

2h De patiënt ondersteunen in het ontwikkelen van alternatieve gedragspatronen bij het gewaarworden van de voorbodes.

2i De patiënt helpen gedragspatronen te ontwikkelen om controle te krijgen over zichzelf.

2j Met de patiënt bespreken van de mogelijkheden en wensen tot participatie in de zorg en behandeling van naasten.

2k De patiënt voorlichting geven omtrent het gebruik van medicatie (inname en effect).

3 *Beoordeling*

3a Observeren en rapporteren van kenmerken en aanwijzingen waaruit afleidbaar is dat de manische stemming toe- of afneemt.

3b Observeren en rapporteren van (mogelijke) voorbodes van de manische stemming.

3c Observeren en rapporteren van inname en effect van medicatie.

3d Observeren en rapporteren van contacten en relaties met anderen.

4 *Management van persoonlijke zorg*

4a Zorgen voor een veilige leefomgeving (materieel).

4b Situaties die tot toename van de manische stemming leiden, proberen te voorzien en te voorkomen.

4c Hanteren van strikte toewijzing van patiënten: begeleiding door één verpleegkundige per dienst.

4d Aanbieden van een rustige prikkelarme omgeving (bijvoorbeeld een eenpersoonskamer).

4e Voorzover mogelijk voorkomen dat de patiënt onverantwoorde activiteiten onderneemt.

7.2.1 Emotionele labiliteit (ICIDH s 26.6)

A Verpleegkundige diagnostische termen

* *Definitie:* Stoornis die leidt tot de neiging tot het omslaan van stemmingen en vatbaarheid voor periodes met afwisselend depressie en opwinding.

* *Beïnvloedende factoren*
a ziekte van Parkinson
b chorea van Huntington
c andere neurologische aandoeningen
d andere lichamelijke aandoeningen
e schizoaffectieve aandoening
f dementie
g verstoorde hormoonhuishouding
h stofwisselingsstoornis
i bipolaire stemmingsstoornis
j borderline-persoonlijkheidsstoornis
k neurotische persoonlijkheidsstoornis
l stress
m verdriet
n afhankelijkheid van alcohol
o afhankelijkheid van drugs
p pijn
q traumatische ervaring

* *Kenmerken en aanwijzingen*
1 abrupte en onvoorspelbare stemmingswisselingen
2 eufore stemming afgewisseld door somberheid
3 lachen afgewisseld door huilen
4 angst of agitatie afgewisseld door kalmte en gelatenheid
5 vijandigheid, kwaadheid en sarcasme afgewisseld door volgzaamheid
6 plotseling in huilen uitbarsten
7 plotselinge onverklaarbare agitatie
8 bezorgdheid over eigen labiliteit
9 geen besef van eigen labiliteit

B Verpleegdoelen

1 Cognitieve verpleegdoelen
1a Herkent en benoemt de eigen emotionele labiliteit.
1b Identificeert factoren die leiden tot toe- en/of afname van de emotionele labiliteit.

2 Affectieve/sociale verpleegdoelen
2a Accepteert grenzen die aangegeven worden door de sociale omgeving als reactie op de kenmerken van de emotionele labiliteit.
2b Ervaart (en demonstreert) bij de situatie passende emoties.
2c Toont zich ontspannen in situaties die voorheen leidden tot toename van emotionele labiliteit.

3 Psychomotorische verpleegdoelen
3a Toont alternatieve vaardigheden om met emoties om te gaan.
3b Heeft de emotionele labiliteit zichtbaar onder controle.

C Verpleegkundige interventies

1 Directe zorg
1a Samen met de patiënt en de psycholoog of een andere therapeut een programma opstellen om zicht te krijgen op de gevoelens en reacties van de patiënt.
1b Samen met de patiënt en de betrokken therapeut (...) het programma (...) uitvoeren.
1c Ervaringsdeskundigheid van de patiënt integreren in de verpleegkundige zorg.
1d De patiënt vragen naar de aanwezigheid van een crisiskaart.
1e Nazien of de patiënt een signaleringsplan heeft.
1f De patiënt in contact brengen met lotgenoten/lotgenotengroepen en zelfhulpgroepen.
1g De patiënt stimuleren om adequate *coping*-vaardigheden te gebruiken.
1h Contact blijven houden (visueel en fysiek) met de patiënt.
1i De patiënt vragen welke betrokkenheid hij wenst van zijn naasten.
1j De naasten vragen op welke wijze zij betrokken willen zijn bij de zorg en behandeling van de patiënt door middel van de familiekaart.
1k Het verstrekken van algemene informatie aan naastbetrokkenen.
1l Het verstrekken van persoonsgebonden informatie aan naastbetrokkenen met toestemming van de patiënt.

7.2.1 Emotionele labiliteit (ICIDH s 26.6)

2 Training

2a Inzichtgevende gesprekken voeren met de patiënt omtrent factoren die de emotionele labiliteit beïnvloeden.

2b Proberen bij de patiënt stemmingsomslagen bespreekbaar te maken.

2c De patiënt vragen naar ervaringsdeskundigheid ten aanzien van verpleegkundige diagnose.

2d Met de patiënt de crisiskaart doornemen op relevantie.

2e De patiënt de mogelijkheid aanbieden een crisiskaart te maken.

2f Met de patiënt het signaleringsplan doornemen op relevantie.

2g Met de patiënt een signaleringsplan maken.

2h De patiënt leren om voor zichzelf doelen te stellen die realistisch (dat wil zeggen wenselijk en haalbaar) zijn.

2i De patiënt leren om op een succesvolle manier alternatief expressief gedrag te gebruiken.

2j De patiënt leren zich van zijn eigen gevoelens en reacties bewust te worden.

2k Met de patiënt vorderingen en/of terugslagen bespreken.

2l Met de patiënt bespreken van de mogelijkheden en wensen tot participatie in de zorg en behandeling van naasten.

3 Beoordeling

3a Observeren van en rapporteren over vorderingen en/of terugslagen.

3b Proberen de emotionele labiliteit in kaart te brengen om er zo patronen in te ontdekken.

3c Nauwlettend de werking van medicatie in de gaten houden (met name indien middelen als lithium en Leponex® worden gebruikt).

4 Management van persoonlijke zorg

4a Zorgen voor een rustgevende en veilige omgeving.

4b Proberen mensen, die voor de patiënt belangrijk zijn, in te schakelen bij de leermomenten (items uit training).

4c In de trainingsfase beginnen met heel kleine 'veilige' situaties, en die volledig begeleiden en doorspreken.

7.2.2 Machteloosheid (ICIDH s 26.86)

A Verpleegkundige diagnostische termen
* *Definitie (samengesteld):* Stoornis in het gevoelsleven die zich uit in het idee dat eigen acties niet of nauwelijks van invloed zijn op de uitkomst van gebeurtenissen.

* *Beïnvloedende factoren*
a chronische lichamelijke aandoening
b depressie
c lage zelfwaardering
d herhaaldelijk gevoel van persoonlijk falen
e angst
f gebrek aan deelname in besluitvorming
g gebrek aan kennis en/of vaardigheden
h lichamelijke handicap
i sociaal isolement
j eenzaamheid
k hospitalisatie
l stigma vanwege psychiatrisch verleden
m verlies van een significante ander
n misbruik van autoriteit door derden
o misbruik van straf en beloning door derden

* *Kenmerken en aanwijzingen*
1 het idee uitspreken geen invloed te kunnen uitoefenen op een situatie
2 geen betrokkenheid tonen in beslissingen ondanks gelegenheid daartoe
3 verwoorden van frustraties en ontevredenheid over het onvermogen om taken te vervullen
4 uiten van wanhoop
5 geen progressie zien in het verloop van eigen problematiek
6 zich afhankelijk opstellen ten opzichte van anderen, resulterend in schuldgevoelens
7 niet voor eigen belangen opkomen
8 apathisch zijn
9 passief zijn
10 agressief gedrag naar zichzelf of anderen uiten
11 rusteloos zijn
12 fatalistische uitspraken doen
13 neerslachtig zijn
14 negativistische uitspraken doen
15 boos zijn
16 geïrriteerd zijn

B Verpleegdoelen
1 Cognitieve verpleegdoelen
1a Herkent factoren en/of situaties die leiden tot de machteloosheid en is in staat die te verwoorden.
2 Affectieve/sociale verpleegdoelen
2a Ervaart en verwoordt een toename van controle op situaties en uitkomsten.
2b Ervaart en verwoordt positieve gevoelens over de toename van macht en controle.
2c Accepteert situaties waarover geen controle uitgeoefend kan worden.
3 Psychomotorische verpleegdoelen
3a Formuleert doelen en onderneemt activiteiten om deze te bereiken.

C Verpleegkundige interventies
1 Directe zorg
1a De patiënt zo veel mogelijk eigen verantwoordelijkheid bieden in de dagelijkse activiteiten.
1b De patiënt overtuigen van de meerwaarde van zijn inbreng bij het opstellen van een programma of bij andere activiteiten.
1c Belonen van zelfstandig genomen beslissingen met positieve feedback.
1d Ervaringsdeskundigheid van de patiënt integreren in de verpleegkundige zorg.
1e De patiënt vragen naar de aanwezigheid van een crisiskaart.
1f Nazien of de patiënt een signaleringsplan heeft.
1g De patiënt in contact brengen met lotgenoten/lotgenotengroepen en zelfhulpgroepen.
1h De patiënt vragen welke betrokkenheid hij wenst van zijn naasten.
1i De naasten vragen op welke wijze zij betrokken willen zijn bij de zorg en behandeling van de patiënt door middel van de familiekaart.
1j Het verstrekken van algemene informatie aan naastbetrokkenen.
1k Het verstrekken van persoonsgebonden informatie aan naastbetrokkenen met toestemming van de patiënt.

7.2.2 Machteloosheid (ICIDH s 26.86)

2 *Training*

2a Samen met de patiënt analyseren waarin de machteloosheid zich uit en door welke factoren deze mogelijk beïnvloed wordt.

2b De patiënt vragen naar ervaringsdeskundigheid ten aanzien van verpleegkundige diagnose.

2c Met de patiënt de crisiskaart doornemen op relevantie.

2d De patiënt de mogelijkheid aanbieden een crisiskaart te maken.

2e Met de patiënt het signaleringsplan doornemen op relevantie.

2f Met de patiënt een signaleringsplan maken.

2g De patiënt helpen bij het opstellen van realistische doelen.

2h De patiënt ondersteunen in het onderkennen van zijn eigen behoeften, waarden, normen en voorkeuren en hem aanmoedigen deze in de praktijk te brengen.

2i De patiënt helpen na te gaan op welke situaties hij wél grip heeft en de gevoelens bespreken die daarbij naar boven komen.

2j Samen met de patiënt gedrag identificeren dat wél leidt tot het gewenste resultaat.

2k Zoeken naar mogelijkheden voor de patiënt om iets te bereiken of te leren en hem/haar hierin stimuleren.

2l Met de patiënt bespreken van de mogelijkheden en wensen tot participatie in de zorg en behandeling van naasten.

2m De patiënt informeren over zaken die van belang zijn voor hem/haar.

3 *Beoordeling*

3a Observeren en rapporteren van situaties waarin de machteloosheid toe- of afneemt.

3b Observeren en rapporteren van het functioneren van de patiënt binnen de patiëntengroep.

4 *Management van persoonlijke zorg*

4a Zorgen voor een steunende en motiverende omgeving.

7.3.1 Lage zelfwaardering (ICIDH s 23.38)

A Verpleegkundige diagnostische termen
*   *Definitie:*   Stoornis in de zelfbeleving door negatieve gevoelens omtrent eigenwaarde, zelfvertrouwen en het inschatten van eigen mogelijkheden.

* *Beïnvloedende factoren*	* *Kenmerken en aanwijzingen*
a lichamelijke aandoening	1 voortdurend kritiek hebben op zichzelf
b borderline-persoonlijkheidsstoornis	2 zich hulpeloos voelen
c nihilistische waan	3 het gevoel hebben tekort te schieten
d depressie	4 onredelijke en wisselende eisen aan zichzelf stellen
e identiteitsproblematiek	5 zelfdestructief gedrag vertonen
f disfunctioneel familiesysteem	6 zich ambivalent opstellen
g herhaalde negatieve ervaringen, zoals...	7 niet kunnen omgaan met positieve feedback
h fysieke mishandeling	8 schuldgevoelens hebben
i emotionele mishandeling	9 schaamtegevoelens hebben
j seksuele mishandeling	10 negatieve verwachtingen van zelf te ondernemen
k afwezigheid van personen om op terug te vallen na	activiteiten hebben
een traumatische ervaring	11 besluiteloos zijn
	12 bagatelliseren van eigen prestaties
	13 introvert zijn
	14 vermijden van oogcontact
	15 gepreoccupeerd zijn met eigen falen
	16 weerstand tonen tegen nieuwe situaties
	17 om bevestiging vragen

B Verpleegdoelen
1   *Cognitieve verpleegdoelen*
1a Herkent factoren die geleid hebben tot een lage zelfwaardering en kan deze als zodanig verwoorden.
1b Verwoordt de eigen behoeften op een assertieve wijze.
2   *Affectieve/sociale verpleegdoelen*
2a Toont een positieve ontwikkeling in het zelfbeeld.
2b Toont een reëel beeld van de eigen mogelijkheden en onmogelijkheden.
3   *Psychomotorische verpleegdoelen*
3a Komt op voor zichzelf binnen een sociale context.

C Verpleegkundige interventies
1   *Directe zorg*
1a Een therapeutische relatie opbouwen door middel van aanpassing aan het niveau waarop de patiënt zich comfortabel voelt.
1b Opstellen van kortetermijn- en uitdagende doelen.
1c Positieve feedback geven en de patiënt het gevoel geven nodig en gewaardeerd te zijn.
1d De patiënt de mogelijkheid geven om gevoelens van lage zelfwaardering te bespreken.
2   *Training*
2a Inzichtgevende gesprekken voeren ten aanzien van factoren die de lage zelfwaardering beïnvloed hebben en de gevoelens die hiermee samengaan.
2b Ondersteuning bieden in het herkennen van eigen sterke kanten of positieve aspecten, en zwakke kanten of tekortkomingen.
3   *Beoordeling*
3a Observeren en rapporteren van situaties waarin de lage zelfwaardering meer op de voorgrond treedt.
3b Observeren en rapporteren van kenmerken en aanwijzingen waaruit afleidbaar is dat de lage zelfwaardering toe- of afneemt.
4   *Management van persoonlijke zorg*
4a Creëren van een rustige en ondersteunende omgeving waarin de patiënt zich op zijn gemak voelt.

7.3.2 Verstoring in de eigen identiteit (ICIDH b 10.8)

A Verpleegkundige diagnostische termen
* *Definitie:* Een gestoord vermogen om onderscheid te maken tussen zichzelf en de ander of de omgeving, en daarnaar te handelen.

* *Beïnvloedende factoren*	* *Kenmerken en aanwijzingen*
a schizofrenie	- *milde vorm:*
b psychose	1 verwardheid over eigen normen en waarden
c borderline-persoonlijkheidsstoornis	2 moeite met het afbakenen van eigen gevoelens en
d depressie	gedachten
e hallucinaties	3 machteloosheid
f identiteitsstoornis	4 verwardheid over langetermijndoelen
g angst	5 geen beslissingen kunnen nemen
h wanen	6 instabiele relaties
i sociaal isolement	- *ernstige vorm:*
j emotioneel, lichamelijk of seksueel misbruik	7 het idee andere personen of objecten binnen de
k ontwrichting van de levensstijl	eigen *ik*-grenzen te hebben
l verandering in de omgeving	8 geen erkenning van eigen grenzen (lichamelijk en/of
m gebrek aan een ondersteunende omgeving	psychisch)
n onverwerkt rouwproces	9 dramatische en tegenstrijdige veranderingen van
	emoties
	10 *splitting* (uitspelen van passie)
	11 projectie als afweermechanisme

B Verpleegdoelen
1 Cognitieve verpleegdoelen
1a Herkent en benoemt kenmerken van de verstoring (in de eigen identiteit).
1b Herkent en benoemt het onderscheid tussen zichzelf en de omgeving.
1c Neemt beslissingen waaruit afleidbaar is dat er een toename is van herkenning van het eigen *ik*.
1d Beleeft en beschrijft de eigen normen en waarden ook echt als de zijne/hare.
2 Affectieve/sociale verpleegdoelen
2a Demonstreert een positieve identificatie en acceptatie van zichzelf.
2b Reageert op persoonlijke veranderingen of veranderingen in de omgeving zonder verlies van de eigen identiteit.
3 Psychomotorische verpleegdoelen
3a Onderneemt activiteiten gebaseerd op eigen normen en waarden.
3b Functioneert ondanks de verstoring optimaal in een aangepaste omgeving.

C Verpleegkundige interventies
1 Directe zorg
1a Opbouwen van een therapeutische relatie die gebaseerd is op vertrouwen, door de patiënt in zijn/haar waarde te laten en eventuele meerdere persoonlijkheden in de patiënt te erkennen.
1b De patiënt helpen om gevoelens uit te drukken.
1c Met de patiënt over zijn gevoelens praten.
1d De patiënt ondersteunen en begeleiden in stresssituaties of bij het voorkomen van situaties die de verstoring beïnvloeden.
1e Ervaringsdeskundigheid van de patiënt integreren in de verpleegkundige zorg.
1f De patiënt vragen naar de aanwezigheid van een crisiskaart.
1g Nazien of de patiënt een signaleringsplan heeft.
1h De patiënt in contact brengen met lotgenoten/lotgenotengroepen en zelfhulpgroepen.
1i De omgeving van de patiënt aanpassen aan de copingsmogelijkheden/mate waarin de patiënt stress kan hanteren.
1j Met de patiënt bespreken wat hij nodig heeft aan ondersteuning of aanpassing in zijn omgeving om de mate van bescherming te verlagen.
1k Volgens *stepped care*-principe High Care en Beschermende omgeving aanbieden of opleggen zo veel en zo lang als nodig, maar niet meer of langer dan noodzakelijk.
1l Volgens *stepped care*-principe en volgens protocol Middelen en Maatregelen, High Care en beschermende omgeving opleggen als de patiënt niet autonoom regie kan voeren over eigen gedrag.
1m De patiënt vragen welke betrokkenheid hij wenst van zijn naasten.
1n De naasten vragen op welke wijze zij betrokken willen zijn bij de zorg en behandeling van de patiënt door middel van de familiekaart.
1o Het verstrekken van algemene informatie aan naastbetrokkenen.
1p Het verstrekken van persoonsgebonden informatie aan naastbetrokkenen met toestemming van de patiënt.

➤

7.3.2   Verstoring in de eigen identiteit (ICIDH b 10.8)

2   Training

2a Ondersteunen van het krijgen van inzicht in het eigen gedrag en de eigen gevoelens (zelfkennis).

2c De patiënt vragen naar ervaringsdeskundigheid ten aanzien van verpleegkundige diagnose.

2d Met de patiënt de crisiskaart doornemen op relevantie.

2e De patiënt de mogelijkheid aanbieden een crisiskaart te maken.

2f Met de patiënt het signaleringsplan doornemen op relevantie.

2g Met de patiënt een signaleringsplan maken.

2h Met de patiënt bespreken welke randvoorwaarden gerealiseerd moeten worden om hem in staat te stellen autonoom regie te voeren over het eigen gedrag.

2i Met de patiënt bespreken van de mogelijkheden en wensen tot participatie in de zorg en behandeling van naasten.

2j De patiënt ondersteunen in het herformuleren van de eigen identiteit onder de condities van zijn ziekte (in relatie tot het behandelplan).

2k Met de patiënt vorderingen en/of terugslagen bespreken.

2l De patiënt leren om vaardigheden te ontwikkelen die te maken hebben met het nemen van besluiten.

2m De patiënt leren sociale en interactionele vaardigheden te ontwikkelen.

2n De patiënt leren om voor zichzelf normen, waarden en persoonlijke doelen helder te krijgen en te formuleren.

3   Beoordeling

3a Observeren en rapporteren van de mate van zelfbewustzijn van de patiënt en zijn persoonlijke stijl bij het aangaan en onderhouden van sociale contacten.

3b Observeren van en rapporteren over vorderingen en terugslagen.

4   Management van persoonlijke zorg

4a Zorgen voor een rustgevende en veilige omgeving.

4b Proberen mensen, die voor de patiënt belangrijk zijn, in te schakelen bij de leermomenten (items uit training).

4c In de trainingsfase beginnen met heel kleine 'veilige' situaties waarin beslissingen genomen moeten worden, en die volledig begeleiden en doorspreken, daarbij uitgaand van wenselijkheid en haalbaarheid.

7.3.3 Verstoring in het eigen lichaamsbeeld (ICIDH b 10.1)

A Verpleegkundige diagnostische termen
* *Definitie:* Verstoorde gevoelens over of beleving van eigenschappen, functies of beperkingen van het eigen lichaam of lichaamsdelen.

*	*Beïnvloedende factoren*	*	*Kenmerken en aanwijzingen*
a	schizofrenie	1	weigeren zichzelf te bekijken of aan te raken
b	psychose	2	verbergen of juist extra benadrukken van bepaalde
c	neurologische aandoening		lichaamsdelen
d	wanen	3	ontkennen van lichamelijke beperkingen
e	hallucinaties	4	een beperking in de lichaamsverzorging hebben
f	lage zelfwaardering	5	veranderingen van het lichaam niet kunnen
g	misvorming		accepteren
h	groei- en ontwikkelingsstoornissen	6	negatieve gevoelens over het eigen lichaam hebben
i	emotionele verwaarlozing in de jeugd	7	gepreoccupeerd zijn met het verlies van
j	afwijzing door de omgeving		lichaamsfuncties
k	gebrek aan aanpassingsvermogen aan veranderingen	8	verwoorden van (niet-objectieve) veranderingen of
	van het eigen lichaam		afwijkingen van het eigen lichaam
l	verlies van een lichaamsdeel	9	verwoorden van gevoelens van hopeloosheid
m	afhankelijkheid van apparatuur	10	vermijden van sociale contacten
n	andere handicaps	11	gedepersonaliseerd zijn
		12	bang zijn door anderen afgewezen te worden
		13	weigeren eventuele veranderingen in het eigen
			lichaam te verifiëren
		14	een ontbrekend lichaamsdeel, depersonificatie
			(denken dat iets niet van jou is of in een andere
			vorm eruitziet als...)

B Verpleegdoelen
1 Cognitieve verpleegdoelen
1a Herkent en benoemt verstoorde gevoelens of belevingen omtrent het eigen lichaamsbeeld.
1b Benoemt factoren die leiden tot verstoring in het eigen lichaamsbeeld.
2 Affectieve/sociale verpleegdoelen
2a Ervaart een toename van acceptatie van het eigen lichaam waardoor de kenmerken van een verstoring in het eigen lichaamsbeeld afnemen.
2b Participeert in sociale activiteiten zonder bepaalde lichaamsdelen te verbergen of te benadrukken.
2c Toont gevoelens die passen bij een situatie van verandering of verlies.
3 Psychomotorische verpleegdoelen
3a Onderneemt (ADL-)activiteiten waaruit een toename van acceptatie van het eigen lichaam afleidbaar is.
3b Functioneert ondanks de verstoring optimaal in een aangepaste omgeving.

C Verpleegkundige interventies
1 Directe zorg
1a Opbouwen van een therapeutische relatie die gebaseerd is op vertrouwen.
1b Met de patiënt een zelfzorgprogramma opstellen.
1c De patiënt begeleiden/helpen met de uitvoering van het zelfzorgprogramma: (...).
1d Begeleiden van het rouwproces ten aanzien van veranderingen in/aan het eigen lichaam, gerelateerd aan de verstoring in het eigen lichaamsbeeld.
1e Geen speciale aandacht schenken aan een blijvende preoccupatie van de patiënt met de verstoring van het eigen lichaamsbeeld.
1f De patiënt vragen welke betrokkenheid hij wenst van zijn naasten.
1g De naasten vragen op welke wijze zij betrokken willen zijn bij de zorg en behandeling van de patiënt door middel van de familiekaart.
1h Het verstrekken van algemene informatie aan naastbetrokkenen.
1i Het verstrekken van persoonsgebonden informatie aan naastbetrokkenen met toestemming van de patiënt.

7.3.3 Verstoring in het eigen lichaamsbeeld (ICIDH b 10.1)

2 Training

2a De patiënt helpen eigenschappen, functies, mogelijkheden en beperkingen van het eigen lichaam of lichaamsdelen te verwoorden en bespreekbaar te maken.

2b Bespreekbaar maken van factoren die de verstoring in het eigen lichaamsbeeld beïnvloeden.

2c De patiënt aanmoedigen om gevoelens te bespreken die te maken hebben met pijnlijke situaties in het verleden, of met een rouwproces.

2d Met de patiënt vorderingen en/of terugslagen bespreken.

2e Met patiënt bespreken van de mogelijkheden en wensen tot participatie in de zorg en behandeling van naasten.

3 Beoordeling

3a Observeren en rapporteren over de mate van de verstoring in het lichaamsbeeld.

3b Observeren van en rapporteren over vorderingen en terugslagen.

4 Management van persoonlijke zorg

4a Proberen om mensen die voor de patiënt belangrijk zijn in te schakelen bij de leermomenten (items uit training).

4b Zorgen voor een zeer veilige omgeving.

4c In de trainingsfase beginnen met heel kleine 'veilige' situaties waarin beslissingen genomen moeten worden, en die volledig begeleiden en doorspreken, daarbij uitgaand van wenselijkheid en haalbaarheid.

8.1   Sociaal isolement (ICIDH s 29.1)

A   Verpleegkundige diagnostische termen
* *Definitie:*   Een gedragsstoornis die zich uit in actieve vermijding van verbale en non-verbale interacties met andere mensen.

* *Beïnvloedende factoren*	* *Kenmerken en aanwijzingen*
a schizofrenie	1 apathisch/leeg overkomen
b lichamelijke aandoening	2 mijden van de gebruikelijke contacten buitenshuis
c dementie	3 mijden van de fysieke aanwezigheid van anderen
d alcohol- en drugsmisbruik	4 zich alleen voelen
e angst	5 zich afzonderen
f depressie	6 vijandigheid naar anderen uitstralen
g achterdocht	7 een lage zelfwaardering hebben
h spraakstoornissen	8 weinig of geen vertrouwen hebben in de ander
i gehoorstoornissen	9 inadequaat aangaan van sociale contacten als
j visusstoornissen	overcompensatie
k tekortkoming in communicatieve vaardigheden	
l verstoord zelfbeeld	
m verminderde mobiliteit	
n socio-culturele afzondering	
o afwezigheid van ondersteunende personen	
p disfunctionele gezinssituatie in de jeugd	

B   Verpleegdoelen
1   Cognitieve verpleegdoelen
1a   Herkent factoren die geleid hebben tot het sociale isolement en kan deze benoemen.
2   Affectieve/sociale verpleegdoelen
2a   Toont een voor zichzelf bevredigende ontwikkeling in het aangaan en instandhouden van interpersoonlijke contacten.
2b   Accepteert beperkingen die niet te veranderen zijn in de sociale situatie en toont dit door middel van een berustende houding.
3   Psychomotorische verpleegdoelen
3a   Gaat sociale contacten aan.
3b   Onderhoudt bestaande sociale contacten op een adequate wijze.

C   Verpleegkundige interventie
1   Directe zorg
1a   Opbouwen van een therapeutische vertrouwensrelatie door het bieden van duidelijkheid en het schenken van individuele aandacht, aangepast aan de behoefte van de patiënt.
1b   Bespreken van gevoelens, belevingen en gedachten die gerelateerd zijn aan onprettige sociale interacties.
1c   De patiënt betrekken bij groepsactiviteiten.
1d   Bevorderen van activiteiten buiten het ziekenhuis.
1e   De patiënt stimuleren tot het aangaan en onderhouden van sociale contacten, en hem begeleiden daar waar nodig.
1f   Initiatieven in het aangaan van sociale contacten positief bekrachtigen.
1g   De patiënt vragen welke betrokkenheid hij wenst van zijn naasten.
1h   De naasten vragen op welke wijze zij betrokken willen zijn bij de zorg en behandeling van de patiënt door middel van de familiekaart.
1i   Het verstrekken van algemene informatie aan naastbetrokkenen.
1j   Het verstrekken van persoonsgebonden informatie aan naastbetrokkenen met toestemming van de patiënt.
2   Training
2a   Inzichtgevende gesprekken voeren over potentiële reacties van anderen op de patiënt.
2b   Verduidelijken van sociale interacties door middel van inzichtgevende gesprekken of rollenspelen.
2c   Instrueren van vaardigheden die het aangaan van sociale interacties vergemakkelijken.
2d   Met de patiënt bespreken van de mogelijkheden en wensen tot participatie in de zorg en behandeling van naasten.

8.1   Sociaal isolement (ICIDH s 29.1)

3   Beoordeling
3a Observeren en rapporteren van het aangaan en onderhouden van interpersoonlijke contacten binnen en buiten het ziekenhuis.
3b Observeren en rapporteren van kenmerken en aanwijzingen waaruit afleidbaar is dat het sociale isolement toe- of afneemt.
3c Observeren en rapporteren van problematische aspecten in sociale interacties.
4   Management van persoonlijke zorg
4a Creëren van een omgeving waarin de patiënt zich veilig voelt en tegelijkertijd geprikkeld wordt om zich te ontplooien.

8.1.1 Eenzaamheid (ICIDH s 26.88)

A Verpleegkundige diagnostische termen

* *Definitie:* Stoornis in het gevoelsleven waardoor een individu zich leeg, verlaten en alleen voelt.

* *Beïnvloedende factoren*	* *Kenmerken en aanwijzingen*
a neurologische aandoening	1 verwoording van gevoelens van leegheid en
b lichamelijke aandoening	verlatenheid
c schizofrenie	2 vervreemding
d persoonlijkheidsstoornis	3 somberheid
e bipolaire stemmingsstoornis	4 wanhoop
f depressie	5 verwoording van het gevoel alleen te zijn
g dementie	6 gevoelens van afzondering
h alcoholgebruik	7 lage zelfwaardering
i druggebruik	8 apathie
j introversie	9 weinig of geen sociale contacten
k identiteitsproblematiek	10 weinig of geen vertrouwen in anderen
l ouderdom (in combinatie met andere factoren)	11 solistische activiteiten
m communicatiebeperkingen	12 verdriet
n sociaal isolement	
o handicap in de mobiliteit	
p ontbreken van sociale vaardigheden	
q overlijden van een naaste	
r verandering in woon-en/of verblijfssituatie	
s verandering in de sociale rol	

B Verpleegdoelen

1 Cognitieve verpleegdoelen
1a Geeft aan inzicht te hebben in factoren die hebben geleid tot eenzaamheid.
1b Toont aan op een voor hem/haar passende wijze oplossingen te zoeken voor de eenzaamheidsproblematiek.
2 Affectieve/sociale verpleegdoelen
2a Toont acceptatie van de voor hem/haar niet meer te veranderen eenzaamheid.
2b Toont een toenemende tevredenheid over de eigen mogelijkheden wat betreft interpersoonlijke relaties.
2c Ervaart en verwoordt vermindering van gevoelens van eenzaamheid, of vermindering van de kenmerken daarvan.
3 Psychomotorische verpleegdoelen
3a Het functioneren wordt niet belemmerd door gevoelens van eenzaamheid, of door de kenmerken en gevolgen daarvan.

C Verpleegkundige interventies

1 Directe zorg
1a Stimuleren van deelname aan groepsactiviteiten.
1b Het zelfstandig ondernemen van activiteiten ondersteunen en stimuleren.
1c Ondersteuning bieden in situaties waarin de patiënt zich eenzaam voelt.
1d Ondersteuning bieden in het aangaan van sociale contacten.
1e Ervaringsdeskundigheid van de patiënt integreren in de verpleegkundige zorg.
1f De patiënt in contact brengen met lotgenoten/lotgenotengroepen en zelfhulpgroepen.
1g De patiënt vragen welke betrokkenheid hij wenst van zijn naasten.
1h De naasten vragen op welke wijze zij betrokken willen zijn bij de zorg en behandeling van de patiënt door middel van de familiekaart.
1i Het verstrekken van algemene informatie aan naastbetrokkenen.
1j Het verstrekken van persoonsgebonden informatie aan naastbetrokkenen met toestemming van de patiënt.
2 Training
2a Inzichtgevende gesprekken voeren omtrent de factoren die leiden tot eenzaamheid en de gevolgen daarvan.
2b De patiënt vragen naar ervaringsdeskundigheid ten aanzien van verpleegkundige diagnose.
2c Bespreekbaar maken van belevingen, ervaringen, gedachten en gevoelens die te maken hebben met eenzaamheid.
2d De patiënt door middel van bijvoorbeeld rollenspelen helpen bij het aanleren van nieuw rolgedrag ter vervanging van het oude.
2e Met de patiënt bespreken van de mogelijkheden en wensen tot participatie in de zorg en behandeling van naasten.
2f Stimuleren van het bespreken van de ideeën en verwachtingen van de patiënt omtrent relaties en (situationele) invloeden daarop.
2g De patiënt leren inzicht te krijgen in zijn huidige relaties en contacten, en de mogelijkheden tot verdieping daarvan.

➤

8.1.1   Eenzaamheid (ICIDH s 26.88)

3   *Beoordeling*
3a Observeren en rapporteren van veranderingen in de kenmerken van eenzaamheid.
3b Observeren van en rapporteren over uitingen die wijzen op een mogelijke depressieve stemming of suïcidaliteit.
3c Analyseren van het sociale netwerk van de patiënt.
3d Observeren en rapporteren van contacten met anderen.
4   *Management van persoonlijke zorg*
4a Zorgen voor ondersteunende relaties en contacten (eventueel het sociale netwerk aanspreken).
4b Zorgen voor een prikkelend leefmilieu.

8.2.1 Beperking in de sociale rolvervulling (CDV 800.4-800.5, ICIDH b 19.2)

A Verpleegkundige diagnostische termen

* *Definitie:* Een gedragsbeperking die zich uit in de verstoring van de intermenselijke verhoudingen buiten het gezin (met superieuren, collega's, klanten, buren, docenten, medestudenten, medebewoners, of andere personen uit de omgeving).

* *Beïnvloedende factoren*	* *Kenmerken en aanwijzingen*
a psychose	1 ontkennen van de sociale rol
b dementie	2 openlijk conflicten oproepen
c depressie	3 arrogant zijn
d antisociale persoonlijkheidsstoornis	4 zich onacceptabel (niet binnen de rol passend)
e afhankelijkheid van alcohol of drugs	gedragen
f bipolaire stemmingsstoornis	5 sterke geïrriteerdheid tonen naar anderen buiten het
g verlies van controle over het eigen leven	gezin
h identiteitsproblematiek	6 zich passief of apathisch opstellen ten opzichte van
i gebrek aan kennis en vaardigheden	de sociale omgeving
j scheiding van levenspartner of kinderen	7 geen rekening houden met andermans grenzen
k verstoord *coping*-patroon	8 niet kunnen voldoen aan taken of rolverwachtingen
l verstoring in de sociale vaardigheden	9 niet willen voldoen aan taken of rolverwachtingen
m sociaal isolement	10 uiten van onvrede over contacten met anderen
n conflictueuze omgeving	11 voortdurend beschuldigen van de omgeving
o afwezigheid van personen om op terug te vallen	12 veelvuldig betrokken raken bij misverstanden
p situationele crisis	13 een afwijzende houding naar de omgeving aannemen
q klinische behandeling	
r financiële problemen	

B Verpleegdoelen

1 Cognitieve verpleegdoelen
1a Herkent en verwoordt beperkingen in de sociale rolvervulling.
1b Herkent factoren die geleid hebben tot deze beperking.
1c Benoemt gedragingen die noodzakelijk zijn voor het succesvol veranderen van de sociale rolvervulling.
2 Affectieve/sociale verpleegdoelen
2a Toont sociaal passend gedrag in verhoudingen buiten het gezin.
2b Toont aan op de hoogte te zijn van gangbare sociale normen en waarden en maakt keuzes in het al dan niet vervullen van bepaalde rollen hierin.
2c Verwoordt gevoelens die samenhangen met het al dan niet slagen in het vervullen van sociale rollen.
3 Psychomotorische verpleegdoelen
3a Zoekt hulp bij het ontwikkelen van een adequaat sociaal netwerk.
3b Toont gedrag dat nodig is om de op dat moment gewenste sociale rol te vervullen.

C Verpleegkundige interventies

1 Directe zorg
1a Een therapeutische vertrouwensrelatie opbouwen waarin duidelijkheid en openheid centraal staan; duidelijk maken dat de patiënt geaccepteerd wordt, los van zijn gedrag dat niet acceptabel is.
1b Samen met de patiënt een dagprogramma opstellen waarin verschillende rollen naar voren komen.
1c De patiënt vragen welke betrokkenheid hij wenst van zijn naasten.
1d De naasten vragen op welke wijze zij betrokken willen zijn bij de zorg en behandeling van de patiënt door middel van de familiekaart.
1e Het verstrekken van algemene informatie aan naastbetrokkenen.
1f Het verstrekken van persoonsgebonden informatie aan naastbetrokkenen met toestemming van de patiënt.

➤

8.2.1   Beperking in de sociale rolvervulling (CDV 800.4-800.5, ICIDH b 19.2)

2   Training

2a   Leer de patiënt gepast sociaal rolgedrag door middel van:
- samen met andere disciplines en de patiënt inventariseren welke sociale rollen de patiënt normaliter vervult en waar fricties ontstaan zijn;
- samen met de patiënt inventariseren welke rollen hij/zij nu vervult en de wijze waarop hij/zij deze gestalte geeft;
- samen met de patiënt inventariseren welke factoren de verstoring in het sociale rolgedrag beïnvloeden;
- met de patiënt inventariseren welke gedragingen binnen de rollen passend zijn;
- deze oefenen in een rollenspel;
- vervolgens de patiënt stimuleren om in relevante groepsinteracties de nieuwe rollen te oefenen.

2b   Bespreken wat het gedrag van de patiënt oproept bij anderen.

2c   Positief bekrachtigen van adequaat gedrag in sociale interacties en confronteren met inadequaat gedrag.

2d   In overleg met de patiënt significante anderen betrekken bij het leerproces.

2e   Met patiënt bespreken van de mogelijkheden en wensen tot participatie in de zorg en behandeling van naasten.

3   Beoordeling

3a   Observeren en rapporteren van het functioneren van de patiënt binnen de groep.

3b   Observeren en rapporteren van wijzigingen in de oorspronkelijke rollen.

3c   Beoordelen van de mate van inzicht die de patiënt toont in sociaal rolgedrag.

4   Management van persoonlijke zorg

4a   Een duidelijke structuur bieden in het dagelijks milieu, waarbij grenzen van toelaatbaar gedrag bekend zijn.

4b   Voorbeeldgedrag tonen bij het vervullen van rollen binnen de leefomgeving en bij het nakomen van afspraken.

8.2.2 Beperking in de ouderrol (ICIDH b 17.3)

A Verpleegkundige diagnostische termen

* *Definitie:* Een beperking in de interesse voor de eigen kinderen en in het opnemen en uitvoeren van de verzorgings- en opvoedingstaak passend bij de positie in het gezin.

*	*Beïnvloedende factoren*	*	*Kenmerken en aanwijzingen*
a	psychose	1	een verandering in de gebruikelijke verzorging van het kind
b	schizofrenie		
c	verstandelijke handicap	2	niet in staat zijn tegemoet te komen aan de behoeften van het kind
d	afhankelijkheid van alcohol of drugs		
e	antisociale persoonlijkheidsstoornis	3	geen belangstelling tonen voor het kind
f	borderline-persoonlijkheidsstoornis	4	geen betrokkenheid tonen bij beslissingen over het kind
g	afhankelijke persoonlijkheidsstoornis		
h	bipolaire stemmingsstoornis	5	verwoorden van onvermogen ten opzichte van het kind
i	verlies van controle over het eigen leven		
j	depressie	6	uiten van bezorgdheid ten opzichte van een verandering van de ouderrol
k	identiteitsproblematiek		
l	gebrek aan kennis of vaardigheden	7	geen activiteiten samen met het kind uitvoeren
m	scheiding van levenspartner of kinderen	8	verwaarlozen van het kind
n	onvolledige ouder-kindbinding	9	tonen van agressie ten opzichte van het kind
o	verstoord *coping*-patroon	10	mishandelen van het kind
p	verstoring in de sociale vaardigheden	11	incest plegen
q	sociaal isolement		
r	conflictueuze omgeving		
s	afwezigheid van personen om op terug te vallen		
t	situationele crisis		
u	noodzaak tot isolering van het kind door een bepaalde behandelingsprocedure		
v	verantwoordelijkheid voor de verzorging van een kind met speciale behoeften		
w	verstoring van het gezinsleven		
x	rouw		
y	klinische behandeling		

B Verpleegdoelen

1 Cognitieve verpleegdoelen
1a Herkent en verwoordt de eigen beperkingen in de ouderrol.
1b Verwoordt factoren die geleid hebben tot deze beperking.
1c Benoemt activiteiten en gedragingen die noodzakelijk zijn voor het succesvol veranderen van deze beperking.
1d Stelt zichzelf haalbare doelen en verwachtingen naar het kind toe.
2 Affectieve/sociale verpleegdoelen
2a Toont meer vertrouwen in zichzelf om de taken van het ouderschap te vervullen.
2b Toont meer belangstelling voor het kind.
3 Psychomotorische verpleegdoelen
3a Demonstreert een toename van passende vaardigheden in de omgang met het kind.
3b Zoekt hulp bij de opvoeding van het kind.

C Verpleegkundige interventies

1 Directe zorg
1a De patiënt begeleiden in de dagelijkse verzorging van het kind.
1b Stimuleren van het ondernemen van activiteiten samen met het kind.
1c Positieve feedback geven bij adequaat gedrag zodat het zelfvertrouwen van de patiënt toeneemt.
1d De patiënt vragen welke betrokkenheid hij wenst van zijn naasten.
1e De naasten vragen op welke wijze zij betrokken willen zijn bij de zorg en behandeling van de patiënt door middel van de familiekaart.
1f Het verstrekken van algemene informatie aan naastbetrokkenen.
1g Het verstrekken van persoonsgebonden informatie aan naastbetrokkenen met toestemming van de patiënt.

➤

8.2.2 Beperking in de ouderrol (ICIDH b 17.3)

2 Training

2a Ondersteunen van de patiënt in het bespreken van factoren en daarmee samenhangende gevoelens die de beperkte ouderrol beinvloeden.

2b De patiënt helpen te ontdekken wat wel en wat niet goed gaat.

2c Bespreken van de wenselijke rol vanuit de optiek van de patiënt, en beoordelen of deze reëel is.

2d Ondersteuning bieden bij het in praktijk brengen van de wenselijke rol, in kleine en overzichtelijke stappen zodat het voor de patiënt haalbaar is.

2e Informatie verstrekken over instanties die hierin (bijvoorbeeld het opvoeden van kinderen) gespecialiseerd zijn.

2f Met patiënt bespreken van de mogelijkheden en wensen tot participatie in de zorg en behandeling van naasten.

3 Beoordeling

3a Observeren en rapporteren van de wijze waarop de patiënt met het kind omgaat en mogelijke veranderingen daarin.

3b Observeren en rapporteren van normen- en waardenpatronen binnen de familie.

4 Management van persoonlijke zorg

4a Een gepaste situatie creëren voor bezoekmogelijkheden van het kind.

4b Garanderen van de veiligheid van het kind.

9.1 Verstoring in het seksuele welbevinden (CDV 900, ICIDH s 25.2 – s 25.4)

A Verpleegkundige diagnostische termen

* *Definitie (samengesteld):* Verstoring in het seksuele functioneren (dat wordt als onbevredigend en inadequaat ervaren).

* *Beïnvloedende factoren*	* *Kenmerken en aanwijzingen*
a lichamelijke aandoening	1 verwoording van seksueel functioneren als onbevredigend/inadequaat
b stoornis van het bewegingsapparaat	
c depressie	2 verwoording van problemen met seksuele relaties
d angst voor zwangerschap	3 wijziging in de vervulling van de seksuele rol
e angst voor seksueel overdraagbare ziektes	4 feitelijke of vermeende beperking in het seksuele functioneren ten gevolge van een ziekte en/of behandeling
f geblokkeerde behoeften en verlangens	
g organische persoonlijkheidsstoornis	
h identiteitsproblematiek	5 gebrek aan belangstelling voor zichzelf en anderen
i een handicap	6 onvermogen om tot de gewenste seksuele bevrediging te komen
j afhankelijkheid van apparatuur en/of hulpmiddelen	
k niet kunnen aangaan van relaties	7 ejaculatio praecox
l verkrachting of seksueel misbruik	8 verwoording van gevoelens van afgrijzen of angst wat betreft seksueel contact
m psychosociale mishandeling	
n lichamelijke mishandeling	9 veelvuldig vragen om bevestiging van de eigen aantrekkelijkheid
o waardeconflict	
p afwijzing door de omgeving	10 uiting van gevoelens van tekortschieten in het seksuele functioneren
q gebrek aan privacy	
r relatieproblemen	11 vermijding van seksuele relaties
s (emotionele) stress	12 fixatie op seksualiteit
t onverwerkt rouwproces	
u negatieve effecten van medicatie	

B Verpleegdoelen

1 Cognitieve verpleegdoelen
1a Herkent en benoemt factoren die geleid hebben tot de verstoring in het seksuele welbevinden.
1b Verwoordt een toename van kennis over en inzicht in seksuele behoeften en mogelijkheden.
2 Affectieve/sociale verpleegdoelen
2a Verwoordt een toename van welbevinden rondom seksueel functioneren.
2b Toont meer vertrouwen in zichzelf met betrekking tot seksualiteit.
3 Psychomotorische verpleegdoelen
3a Voert eventuele suggesties uit om het seksuele functioneren als prettiger te ervaren en evalueert deze.

C Verpleegkundige interventies

1 Directe zorg
1a Een therapeutische vertrouwensrelatie opbouwen met behulp van toewijzing van patiënten.
1b Ervaringsdeskundigheid van de patiënt integreren in de verpleegkundige zorg.
1c De patiënt in contact brengen met lotgenoten/lotgenotengroepen en zelfhulpgroepen.
1d De patiënt vragen welke betrokkenheid hij wenst van zijn naasten.
1e De naasten vragen op welke wijze zij betrokken willen zijn bij de zorg en behandeling van de patiënt door middel van de familiekaart.
1f Het verstrekken van algemene informatie aan naastbetrokkenen.
1g Het verstrekken van persoonsgebonden informatie aan naastbetrokkenen met toestemming van de patiënt.
2 Training
2a Samen met de patiënt inventariseren welke factoren van invloed zijn op zijn/haar seksuele welbevinden.
2b De patiënt vragen naar ervaringsdeskundigheid ten aanzien van verpleegkundige diagnose.
2c Met de patiënt bespreken van de mogelijkheden en wensen tot participatie in de zorg en behandeling van naasten.
2d Informatie geven over factoren die het seksuele welbevinden beïnvloeden, bijvoorbeeld medicatie of stress.
2e De patiënt ondersteunen bij het praten over het seksuele functioneren en de gevoelens daarbij.
2f Feitelijke informatie verstrekken over seksuele mythen en misvattingen die de patiënt eventueel ter sprake brengt.
2g Seksuele uitingsvormen bespreken die voor de patiënt aanvaardbaar zijn.
2h Betrekken van de partner bij de gesprekken, mits de patiënt het hiermee eens is.
2i Informatie geven over externe instanties waar de patiënt terechtkan na zijn ontslag.

➤

9.1   Verstoring in het seksuele welbevinden
(CDV 900, ICIDH s 25.2 – s 25.4)

3   Beoordeling

3a Beoordelen van het kennisniveau van de patiënt omtrent seksualiteit en seksuele relaties.

3b De waarden en normen van de patiënt betreffende seksualiteit inventariseren.

3c Observeren en rapporteren van de wijze waarop de patiënt omgaat met zijn/haar partner.

4   Management van persoonlijke zorg

4a Zorgen voor een omgeving waarin de patiënt zich veilig genoeg voelt om over zijn seksuele problemen te praten met de aan hem/haar toegewezen verpleegkundige.

4b Zorgen voor voldoende privacy, waarbij het mogelijk is voor de patiënt om seksuele contacten te hebben met zijn/haar partner.

10.1 Manipulatief gedrag (ICIDH s 29.88)

A Verpleegkundige diagnostische termen

* *Definitie:* Een gedragsstoornis die zich uit in het sturen of beïnvloeden van anderen zonder rekening te houden met hun gevoelens of rechten.

*	*Beïnvloedende factoren*	*	*Bepalend kenmerk*
a	borderline-persoonlijkheidsstoornis	1	moeite hebben met het accepteren van grenzen en
b	een andere persoonlijkheidsstoornis		regels
c	alcohol- of druggebruik, of -onthouding	*	*Aanwijzingen*
d	angst	2	gebrek aan empathie vertonen
e	machteloosheid	3	anderen bespelen
f	geblokkeerde behoeften en verlangens	4	aangaan van opportunistische relaties
g	gevoelens van vijandigheid	5	proberen een speciale behandeling te krijgen
h	identiteitsproblematiek	6	gedrag vertonen dat gericht is op eigen voordeel
i	gebrek aan ziekte-inzicht	7	zich claimend gedragen
j	gebrek aan zelfinzicht	8	voorbijgaan aan andermans rechten
k	beperking in de sociale rolvervulling	9	verstoorde communicatiepatronen vertonen
l	niet kunnen aangaan van relaties	10	oneerlijk zijn
m	aangeleerd gedrag	11	dreigen
n	autoriteitsconflict	12	regels negeren
o	conflictueuze omgeving	13	zich egocentrisch opstellen
		14	gebruikmaken van de zwakheden van anderen
		15	verstoorde waarden en normen hebben
		16	veelvuldig vragen om bevestiging
		17	veelvuldig krachtmetingen met anderen aangaan

B Verpleegdoelen

1 Cognitieve verpleegdoelen
1a Is in staat de eigen manipulatieve gedragingen te benoemen.
2 Affectieve/sociale verpleegdoelen
2a Is in staat te praten over gevoelens die geleid hebben tot manipulatief gedrag.
3 Psychomotorische verpleegdoelen
3a Demonstreert adequaat en bij de situatie passend gedrag.

C Verpleegkundige interventies

1 Directe zorg
1a Opbouwen van een therapeutische vertrouwensrelatie door middel van een duidelijke benadering en open communicatie.
1b Ervaringsdeskundigheid van de patiënt integreren in de verpleegkundige zorg.
1c De patiënt vragen naar de aanwezigheid van een crisiskaart.
1d Nazien of de patiënt een signaleringsplan heeft.
1e De patiënt in contact brengen met lotgenoten/lotgenotengroepen en zelfhulpgroepen.
1f Grenzen afbakenen ten aanzien van gedrag van de patiënt met behulp van eenduidige afspraken.
1g De patiënt confronteren met manipulatief gedrag en consequenties daarvan.
1h Gevoelens van de patiënt bespreekbaar maken.
1i De patiënt confronteren met andere *coping*-mechanismen door middel van het stimuleren van vrijetijdsactiviteiten en van participatie in groepsactiviteiten, en door hem te betrekken bij het therapeutisch milieu.
1j Acceptabele *coping*-mechanismen positief bekrachtigen.
1k De patiënt vragen welke betrokkenheid hij wenst van zijn naasten.
1l De naasten vragen op welke wijze zij betrokken willen zijn bij de zorg en behandeling van de patiënt door middel van de familiekaart.
1m Het verstrekken van algemene informatie aan naastbetrokkenen.
1n Het verstrekken van persoonsgebonden informatie aan naastbetrokkenen met toestemming van de patiënt.

10.1   Manipulatief gedrag (ICIDH s 29.88)

2   Training

2a   Ondersteunen in het herkennen van adequate en inadequate *coping*-mechanismen en factoren die deze beïnvloeden.

2b   De patiënt vragen naar ervaringsdeskundigheid ten aanzien van verpleegkundige diagnose.

2c   Met de patiënt de crisiskaart doornemen op relevantie.

2d   De patiënt de mogelijkheid aanbieden een crisiskaart te maken.

2e   Met de patiënt het signaleringsplan doornemen op relevantie.

2f   Met de patiënt een signaleringsplan maken.

2g   Ondersteunen in het herkennen van de eigen sterke kanten en talenten.

2h   Met de patiënt bespreken van de mogelijkheden en wensen tot participatie in de zorg en behandeling van naasten.

2i   Instrueren van assertief gedrag en ontspanningsoefeningen.

3   Beoordeling

3a   Observeren en rapporteren van manipulatief gedrag.

4   Management van persoonlijke zorg

4a   Eenduidig beleid voeren.

4b   Een voorspelbare omgeving creëren, waarin de patiënt nieuwe vaardigheden kan 'uitproberen'.

10.2 Achterdocht (ICIDH s 29.0)

A Verpleegkundige diagnostische termen
* *Definitie*:   Een gedragsstoornis die zich openbaart door het stelselmatig wantrouwen van anderen en de omgeving.

* *Beïnvloedende factoren*	* *Kenmerken en aanwijzingen*
a schizofrenie	1 zich afzonderen
b Korsakoff-syndroom	2 verkeerd interpreteren van gebeurtenissen
c dementie	3 vermijdingsgedrag vertonen
d paranoïde wanen	4 overgevoelig zijn voor kritiek
e hallucinaties	5 bang zijn om iets te eten
f alcohol- en drugsmisbruik	6 bang zijn om iets aan te raken
g organische persoonlijkheidsstoornis	7 bang zijn om in slaap te vallen
h sociaal isolement	8 hyperalert zijn
i traumatische ervaringen	9 vijandigheid uitstralen
	10 snel geïrriteerd en geagiteerd zijn
	11 snel in de verdediging schieten
	12 angstig en onrustig zijn
	13 beschuldigende opmerkingen naar/over anderen maken
	14 agressief gedrag vertonen

B Verpleegdoelen
1 Cognitieve verpleegdoelen
1a Is in staat gedrag dat bepaald wordt door achterdocht te herkennen en als zodanig te verwoorden.
2 Affectieve/sociale verpleegdoelen
2a Toont vertrouwen in de omgeving door het aangaan van sociale contacten.
3 psychomotorische verpleegdoelen
3a Is in staat activiteiten uit te voeren zonder zichtbaar belemmerd te worden door achterdochtige gedachten.

C Verpleegkundige interventies
1 Directe zorg
1a Opbouwen van een therapeutische vertrouwensrelatie door middel van het toewijzen van patiënten.
1b Ervaringsdeskundigheid van de patiënt integreren in de verpleegkundige zorg.
1c De patiënt vragen naar de aanwezigheid van een crisiskaart.
1d Nazien of de patiënt een signaleringsplan heeft.
1e De patiënt in contact brengen met lotgenoten/lotgenotengroepen en zelfhulpgroepen.
1f De patiënt op een neutrale wijze en met respect voor diens territorium benaderen.
1g De patiënt rustgevend, ondersteunend benaderen.
1h De patiënt zo veel mogelijk de controle over de situatie laten behouden.
1i Gemaakte afspraken nakomen.
1j De aandacht van de patiënt zo veel mogelijk richten op het hier en nu door middel van individuele opdrachten of deelname aan het dagprogramma.
1k De patiënt vragen welke betrokkenheid hij wenst van zijn naasten.
1l De naasten vragen op welke wijze zij betrokken willen zijn bij de zorg en behandeling van de patiënt door middel van de familiekaart.
1m Het verstrekken van algemene informatie aan naastbetrokkenen.
1n Het verstrekken van persoonsgebonden informatie aan naastbetrokkenen met toestemming van de patiënt.
1o Positieve feedback geven.
1p Op voorschrift van een arts verstrekken van medicatie.
2 Training
2a Inzichtgevende vraaggesprekken voeren omtrent het herkennen van en omgaan met achterdochtige gevoelens.
2b De patiënt vragen naar ervaringsdeskundigheid ten aanzien van verpleegkundige diagnose.
2c Met de patiënt de crisiskaart doornemen op relevantie.
2d De patiënt de mogelijkheid aanbieden een crisiskaart te maken.
2e Met de patiënt het signaleringsplan doornemen op relevantie.
2f Met de patiënt een signaleringsplan maken.
2g Met de patiënt bespreken van de mogelijkheden en wensen tot participatie in de zorg en behandeling van naasten.

➤

10.2 Achterdocht (ICIDH s 29.0)

3 *Beoordeling*

3a Observeren/rapporteren van situaties waarin de achterdocht duidelijk op de voorgrond treedt.

3b Observeren en rapporteren van kenmerken en aanwijzingen waaruit afleidbaar is dat de achterdocht toe- of afneemt.

3c Observeren en rapporteren van de werking van medicatie.

4 *Management van persoonlijke zorg*

4a Beperken van het aantal verpleegkundigen dat intensiever contact heeft met de patiënt.

4b Respecteren van de behoefte van de patiënt aan eigen ruimte en privacy.

4c Creëren van een stabiele en veilige omgeving.

10.3 Angst (ICIDH s 26.0)

A Verpleegkundige diagnostische termen
* *Definitie*: Een onbehaaglijk, overheersend en bedreigend gevoel waarvan de bron over het algemeen niet aan te duiden is en niet-specifiek is.

*	*Beïnvloedende factoren*	*	*Bepalend kenmerk*
a	schizofrenie	1	gespannenheid
b	psychose	*	*Aanwijzingen*
c	lichamelijke aandoening	-	*milde angst:*
d	geheugenstoornis	2	verhoogde polsslag
e	wanen	3	extra alertheid, externe gerichtheid
f	hallucinaties	4	klamheid
g	alcohol- of drugsmisbruik	-	*matige angst:*
h	zich bedreigd voelen	5	verhoogde polsslag en bloeddruk
i	verlies van controle over het eigen leven	6	versnelde ademhaling
j	een crisis in de persoonlijke ontwikkeling	7	enigszins vernauwd gezichtsveld, interne gerichtheid
k	traumatische ervaringen zoals...	8	aandacht gefixeerd op de desbetreffende situatie
l	afzondering/separatie	9	zweet
m	geconfronteerd worden met de dood	-	*ernstige angst:*
n	een situationele crisis of verandering	10	vlucht- en vechtgedrag
		11	negatieve gevoelens
		12	inadequate reacties ten aanzien van de situatie of het probleem
		13	aandacht gericht op versnipperde details
		14	desoriëntatie
		15	koud zweet
		-	*paniek:*
		16	regressie naar primitieve *coping*-mechanismen
		17	niet in staat te reageren op externe prikkels
		18	gevoelens van grote hulpeloosheid/bedreiging
		19	reacties vanuit ernstige interne nood
		20	hyperventilatie

B Verpleegdoelen
1 Cognitieve verpleegdoelen
1a Herkent gevoelens van angst bij zichzelf en kan deze verwoorden.
1b Herkent factoren die angst beïnvloeden door deze te verwoorden.
2 Affectieve/sociale verpleegdoelen
2a Integreert en gebruikt gezondheidsbevorderende en angstreducerende activiteiten binnen zijn levenswijze.
2b Is ontspannen in situaties die voorheen angstversterkend waren.
3 Psychomotorische verpleegdoelen
3a Maakt gebruik van passende en constructieve *coping*-mechanismen die angst verminderen of afwenden, en kan deze als zodanig benoemen.

C Verpleegkundige interventies
1 Directe zorg
1a Een therapeutische vertrouwensrelatie opbouwen door onder andere empathisch inlevingsvermogen te tonen en de patiënt niet te overvragen.
1b Ervaringsdeskundigheid van de patiënt integreren in de verpleegkundige zorg.
1c De patiënt vragen naar de aanwezigheid van een crisiskaart.
1d Nazien of de patiënt een signaleringsplan heeft.
1e De patiënt in contact brengen met lotgenoten/lotgenotengroepen en zelfhulpgroepen.
1f De patiënt stimuleren om over gevoelens van angst te praten en deze te analyseren.
1g De patiënt niet alleen laten bij ernstige angst of paniek.
1h De patiënt stimuleren tot het zoeken van sociale activiteiten, nieuwe interesses of hobby's en hem begeleiden waar nodig.
1i De patiënt vragen welke betrokkenheid hij wenst van zijn naasten.
1j De naasten vragen op welke wijze zij betrokken willen zijn bij de zorg en behandeling van de patiënt door middel van de familiekaart.
1k Het verstrekken van algemene informatie aan naastbetrokkenen.
1l Het verstrekken van persoonsgebonden informatie aan naastbetrokkenen met toestemming van de patiënt.
1m Op voorschrift van een arts verstrekken van medicatie.

➤

10.3 Angst (ICIDH s 26.0)

2 Training

2a Bespreken en evalueren van gedrag dat angst indiceert, of van gedragingen en/of gevoelens die angst voorspellen.

2b De patiënt vragen naar ervaringsdeskundigheid ten aanzien van verpleegkundige diagnose.

2c Met de patiënt de crisiskaart doornemen op relevantie.

2d De patiënt de mogelijkheid aanbieden een crisiskaart te maken.

2e Met de patiënt het signaleringsplan doornemen op relevantie.

2f Met de patiënt een signaleringsplan maken.

2g Inzichtgevende gesprekken voeren omtrent factoren die angstbevorderend zijn.

2h Instrueren van het probleemoplossend proces en dit oefenen.

2i Met de patiënt bespreken van de mogelijkheden en wensen tot participatie in de zorg en behandeling van naasten.

2j Instrueren van constructieve wijzen om met angst om te gaan zoals het doen van ontspanningsoefeningen of het zoeken van afleiding.

2k Bespreken van positieve *coping*-mechanismen door middel van discussies of rollenspelen.

3 Beoordeling

3a Observeren en rapporteren van het niveau van angst.

3b Observeren en rapporteren van kenmerken en aanwijzingen waaruit afleidbaar is dat de angst toe- of afneemt.

3c Observeren en rapporteren van de werking van medicatie.

4 Management van persoonlijke zorg

4a Creëren van een rustige, stabiele en veilige omgeving.

10.4   Agressie (ICIDH s 29.7)

A   Verpleegkundige diagnostische termen
* *Definitie:*   Een gedragsstoornis die zich uit in gewelddadige, niet-passende verbale en/of non-verbale acties naar personen en/of materialen.

* *Beïnvloedende factoren*	* *Bepalend kenmerk*
a organisch psychosyndroom	1 groeiende agitatie
b schizofrenie	* *Aanwijzingen*
c psychose	2 sarcasme
d intoxicatie	3 verbale dreiging
e hallucinaties	4 fysieke dreiging
f wanen	5 verandering in spraak/stemgeluid
g alcohol- en drugsmisbruik	6 vernederende opmerkingen
h angst	7 gooien met voorwerpen
i manische stemming	8 beschadiging van materiaal
j lage frustratietolerantie	9 fysiek geweld
k dysfore stoornis	10 achterdocht
l geblokkeerde behoeften en verlangens	11 moordgedachten
m explosief gedrag	12 overschrijding van andermans territorium
n woede	13 onrust
o zich onbegrepen voelen	14 groeiende irritatie
p antisociale persoonlijkheidsstoornis	15 verstoord denkpatroon en verstoorde perceptie
q borderline-persoonlijkheidsstoornis	16 verkeerde interpretaties van gebeurtenissen
r andere persoonlijkheidsstoornissen	17 woede die niet in verhouding staat tot de
s disfunctionele gezinssituatie	gebeurtenis
t disfunctioneel sociaal systeem	

B   Verpleegdoelen
1   Cognitieve verpleegdoelen
1a   Herkent factoren die leiden tot agressief gedrag en kan deze verwoorden.
2   Affectieve/sociale verpleegdoelen
2a   Toont emoties op een voor de omgeving acceptabele en passende wijze.
2b   Toont controle over zichzelf in probleemsituaties.
3   Psychomotorische verpleegdoelen
3a   Berokkent geen schade aan personen of materiaal.

C   Verpleegkundige interventies
1   Directe zorg
1a   Duidelijke grenzen stellen ten aanzien van toelaatbaar gedrag.
1b   De omgeving van de patiënt aanpassen aan de copingsmogelijkheden/mate waarin de patiënt stress kan hanteren.
1c   Met de patiënt bespreken wat hij nodig heeft aan ondersteuning of aanpassing in zijn omgeving om de mate van bescherming te verlagen.
1d   Volgens *stepped care*-principe High Care en Beschermende omgeving aanbieden of opleggen zo veel en zo lang als nodig, maar niet meer of langer dan noodzakelijk.
1e   Volgens *stepped care*-principe en volgens protocol Middelen en Maatregelen, High Care en Beschermende omgeving opleggen als de patiënt niet autonoom regie kan voeren over eigen gedrag.
1f   Ervaringsdeskundigheid van de patiënt integreren in de verpleegkundige zorg.
1g   De patiënt vragen naar de aanwezigheid van een crisiskaart.
1h   Nazien of de patiënt een signaleringsplan heeft.
1i   De patiënt in contact brengen met lotgenoten/lotgenotengroepen en zelfhulpgroepen.
1j   Stimuleren van verbale expressie van gevoelens.
1k   Een fysieke uitlaatklep verzorgen door bijvoorbeeld sport.
1l   Positieve feedback geven bij acceptabel gedrag.
1m   Beïnvloeden van oplopende spanningen ter voorkoming van agressieve impulsen door middel van het voeren van een individueel gesprek waarin spanning besproken wordt (en eventuele alternatieven voor gedrag) en de mogelijkheid geboden wordt om activiteiten te ondernemen.
1n   Indien nodig, op voorschrift van een arts verstrekken van medicatie.
1o   De patiënt vragen welke betrokkenheid hij wenst van zijn naasten.
1p   De naasten vragen op welke wijze zij betrokken willen zijn bij de zorg en behandeling van de patiënt door middel van de familiekaart.
1q   Het verstrekken van algemene informatie aan naastbetrokkenen.
1r   Het verstrekken van persoonsgebonden informatie aan naastbetrokkenen met toestemming van de patiënt.   ➤

10.4   Agressie (ICIDH s 29.7)

2   Training

2a Instrueren van het probleemoplossend proces.

2b De patiënt vragen naar ervaringsdeskundigheid ten aanzien van verpleegkundige diagnose.

2c Met de patiënt de crisiskaart doornemen op relevantie.

2d De patiënt de mogelijkheid aanbieden een crisiskaart te maken.

2e Met de patiënt het signaleringsplan doornemen op relevantie.

2f Met de patiënt een signaleringsplan maken.

2g Inzichtgevende gesprekken voeren omtrent situaties of omstandigheden die agressief gedrag uitlokken.

2h Aanleren van assertieve vaardigheden.

2i Met de patiënt bespreken welke randvoorwaarden gerealiseerd moeten worden om hem in staat te stellen autonoom regie te voeren over het eigen gedrag.

2j Met de patiënt bespreken van de mogelijkheden en wensen tot participatie in de zorg en behandeling van naasten.

3   Beoordeling

3a Observeren en rapporteren van gedrag en agressieregulatie.

3b Observeren en rapporteren van kenmerken en aanwijzingen die kunnen wijzen op een toename van agressie of oplopende spanningen.

3c Observeren en rapporteren van de werking van medicatie.

3d Invullen van relevante formulieren zoals een M&M-formulier (*Middelen en Maatregelen*), een bijzonder-voorvalformulier, of een schadeformulier.

4   Management van persoonlijke zorg

4a Creëren van een veilige, beschermende omgeving.

10.5   Beperking in *coping*-vaardigheden (ICIDH b 8)

A   Verpleegkundige diagnostische termen

* *Definitie (samengesteld)*:   Beperking in het aanpassingsvermogen en in de probleemoplossende vaardigheden die nodig zijn om in het dagelijks leven te kunnen functioneren.

* *Beïnvloedende factoren*	* *Kenmerken en aanwijzingen*
a psychose	1 verwoorden van problemen in de desbetreffende
b psychische decompensatie	*coping*-vaardigheden
c schizofrenie	2 niet in staat zijn hulp te zoeken
d schizoaffectieve aandoening	3 niet in staat zijn om problemen op te lossen
e depressie	4 niet in staat zijn om aan bepaalde verwachtingen te
f alcohol- en druggebruik	voldoen
g angst	5 niet in staat zijn om in basale behoeften te voorzien
h persoonlijkheidsstoornis	6 zich terugtrekken uit de maatschappelijke rol
i identiteitsproblematiek	7 vaak ziek zijn
j gebrek aan kennis en vaardigheden	8 zich afhankelijk opstellen ten opzichte van anderen
k kwetsbare persoonlijkheid	9 hulp afwijzen
l ingrijpende gebeurtenis	10 niet adequaat gebruikmaken van afweermechanismen
m hoge verwachtingen vanuit de omgeving	11 snel boos worden
n gebrek aan sociale steun	12 geïrriteerd zijn
o stress	

B   Verpleegdoelen

1   Cognitieve verpleegdoelen
1a   Herkent en verwoordt de beperking in de *coping*-vaardigheden.
1b   Verwoordt factoren die geleid hebben tot deze beperking.
1c   Herkent en benoemt eigen effectieve en ineffectieve *coping*-vaardigheden.
2   Affectieve/sociale verpleegdoelen
2a   Verwoordt gevoelens die gerelateerd zijn aan stressvolle situaties.
3   Psychomotorische verpleegdoelen
3a   Demonstreert adequate vaardigheden om zich aan te passen aan nieuwe of bestaande omstandigheden.
3b   Voert acties uit om problemen waarmee hij geconfronteerd wordt in het dagelijks leven, op te lossen.

C   Verpleegkundige interventies

1   Directe zorg
1a   Begeleiden van de patiënt in voor hem/haar moeilijke situaties.
1b   Ervaringsdeskundigheid van de patiënt integreren in de verpleegkundige zorg.
1c   De patiënt vragen naar de aanwezigheid van een crisiskaart.
1d   Nazien of de patiënt een signaleringsplan heeft.
1e   De patiënt in contact brengen met lotgenoten/lotgenotengroepen en zelfhulpgroepen.
1f   De patiënt stimuleren in en positieve bekrachtiging geven bij het aangaan van nieuwe situaties waarin een bepaalde inbreng van hem verwacht wordt.
1g   De patiënt vragen welke betrokkenheid hij wenst van zijn naasten.
1h   De naasten vragen op welke wijze zij betrokken willen zijn bij de zorg en behandeling van de patiënt door middel van de familiekaart.
1i   Het verstrekken van algemene informatie aan naastbetrokkenen.
1j   Het verstrekken van persoonsgebonden informatie aan naastbetrokkenen met toestemming van de patiënt.

10.5 Beperking in *coping*-vaardigheden (ICIDH b 8)

2 Training

2a In inzichtgevende gesprekken factoren bespreken die geleid hebben tot de beperking in de *coping*-vaardigheden.

2b De patiënt vragen naar ervaringsdeskundigheid ten aanzien van verpleegkundige diagnose.

2c Met de patiënt de crisiskaart doornemen op relevantie.

2d De patiënt de mogelijkheid aanbieden een crisiskaart te maken.

2e Met de patiënt het signaleringsplan doornemen op relevantie.

2f Met de patiënt een signaleringsplan maken.

2g De patiënt probleemoplossende en aanpassingsbevorderende technieken aanleren, aan de hand van herkenbare situaties:

- samen de situatie analyseren;
- de patiënt helpen het doel duidelijk te krijgen;
- samen een beoordeling maken van de mogelijke alternatieven;
- een keuze maken voor het alternatief waar de patiënt zich het meest in kan vinden;
- de patiënt begeleiden in het tot uitvoer brengen van het alternatief.

2h De patiënt assisteren in het herkennen van zijn sterke kanten, eigen waarden en normen en in het gebruiken hiervan bij de technieken.

2i Met de patiënt bespreken van de mogelijkheden en wensen tot participatie in de zorg en behandeling van naasten.

3 Beoordeling

3a Observeren en rapporteren van de wijze waarop de patiënt binnen de leefomgeving omgaat met problemen.

3b Observeren en rapporteren van verwachte veranderingen in de *coping*-vaardigheden als gevolg van de interventies.

3c Beoordelen van de mate van inzicht van de patiënt in zijn/haar *coping*-vaardigheden.

4 Management van persoonlijke zorg

4a Zorgen voor een veilig milieu, waarin de patiënt zich vertrouwd genoeg voelt om te experimenteren met nieuwe vaardigheden.

Literatuur[1]

Aarts, J. & W. Goossen, 'Kennissystemen: mogelijkheden en knelpunten'. In: *Tijdschrift voor Ziekenverpleging* (1993), nr. 7.

Abma,T. e.a., *Dwang en Drang in de psychiatrie, Kwaliteit van vrijheidsbeperkende interventies*, Uitgeverij Lemma, Utrecht 2005.

Albersnagel, E. & Y. v.d. Brug, *Diagnosen, resultaten en interventies*. Wolters-Noordhoff, Groningen 1997.

Beck, R. E.a., *Mental Health Psychiatric Nursing, a holistic lifecycle approach*. Mosby, St. Louis 1988.

Blaauwbroek, H. e.a., *Betrokken omgeving* - Modelregeling relatie GGZ-instelling-naastbetrokkenen, GGZ Nederland, Cliëntenbond in de GGZ e.a., Utrecht 2004.

Boevink, W., A. Plooy & S. van Rooijen, *Herstel, empowerment en ervaringsdeskundigheid voor mensen met psychiatrische aandoeningen*, SWP, Amsterdam 2006.

Bulechek, G. & J.C. McCloskey, 'Nursing Interventions: Treatments for Potential Nursing Diagnoses'. In: R.M. Caroll-Johnson (red.), *Classification of Nursing Diagnoses, Proceedings of the Eighth Conference*. J.B. Lippincott Company, Philadelphia 1989.

Bulechek, G. & J.C. McCloskey, *Nursing Interventions, Essential Nursing Treatments*. W.B Saunders Company, Philadelphia 1992, second edition.

Carpenito, L.J., 'The NANDA Definition of Nursing Diagnoses'. In: R.M. Carroll-Johnson (red.), *Classification of Nursing Diagnoses, Proceedings of the Ninth Conference*. J.B. Lippincott Company, Philadelphia 1991.

Dousma, T. e.a., *Tentamineren*. Wolters-Noordhoff, Groningen 1989.

Francke, A. L., *Kwalitatief onderzoek in de verpleegkunde*. Swets & Zeitlinger b.v., Amsterdam/Lisse 1990.

Giebing, H., *Kwaliteitstoetsing voor en door verpleegkundigen*. Spruyt, Van Mangtem & De Does b.v., Leiden 1987.

Gordon, M., *Manual of Nursing Diagnosis 1993-1994*. Mosby, St Louis 1993.

Gordon, M., *Nursing Diagnosis, Process and Application*. McGraw-Hill Book Comp., New York 1994, 3d ed.

Gordon, M., *Handleiding verpleegkundige diagnostiek 1997-1999*. 2e druk, Elsevier/De Tijdstroom, Utrecht 1997.

Gordon, M. & M.A. Sweeney, 'Methodological problems and issues in identifying and standardizing nursing diagnosis'. In: *Advanced Nursing Science*. (1979), nr. 2, pp. 1-15.

---

[1] De literatuurlijst is niet geüpdatet in relatie tot de oorspronkelijke druk, met uitzondering van literatuurverwijzingen die te maken hebben met de toegevoegde thema's in de herdruk.

Grol, R. e.a., 'Ideaal of werkelijkheid, problemen bij de ontwikkeling en invoering van standaarden'. In: *Huisarts en wetenschap* (1988), nr. 31.

Grol, R., J.J.E. van Everdingen & A.F. Casparie, *Invoering van richtlijnen en veranderingen*. De Tijdstroom, Utrecht 1994.

Jongerden, I., L. Hollands & B. van Bergen, *Het meten van de verpleegkwaliteit in de psychiatrie*. Lemma bv, Utrecht 1994.

Klein Holkenborg, A.E.M., *De eenduidigheid van het begrip standaardverpleegplan*. Jaarwerkstuk studie Verplegingswetenschap 1996, Maastricht.

Klein Holkenborg, A.E.M., *Denken over standaardverpleegplannen*. Doctoraalscriptie Gezondheidswetenschappen 1997.

Leih, P., 'Standaardisatie en verpleegkundige diagnoses'. In: *TVZ* 42 (1988), nr. 23.

Leih, P. & C. Salentijn, 'Verpleegkundige diagnoses, betekenis, classificatie en vragen'. In: *Verpleegkunde* 1 (1991/1992) De Tijdstroom, Utrecht.

Lendemeijer, B. e.a., Nieuwsbrief Landelijk platform Dwang en Drang, GGZ- Nederland, 2007.

Martin, J.E., D.G. Silva, J.H. Newman & J.F. Thayer, 'An investigation into the structure of epistemological style'. In: *Personality and Individual Differences* 16 (1994), nr. 4, pp. 617-629.

McFarland, G. & F. McFarlane, *Nursing Diagnosis and Intervention, Planning for Patient Care*. Mosby Company, St Louis 1989.

McFarland, G.K. & M.D. Thomas, *Psychiatric Mental Health Nursing, Application of The Nursing Process*. J.B. Lippincott Company, Philadelphia, Pennsylvania 1991.

Napel, T.H. ten & H. v.d. Bruggen, 'Verpleegkundige interventies, een verkennend onderzoek'. In: *Tijdschrift voor Ziekenverpleging* 18 (1994).

Nationale Raad voor de Volksgezondheid (NRV), *De ICIDH, een classificatie van ziekten en aandoeningen*. Zoetermeer 1988.

Nationale Raad voor de Volksgezondheid (NRV), *Vooronderzoek eenduidig verpleegkundig begrippenkader, standaarddefinities en -classificaties*. Zoetermeer 1993. Publicatienummer WCC 179.

Nationale Raad voor de Volksgezondheid (NRV) & H. ten Napel, *Ontwerp WCC-standaard Classificatie van Diagnostische termen voor de verpleegkunde*. Zoetermeer 1996.

NIZW, *Een verzorgde toekomst, toekomstscenario's voor verpleging en verzorging*. De Tijdstroom, Utrecht 1997.

Raad voor gezondheidsresearch TNO, *De ICIDH, een classificatie van ziekten en aandoeningen*. Voorburg 1981.

Townsend, M.C., *Verpleegkundige diagnostiek in de psychiatrie*. De Tijdstroom, Utrecht 1996.

VBOC, V&VN, *Verpleegkundige toekomst in goede banen, Samenhang en samenspel in de beroepsuitoefening*, Utrecht 2006.

Vossen, M.L., 'Het diagnostisch proces binnen standaardverpleegplannen'. In: *Onderwijs & Gezondheidszorg* 20 (1996), nr. 5.

Vossen, M.L., H. ten Napel & A. Klemann, 'De ontwikkeling van standaardverpleegplannen' In: *TVZ* (1994), nr. 20.

Vossen, M.L. & A. Klemann, *Ontwikkeling van standaardverpleegplannen*. RvA 1994.

Vossen, M.L. & A. Klemann, *Tussenrapportage ontwikkeling van standaardverpleegplannen*. RvA 1995.

Vossen, M.L. & A. Klemann, 'De toepassing van VISY en standaardverpleegplannen voor de praktijk van de psychiatrisch verpleegkundige'. In: *TMI* 24 (1995), nr. 3.

Vossen, M.L. & A. Klemann, *Tussenrapportage ontwikkeling van standaardverpleegplannen*. RvA 1996.

WCC, *WCC-Praktijkrichtlijn voor standaardisatie*. Nationale Raad voor de Volksgezondheid, Zoetermeer 1990.

WCC, *Voorlopige Standaardclassificaties verrichtingen Paramedische beroepen*. Nationale Raad voor de Volksgezondheid, Zoetermeer 1995.

Bijlagen

Bijlage 1 Scores van de beginsituatie

In tabel 1.1 worden de vragen en de scores weergegeven betreffende het kennisniveau van de verpleegkundigen op de pilotafdelingen en de wijze waarop ze informatie tot zich nemen. De laatste kolom geeft het gemiddelde weer.

Tabel 1.1 Het kennisniveau

	aanwezige kennis	nooit – altijd					gem.
		1	2	3	4	5	
1	Mis je inhoudelijke vakkennis bij het opstellen van individuele verpleegplannen?	-	20	3	5	1	2,6
2	Als je iets niet weet raadpleeg je dan collega's?	-	1	1	17	10	4,2
3	Beschikken je collega's over relevante inhoudelijke vakkennis?	1	10	4	14	-	3,1
4	Raadpleeg je vakliteratuur bij het opstellen van verpleegplannen?	13	10	2	3	1	1,9
4a	Zo ja, waar maak je gebruik van?	Townsend (zesmaal) studieboeken, zoals *Moderne psychiatrie*, *Hoofdsom der psychiatrie* (driemaal) TVZ (eenmaal) vaktijdschriften (tweemaal)					

In tabel 1.2 worden de vragen en de scores omtrent het eenduidig taalgebruik binnen het verpleegkundig proces weergegeven.

Tabel 1.2   Eenduidig taalgebruik

	eenduidig taalgebruik (gesloten vragen)	neen – ja					gem.
		1	2	3	4	5	
5	Is het begrip *verpleegkundige diagnose* duidelijk voor jou?	3	2	3	13	7	3,7
6	Vind je dat het begrip *verpleegkundige diagnose* op jouw afdeling eenduidig gebruikt wordt?	5	6	11	6	1	2,7
7	Weet je wat een verpleegdoel inhoudt?	1	2	4	11	10	3,9
8	Vind je dat het begrip *verpleegdoel* op jouw afdeling eenduidig gebruikt wordt?	2	4	10	9	4	3,3
9	Is het begrip *verpleegkundige interventie* duidelijk voor jou?	2	2	6	9	9	3,8
10	Vind je dat het begrip *verpleegkundige interventie* op jouw afdeling eenduidig gebruikt wordt?	1	5	9	9	5	3,4

In de tabellen 1.3a tot en met 1.3c worden de kenmerken uit de omschrijvingen van de participanten vergeleken met en geklasseerd onder die uit de definities van de drie concepten, respectievelijk de verpleegkundige diagnose, het verpleegdoel en de verpleegkundige interventies. De definities worden ontrafeld tot een aantal blokken en vergeleken met de beschrijvingen. In onderstaande tabellen worden deze blokken weergegeven (invuloefeningen voor verpleegkundigen).

Tabel 1.3a   De verpleegkundige diagnose

a Vaststelling van iemands (de patiënt zijnde)	totaal
van een patiënt	6
van een cliënt	2
totaal	**8**
b Feitelijke of mogelijke reacties	
problemen	10
gedragingen	2
probleem volgens de PES	1
zelfzorgtekorten	1
verpleegkundige interpretatie	2
totaal	**16**
c Gezondheidsproblemen of levensprocessen	
oorzaak	6
ziekte of aandoening	2
totaal	**8**
d Basis voor verpleegkundige zorg	
verpleegkundige aandacht	2
op verpleegkundig gebied	3
basis voor doelen en interventies	1
totaal	**6**

Tabel 1.3b   Het verpleegdoel

a Gedragingen, reacties en gevoelens	totaal
concreet gedrag	3
gedrag, inzicht en uitspraken	1
totaal	**4**
b Van de patiënt	
bij de patiënt	6
bij de bewoner	1
totaal	**7**
c Reactie op geboden verpleegkundige zorg	
reactie als uitwerking van de verpleegkundige interventies	4
totaal	**4**
d Bepaald aan de hand van de verpleegkundige diagnose	
vanuit het verpleegprobleem	5
vanuit de verpleegkundige diagnose	6
totaal	**11**

Tabel 1.3c   De verpleegkundige interventie

a Gerichte verpleegkundige activiteit	totaal
acties die je onderneemt om een doel te bereiken	16
verpleegkundig handelen	4
totaal	**20**
b Namens of voor de patiënt/groep	
met betrekking tot de patiënt	1
voor de patiënt	1
totaal	**2**
c Op basis van de verpleegkundige diagnose	
aan de hand van verpleegproblemen	2
totaal	2
d niet zelf kunnen verrichten door de patiënt	
totaal	**0**

Vervolgens werden de resultaten van deze vergelijking gescoord op een vijfpunts Likertschaal (zie tabel 1.4).

Tabel 1.4   Resultaten van de vergelijking van kenmerken

	eenduidig taalgebruik (open vragen)	geen – 4 kenmerken					gem.
		1	2	3	4	5	
5a	Hoe luidt de omschrijving van een verpleegkundige diagnose volgens jou?	9	6	6	8	-	2,5
7a	Hoe luidt de omschrijving van een verpleegdoel volgens jou?	11	10	7	1	-	1,9
9a	Hoe luidt de omschrijving van een verpleegkundige interventie volgens jou?	9	17	2	1	-	1,8

In tabel 1.5 worden de vragen en de scores weergegeven ten aanzien van begrippen en classificaties die in het standaardverpleegplan worden gebruikt. In de laatste kolom wordt de gemiddelde score vermeld.

Tabel 1.5   Begrippen en classificaties uit het standaardverpleegplan

	begrippen en classificaties	neen – ja					gem.
		1	2	3	4	5	
11	Weet je wat PES inhoudt?	13	4		5	7	2,6
12	Maak je hiervan op je afdeling ook gebruik bij de diagnostiek?	15	3	3	5	3	2,2
13	Ken je de functionele gezondheidspatronen van Gordon?	8	5	5	8	3	2,8
14	Gebruik je deze op je afdeling bij de diagnostiek?	22	4		2	1	1,5
15	Weet je wat cognitieve doelen inhouden?	5	3	4	10	7	3,4
16	Omschrijf je op je afdeling in verpleegplannen cognitieve doelen?	6	10	4	6	3	2,7
17	Weet je wat affectief-sociale doelen inhouden?	5	3	5	10	6	3,3
18	Omschrijf je op je afdeling affectief-sociale doelen in verpleegplannen?	6	7	3	10	3	2,9
19	Weet je wat psychomotorische doelen inhouden?	5	2	6	11	5	3,3
20	Omschrijf je op je afdeling psychomotorische doelen in verpleegplannen?	7	6	7	6	3	2,7
21	Weet je wat interventies met betrekking tot directe zorg inhouden?	2	1	4	8	14	4,1
22	Formuleer je deze wel eens in een verpleegplan?	3	3	3	8	12	3,9
23	Weet je wat interventies met betrekking tot training inhouden?	9	1	3	9	7	3,1
24	Formuleer je deze wel eens in een verpleegplan?	10	5	7	4	3	2,5
25	Weet je wat interventies met betrekking tot beoordeling inhouden?	7	7	7	7	7	2,5
26	Formuleer je deze wel eens in een verpleegplan?	10	6	9	3	1	2,1
27	Weet je wat interventies met betrekking tot management van persoonlijke zorg inhouden?	12	3	3	8	3	2,6
28	Formuleer je deze wel eens in een verpleegplan?	9	6	7	4	3	2,5

In tabel 1.6 worden de vragen en de scores omtrent de tijdsinvestering weergegeven.

Tabel 1.6   Vragen en de scores omtrent de tijdsinvestering

	tijdsinvestering	min.	max.	gem.	missing cases
29	Hoeveel tijd heb je gemiddeld nodig om een verpleegkundige diagnose te schrijven?	3 min.	60 min.	29 min.	10
30	Hoeveel tijd heb je gemiddeld nodig om bij die diagnose een of meer verpleegdoelen te schrijven?	2 min.	50 min.	17 min.	11
31	Hoeveel tijd heb je gemiddeld nodig om bij die diagnose verpleegkundige interventies te schrijven?	2 min.	45 min.	17 min.	10

Bijlage 2   Resultaten van de toetsings- en commentaarfase

In de toetsings- en commentaarfase zijn honderd individuele verpleegplannen geanalyseerd die op basis van standaardverpleegplannen waren opgesteld.
In de tabellen 2.1 tot en met 2.13 wordt per svp de frequentie van ieder item weergegeven in percentages.

1.1   Suïcidaliteit (ICIDH b 13)

A   Verpleegkundige diagnostische termen
*   *Definitie:*   Beperking in het eigen veiligheidsbesef met als risico zelfdoding.

*	*Beïnvloedende factoren*	*Percentage*	*	*Kenmerken en aanwijzingen*	*Percentage*
a	schizofrenie	5,3%	1	afzondering	31,6%
b	psychose	15,8%	2	depressiviteit	63,2%
c	depressie	68,4%	3	vernauwd bewustzijn	21,1%
d	druggebruik	21,1%	4	angst	31,6%
e	hallucinaties	21,1%	5	verwoording van sucidale gedach-	63,2%
f	lage zelfwaardering	26,3%		ten/gevoelens	
g	wanen	0,0%	6	verwoording van sucidale plannen	31,6%
h	persoonlijkheidsstoornis	31,6%	7	obsessie met de dood	5,3%
i	bipolaire stemmingsstoornis	26,3%	8	hantering van afscheidsrituelen	10,5%
j	hevige angst	26,3%	9	impulsief gedrag	47,4%
k	stoornis in impulsbeheersing	26,3%	10	verstoorde concentratie	21,1%
l	schuldgevoel	21,1%	11	gevoelens van hopeloosheid	31,6%
m	chronische pijn	0,0%	12	gevoelens van hulpeloosheid	36,8%
n	sociaal isolement	10,5%	13	verzamelen van middelen waarmee	15,8%
o	ziekte-inzicht	0,0%		suïcide gepleegd kan worden	
p	geestelijke/levensbeschouwelijke nood	10,5%	14	ondernemen van een *tentamen sucidii*	42,1%
q	gezins- of familiecrisis	10,5%			
r	onverwerkte traumatische ervaringen	42,1%			

B Verpleegdoelen	*Percentage*
1 Cognitieve verpleegdoelen	
1a Toont inzicht door het verwoorden van factoren die tot pogingen van zelfdoding leiden.	5,3%
1b Toont adequate oplossingen voor problemen, in plaats van sucidale gedachten en pogingen.	42,1%
2 Affectieve/sociale verpleegdoelen	
2a Praat over gevoelens die te maken hebben met suïcidaliteit in plaats van het ondernemen van acties in die richting.	26,3%
3 Psychomotorische verpleegdoelen	
3a Zoekt afleiding op momenten dat suïcidale gedachten aanwezig zijn.	31,6%
3b Doet geen suïcidepoging.	36,8%

➤

1.1 Suïcidaliteit (ICIDH b 13)

C Verpleegkundige interventies	Percentage
1 Directe zorg	
1a De patiënt ondersteunen in het aangaan van contacten.	15,8%
1b Samen met de patiënt een schriftelijk *no-suïcide*-contract opstellen.	5,3%
1c Toepassen van *Middelen en Maatregelen* volgens protocol.	10,5%
1d Controleren op contrabande bij opname en op andere voor de hand liggende momenten.	15,8%
2 Training	
2a Bespreken van kenmerken die op suïcidaliteit wijzen.	5,3%
2b Bespreken van verbeteringen (verminderde suïcidaliteit) die gesignaleerd worden.	15,8%
2c Ondersteunen in het identificeren en gebruikmaken van probleemoplossende methoden; hierbij de sterke kanten van de patiënt benutten.	26,3%
2d Confronteren met eigen verantwoordelijkheden en met de consequenties van gemaakte of te maken keuzes.	26,3%
2e Het systeem van de patiënt ondersteunen door uitleg te geven over suïcidaliteit en benaderingswijzen.	10,5%
3 Beoordeling	
3a Beoordelen van presuïcidale kenmerken (inclusief frequentie).	36,8%
4 Management van persoonlijke zorg	
4a Zorgen voor continu toezicht en aanwezigheid van verpleegkundigen.	5,3%
4b Creëren van een veilig maar ook stimulerend leefmilieu.	36,8%
4c Zorgen voor een veilige leefomgeving (materieel).	0,0%
4d Zorgen voor één-op-éénbegeleiding.	0,0%
4e Zorgen voor een separeerkamer die klaar is voor gebruik.	0,0%

(n=19)

Opmerkingen naar aanleiding van voorgaande tabel

- *Kenmerken en aanwijzingen:*
  - geen enkel kenmerk is met een percentage hoger dan 80 gebruikt.
- *Doelen*:
  - het meest genoemde doel is in dit geval een cognitief verpleegdoel.
- *Interventies*:
  - opvallend is dat interventie 4e:'zorgen voor een separeerkamer die klaar is voor gebruik' niet één keer is gebruikt.

Wijzigingen, aangebracht in het standaardverpleegplan naar aanleiding van de analyse

- *Beïnvloedende factoren, toegevoegd*:
  - relatieproblematiek;
  - overmatig alcoholgebruik;
  - situationele omstandigheid.
- *Beïnvloedende factoren, wijzigingen*:
  - item j wordt: angst.
- *Kenmerken en aanwijzingen, wijzigingen*:
  - item 14 wordt: ondernemen van suïcidale activiteiten.
- *Verpleegdoelen (affectief/sociaal), toegevoegd*:
  - accepteert en relativeert factoren die tot suïcidaliteit kunnen leiden.
- *Verpleegkundige interventies (directe zorg), toegevoegd*:

- aanbieden van medicatie (op voorschrift van een arts), indien nodig bij spanning en/of angst;
- stimuleren van een gestructureerde daginvulling waarbij de regie en verantwoordelijkheid zoveel mogelijk bij de patiënt blijven;
- de patiënt de ruimte geven om somberheid/spanning te bespreken;
- opbouwen van een therapeutische vertrouwensrelatie door middel van toewijzing van patiënten (patiëntentoewijzing);
- afleiding, ontspanning aanbieden.
- *Verpleegkundige interventies (beoordeling), toegevoegd*:
  - inventariseren van de gemoedstoestand van de patiënt;
  - observeren en rapporteren van de werking van de medicatie.
- *Verpleegkundige interventies (beoordeling), wijzigingen*:
  - in de definitieve standaard wordt overal waar observatie genoemd wordt ook rapportage genoemd (geldt voor alle standaarden);
  - 3a wordt: 'observeren en rapporteren van suïcidale kenmerken'.

4.1.1 Onvoldoende lichaamsverzorging (ICIDH b 33/34)

A Verpleegkundige diagnostische termen
* *Definitie:* Beperking in de persoonlijke hygiëne en het kleden.

*	*Beïnvloedende factoren*	Percentage	*	*Kenmerken en aanwijzingen*	Percentage
a	psychose	57,1%	1	onverzorgd uiterlijk	71,4%
b	neuromusculaire aandoening	14,3%	2	zelfverwaarlozing	47,6%
c	cognitieve aandoening	33,3%	3	vuile kleding	71,4%
d	wanen	19,0%	4	niet welriekend	57,1%
e	lage zelfwaardering	47,6%	5	niet in staat zich geheel of gedeeltelijk	76,2%
f	angst	42,8%		zelf te wassen en/of verzorgen	
g	depressie	33,3%	6	weigering zich te wassen of verzorgen	23,8%
h	watervrees	0,0%	7	huidinfectie	9,5%
i	pijn	14,3%	8	jeuk	4,8%
j	verminderd uithoudingsvermogen	23,8%	9	smetplekken	14,3%
k	lichamelijke handicap	28,6%			
l	afwijkende cultuurgebonden waarden en normen	23,8%			

B Verpleegdoelen	Percentage
1 Cognitieve verpleegdoelen	
1a Verwoordt tekortkomingen in lichaamsverzorging.	0,0%
2 Affectieve/sociale verpleegdoelen	
2a Toont een toenemende verantwoordelijkheid ten aanzien van de eigen lichaamsverzorging door het onderkennen van eigen behoeften en mogelijkheden.	28,6%
3 Psychomotorische verpleegdoelen	
3a Voert activiteiten op het gebied van lichaamsverzorging zelfstandig uit.	19,0%
3b Demonstreert nieuwe vaardigheden bij de uitvoering van de lichaamsverzorging.	0,0%
3c Voert de lichaamsverzorging uit met de in de interventies afgesproken ondersteuning.	61,9%

C Verpleegkundige interventies	Percentage
1 Directe zorg	
1a De patiënt stimuleren om zo zelfstandig mogelijk zelfverzorgingsactiviteiten te verrichten.	66,7%
1b Positief bekrachtigen van eigen initiatieven van de patiënt.	42,8%
1c Overnemen van activiteiten die de patiënt niet (meer) zelfstandig kan verrichten.	61,9%
2 Training	
2a Instructies geven ten aanzien van hygiëne en zelfverzorging.	42,8%
2b Aanleren van vaardigheden die de zelfverzorging vergemakkelijken.	4,8%
3 Beoordeling	
3a Observeren van veranderingen in de zelfverzorging.	61,9%
4 management van persoonlijke zorg	
4a Een veilige en rustige omgeving creëren.	33,3%
4b In overleg met de patiënt een gestructureerd zelfverzorgingsprogramma opstellen.	9,5%

(n=21)

Opmerkingen naar aanleiding van voorgaande tabel

- *Kenmerken en aanwijzingen*:
  - geen enkel kenmerk is met een percentage van hoger dan 80 gebruikt.
- *Verpleegdoelen/verpleegkundige interventies*:
  - opvallend is dat er in geen enkel ivp een verpleegdoel is geformuleerd in de categorie 'cognitieve verpleegdoelen', wel zijn er interventies geformuleerd op het gebied van training;
  - verhoudingsgewijs zijn de meeste interventies geformuleerd in de categorieën 'directe zorg' en 'beoordeling'.

Wijzigingen, aangebracht in het standaardverpleegplan naar aanleiding van de analyse

- *Beïnvloedende factoren; kenmerken en aanwijzingen; verpleegdoelen*:
  - er zijn geen wijzigingen aangebracht in het standaardverpleegplan.
- *Verpleegkundige interventies, wijziging**:
  - 3a wordt: 'observeren *en rapporteren* van veranderingen in de zelfverzorging'.

Samenvatting

In totaal zijn er in dit standaardverpleegplan weinig aanvullingen. Dit zou kunnen komen doordat het svp zelf al vrij concreet omschreven is.

---

* De cursief gedrukte tekst wordt in de bestaande tekst toegevoegd

5.1 Verstoord slaappatroon (ICIDH s 22)

A Verpleegkundige diagnostische termen
* *Definitie:* Verstoring in de kwaliteit en kwantiteit van het slaappatroon (exclusief verstoord dag-nachtritme).

*	Beïnvloedende factoren	Percentage	*	Kenmerken en aanwijzingen	Percentage
a	psychose	45,8%	1	inslaapproblemen	83,3%
b	lichamelijke aandoening	8,3%	2	doorslaapproblemen	75,0%
c	verslaving aan alcohol/drugs	29,2%	3	overmatig slapen	4,1%
d	depressie	33,3%	4	vroeg wakker	16,7%
e	pijn	4,1%	5	veelvuldig onderbroken slaap	20,8%
f	emotionele stress	79,1%	6	sufheid overdag	12,5%
g	lawaai	0,0%	7	vermoeidheid overdag	41,7%
h	onregelmatig leef/werkpatroon	25,0%	8	concentratieproblemen	45,8%
i	oncomfortabele slaapaccommodatie	0,0%			

B Verpleegdoelen	Percentage
1 Cognitieve verpleegdoelen	
1a Verwoordt factoren die leiden tot slaapstoornissen.	12,5%
2 Affectieve/sociale verpleegdoelen	
2a Is de gehele dag wakker	0,0%
3 Psychomotorische verpleegdoelen	
3a Valt binnen.. minuten in slaap.	4,2%
3b Geniet een dusdanige nachtrust dat het functioneren overdag optimaal is.	70,8%
3c Slaapt het voor hem/haar benodigde aantal uren aaneengesloten.	45,8%

C Verpleegkundige interventies	Percentage
1 Directe zorg	
1a Verminderen of opheffen van factoren die de slaap ontwrichten.	33,3%
1b De mogelijkheid scheppen om met de patiënt eventuele zorgen, stresssituaties of angsten die over-dag spelen door te spreken.	62,5%
1c Duidelijke dagstructuur aanbieden waarin de patiënt de nodige activiteiten heeft.	58,3%
1d Duidelijke afspraken met de patiënt maken omtrent bedtijden en hem ondersteunen in de naleving hiervan.	25,0%
1e De patiënt stimuleren geen koffie, thee of andere opwekkende middelen te gebruiken voor het naar bed gaan.	4,1%
2 Training	
2a Inzichtgevende gesprekken voeren ten aanzien van het ondernemen van rustgevende activiteiten vóór het slapen zoals het lezen van ontspannende literatuur, het nemen van een douche of het drin-ken van een beker warme melk.	4,1%
3 Beoordeling	
3a Observeren van mogelijke veranderingen in het slaappatroon van de patiënt.	58,3%
3b Observeren en registreren van de werking van medicatie.	75,0%
4 Management van persoonlijke zorg	
4a Creëren van een rustige omgeving 's nachts.	25,0%

(n=24)

Opmerkingen naar aanleiding van voorgaande tabel

- *Kenmerken/aanwijzingen*:
  - bepalend kenmerk is item 1, 'inslaapproblemen' (83,3%).
- *Verpleegdoelen*:
  - verpleegdoel 2a is geen enkele keer gebruikt, dit doel vervalt en wordt vervangen.
- *Verpleegkundige interventies*:
  - interventies in de categorieën 'beoordeling' en 'directe zorg' zijn verhoudingsgewijs het meest gebruikt.

Wijzigingen, aangebracht in het standaardverpleegplan naar aanleiding van de analyse

* *Beïnvloedende factoren, toegevoegd:*
  * angst;
  * sociale problematiek.
* *Verpleegdoelen, wijziging:*
  * doel 2a wordt: 'ervaart een toename in welbevinden ten gevolge van verbeteringen in het slaappatroon'.
* *Verpleegkundige interventies (directe zorg), toegevoegd:*
  * zo nodig aanbieden van medicatie op voorschrift van een arts.
* *Verpleegkundige interventies (beoordeling), wijziging:*
  * 3a wordt: 'observeren en rapporteren van het slaap-waakpatroon'.
* *Verpleegkundige interventies (management van persoonlijke zorg), wijziging*:
  * creëren van een rustige *en veilige* omgeving 's nachts.

---

* De cursief gedrukte tekst wordt in de bestaande tekst toegevoegd

6.1.1 Hallucinaties (ICIDH s 23.2)

A Verpleegkundige diagnostische termen
* *Definitie:* Verstoring van de waarneming geuit in denkbeeldige waarnemingen die niet berusten op objectief waarneembare zintuiglijke prikkels.

* Beïnvloedende factoren	Percentage	* Kenmerken en aanwijzingen	Percentage
a neurologische aandoening	0,0%	1 verwoorden van denkbeeldige waarne-	88,2%
b schizofrenie	52,9%	mingen (gezichts-, gehoors-, gevoels-,	
c psychose	94,1%	smaak-, reukwaarnemingen)	
d dementie	0,0%	2 luisterende houding	17,6%
e druggebruik of -onthouding	64,7%	3 in dialoog gaan met niet aanwezige	11,8%
f alcoholgebruik of -onthouding	29,4%	personen	
g persoonlijkheidsstoornis	29,4%	4 plotseling stoppen met spreken of een	23,5%
h manie	0,0%	handeling	
i delier	0,0%	5 gericht kijken naar niet objectief waar-	23,5%
j ernstige angst/paniek	58,8%	neembare zaken	
k hoge koorts	0,0%	6 compenseren van hallucinatie door bij-	11,8%
		voorbeeld parfumdoekjes, krabben,	
		overstemmen	
		7 onverklaarbaar gedrag	52,9%
		8 angst	64,7%
		9 achterdocht	70,6%
		10 verstoorde concentratie	23,5%

B Verpleegdoelen	Percentage
1 Cognitieve verpleegdoelen	
1a Toont in toenemende mate inzicht in en kennis van eigen hallucinaties door deze te verwoorden.	0,0%
1b Verwoordt factoren die leiden tot hallucinaties.	11,8%
2 Affectieve/sociale verpleegdoelen	
2a Geeft aan vermindering van hallucinaties te ervaren.	41,2%
2b Geeft aan de hallucinaties als een onderdeel van de eigen persoonlijkheid te ervaren en accepteert dit.	5,9%
3 Psychomotorische verpleegdoelen	
3a Zintuiglijke waarnemingen zijn reëel en verifieerbaar.	29,4%
3b Functioneert zonder zichtbaar last te hebben van hallucinaties.	70,6%
3c Laat zien strategieën ontwikkeld te hebben om met de voor hem/haar negatieve gevolgen van hallucinaties te kunnen omgaan.	0,0%

C Verpleegkundige interventies	Percentage
1 Directe zorg	
1a De patiënt benaderen op een rustgevende en angstreducerende manier.	58,8%
1b Benaderen met een lage *expressed emotion* (terughoudendheid betreffende kritiek en betrokkenheid).	11,8%
1c Ondersteuning bieden in zelfzorgactiviteiten, daar waar de patiënt door hallucinaties wordt belemmerd.	11,8%
1d Hallucinaties van de patiënt niet ontkennen, maar ook niet bekrachtigen.	11,8%
1e De aandacht van de patiënt richten op het hier-en-nu.	58,8%
1f Afleiding aanbieden in de vorm van actieve bezigheden.	29,4%
1g Zorgen voor een duidelijke dagstructuur en een evenwichtig dagactiviteitenprogramma.	76,5%
1h Spreken in eenvoudige en concrete taal, waarbij de gesprekstijd begrensd is.	11,8%

6.1.1 Hallucinaties (ICIDH s 23.2)

2 Training	Percentage
2a Ondersteunen in het leren omgaan met geïdentificeerde beïnvloedende factoren.	5,9%
2b Aanleren van probleemoplossende methoden.	5,9%
2c De patiënt gedoseerd stimuleren om over ervaringen, belevingen en gedachten te praten.	0,0%
2d Ondersteunen in het verwerven van inzicht in eigen hallucinaties en factoren die tot toename daarvan leiden.	5,9%
2e Voorlichting geven omtrent het gebruik van medicatie (inname, werking en eventuele bijwerkingen).	0,0%
2f Strategieën aanleren om met hallucinaties om te gaan; bijvoorbeeld het gebruik van een walkman, afleiding zoeken, zich terugtrekken.	0,0%
2g Het sociale systeem van de patiënt ondersteunen door uitleg te geven over de betekenis van de hallucinaties en van de gehanteerde benaderingswijzen.	0,0%
3 Beoordeling	
3a Observeren van de gevolgen van de hallucinaties, zoals angst, stress en contacten met anderen.	41,2%
3b Observeren van gedrag en/of beïnvloedende factoren waaruit afleidbaar is dat de hallucinaties toe- of afnemen.	76,5%
3c Observeren van inname van medicatie, werking en eventuele bijwerkingen ervan.	58,8%
4 Management van persoonlijke zorg	
4a Creëren van een veilig en beschermend leefmilieu.	35,3%
4b Situaties die voor een toename van de hallucinaties zorgen proberen te voorzien en te voorkomen.	0,0%
4c zorgen voor én-op-één-begeleiding	0,0%
4d zorgen voor een separeerkamer die klaar is voor gebruik	29,4%
4e zorgdragen dat de omgeving beperkingen van de patiënt accepteerd indien de hallucinaties aanwezig blijven	5,9%

(n=17)

Opmerkingen naar aanleiding van voorgaande tabel

- *Beïnvloedende factoren*:
  - het item 'psychose' wordt in 16 van de 17 IVP's gebruikt.
- *Kenmerken/aanwijzingen*:
  - bepalend kenmerk is item 1, 'het verwoorden van denkbeeldige waarnemingen' (88,2%).
- *Verpleegdoelen*:
  - in de 17 IVP's wordt maar 2 keer gebruikgemaakt van een doel op cognitief gebied;
  - doelstellingen op psychomotorisch gebied worden verhoudingsgewijs het meest gebruikt.
- *Verpleegkundige interventies*:
  - opmerkelijk is dat er slechts in één IVP gebruikgemaakt wordt van een interventie op het gebied van training;
  - interventies op het gebied van beoordeling zijn verhoudingsgewijs het meest gebruikt.

Wijzigingen, aangebracht in het standaardverpleegplan naar aanleiding van de analyse

- *Beïnvloedende factoren, toegevoegd*:
  - ernstige stress.
- *Kenmerken/aanwijzingen, toegevoegd*:
  - misinterpretaties;
  - verstoorde realiteitszin;
  - onbeïnvloedbare gedachtegang;

- agitatie;
- agressief gedrag.
- *Verpleegkundige interventies (directe zorg), toegevoegd:*
  - op voorschrift van een arts verstrekken van medicatie;
  - corrigeren van onacceptabel gedrag dat voortkomt uit de hallucinaties;
  - de patiënt bij escalatie separeren conform de gemaakte afspraken;
  - opbouwen van een therapeutische relatie door middel van het toewijzen van patiënten en het houden van individuele gesprekken;
  - de patiënt motiveren tot het innemen van de medicatie.
- *Verpleegkundige interventies (beoordeling), wijzigingen:*
  - 3a wordt: 'observeren en rapporteren van het optreden van hallucinaties en de gevolgen daarvan, zoals angst, stress en contacten met anderen';
  - 3b wordt: 'observeren en rapporteren van kenmerken/aanwijzingen waaruit afleidbaar is dat de hallucinaties toe- of afnemen'.

6.2.3 Wanen (ICIDH s 18)

A Verpleegkundige diagnostische termen
* *Definitie:* Een stoornis in de gedachte-inhoud, die zich uit in een niet op feiten gebaseerde overtuiging en die niet toegankelijk is voor argumenten en niet gedeeld wordt door anderen met een gelijk cultuurpatroon.

*	Beïnvloedende factoren	Percentage	*	Kenmerken en aanwijzingen	Percentage
a	hormonale aandoening	0,0%	1	verwoorden van waanideeën waarbij de	85,7%
b	schizofrenie	42,9%		vorm duidelijk wordt (onder andere	
c	Korsakoff-syndroom	0,0%		achtervolgings-, armoede-, betrek-	
d	psychose	85,7%		kings-, grootheids-, nihilistische,	
e	persoonlijkheidsstoornis	28,6%		paranoïde en schuldwanen)	
f	bipolaire stemmingsstoornis	14,3%	2	niet vatbaar zijn voor argumenten	35,7%
g	manie	7,1%	3	onbeïnvloedbare gedachtegang	28,6%
h	depressie	14,3%	4	onsamenhangend denken	50,0%
i	cognitieve stoornis	0,0%	5	dwanggedachten	14,3%
j	dementie	0,0%	6	misinterpretaties	28,6%
k	alcoholgebruik of onthouding	42,9%	7	achterdocht	57,1%
l	druggebruik- of onthouding	50,0%	8	verstoorde realiteitszin	50,0%
m	lage zelfwaardering	0,0%	9	angst	50,0%
n	eenzaamheid	21,4%	10	verstoord zelfbeeld	14,3%
o	seksueel misbruik	0,0%	11	verstoord wereldbeeld	28,6%
			12	onverklaarbaar gedrag	21,4%

B Verpleegdoelen	Percentage
1 Cognitieve verpleegdoelen	
1a Toont in toenemende mate inzicht in de eigen wanen door het uiten van twijfels omtrent de eigen gedachte-inhoud.	7,1%
1b Toont aan dat de gedachte-inhoud overeenkomt met de realiteit.	28,6%
1c Verwoordt factoren die leiden tot wanen.	0,0%
2 Affectieve/sociale verpleegdoelen	
2a Geeft aan de wanen als een onderdeel van zichzelf te ervaren en kan deze in het dagelijks leven hanteren.	7,1%
3 Psychomotorische verpleegdoelen	
3a Is in staat te functioneren zonder zichtbaar last te hebben van de wanen.	78,6%
3b Laat zien strategieën ontwikkeld te hebben die nodig zijn om met de voor hem/haar negatieve gevolgen van wanen om te kunnen gaan.	7,1%

C Verpleegkundige interventies	Percentage
1 Directe zorg	
1a De patiënt benaderen op een rustgevende en angstreducerende manier.	50,0%
1b Benaderen met een lage *expressed emotion* (terughoudendheid betreffende kritiek en betrokkenheid).	0,0%
1c Ondersteuning bieden in zelfzorgactiviteiten, daar waar de patiënt door wanen belemmerd wordt.	0,0%
1d De aandacht van de patiënt richten op het hier-en-nu.	21,4%
1e Afleiding/ontspanning aanbieden.	28,6%
1f Corrigeren van onacceptabel gedrag dat voortkomt uit de wanen.	42,9%
1g Niet in discussie gaan met de patiënt over de inhoud van de wanen.	7,1%
2 Training	
2a Ondersteunen van de patiënt in het leren omgaan met geïdentificeerde beïnvloedende factoren.	0,0%
2b Aanleren van probleemoplossende methoden.	0,0%
2c De patiënt gedoseerd stimuleren om over ervaringen, belevingen en gedachten te praten.	14,3%
2d De patiënt ondersteunen in het krijgen van inzicht in de eigen wanen en factoren die tot toename daarvan leiden.	0,0%
2e Het sociale systeem van de patiënt ondersteunen door uitleg te geven over de betekenis van de wanen en van de gehanteerde benaderingswijzen.	7,1%
2f Voorlichting geven omtrent gebruik van medicatie (inname, werking, eventuele bijwerkingen).	21,4%
3 Beoordeling	
3a Observeren van de gevolgen van de wanen, zoals angst, stress en contacten met anderen	42,9%
3b Observeren van gedrag en/of beïnvloedende factoren waaruit afleidbaar is dat de wanen toe- of afnemen.	57,1%
3c Observatie van inname en effect van medicatie	35,7%

➤

6.2.3 Wanen (ICIDH s 18)

4 Management van persoonlijke zorg	Percentage
4a Zorgen dat de patiënt fysiek en emotioneel de ruimte krijgt om zich te uiten.	14,3%
4b Situaties die voor een toename van wanen zorgen proberen te voorzien en te voorkomen.	0,0%
4c Creëren van een veilig en beschermd leefmilieu.	14,3%
4d Zorgdragen dat de omgeving beperkingen van de patiënt accepteert indien de wanen aanwezig blijven.	0,0%

(n=14)

Opmerkingen naar aanleiding van voorgaande tabel

- *Kenmerken/aanwijzingen*:
  - bepalend kenmerk is item 1, 'verwoorden van waanideeën...' (92,3%).
- *Verpleegkundige interventies*:
  - de interventies in de categorie 'beoordeling' zijn in de ivp's verhoudingsgewijs het meest gebruikt.

Wijzigingen, aangebracht in het standaardverpleegplan naar aanleiding van de analyse

- *Beïnvloedende factoren, toegevoegd*:
  - stoppen met het gebruik van medicatie;
  - verstoord slaappatroon.
- *Kenmerken/aanwijzingen, toegevoegd*:
  - agressief gedrag;
  - agitatie;
  - motorische onrust.
- *Verpleegkundige interventies (directe zorg), toegevoegd*:
  - op voorschrift van een arts verstrekken van medicatie;
  - de patiënt motiveren tot het innemen van de medicatie;
  - opbouwen van een therapeutische relatie door middel van het toewijzen van patiënten en het houden van individuele gesprekken;
  - een duidelijke dagstructuur aanbrengen;
  - de patiënt bij escalaties separeren conform de gemaakte afspraken.
- *Verpleegkundige interventies (beoordeling), toegevoegd*:
  - het denkpatroon van de patiënt bespreekbaar maken en in individuele gesprekken toetsen in hoeverre de patiënt in de realiteit staat (3c).
- *Verpleegkundige interventies (beoordeling), wijzigingen*:
  - 3a wordt: 'observeren en rapporteren van het optreden van wanen en de gevolgen daarvan, zoals angst, stress en contacten met anderen';
  - 3b wordt: 'observeren en rapporteren van kenmerken en aanwijzingen waaruit afleidbaar is dat de wanen toe- of afnemen';
  - 3d wordt: 'observeren en rapporteren van inname en effect van medicatie'.
- *Verpleegkundige interventies (management van persoonlijke zorg), wijzigingen**:
  - 4c wordt: 'creëren van een veilig, beschermend *en gestructureerd* leefmilieu'.

---

* De cursief gedrukte tekst wordt in de bestaande tekst ingevoegd

7.1.1 Depressieve stemming (ICIDH s 26.1)

A Verpleegkundige diagnostische termen
* *Definitie:* Een verstoring in het gevoelsleven, beheerst door somberheid en gebrek aan levensvreugde.

* Beïnvloedende factoren	Percentage	* Kenmerken en aanwijzingen	Percentage
a lichamelijke aandoening	7,7%	1 verdriet	53,8%
b neurologische aandoening	0,0%	2 lusteloosheid	69,2%
c Korsakoff-syndroom	0,0%	3 bedroefd uiterlijk	38,5%
d psychose	30,8%	4 vlak stemgeluid	23,1%
e persoonlijkheidsstoornis	7,7%	5 gevoelens van hopeloosheid	38,5%
f bipolaire stemmingsstoornis	30,8%	6 vermijding van contacten	30,8%
g dementie	0,0%	7 vermijding van oogcontact	0,0%
h alcoholgebruik	7,7%	8 huilbuien	23,1%
i druggebruik	0,0%	9 suïcidale gedachten	38,5%
j sociaal isolement	15,4%	10 concentratieproblemen	46,2%
k ouderdom in combinatie met	0,0%	11 inactiviteit	61,5%
andere factoren		12 zelfverwaarlozing	7,7%
l hormonale stoornis	0,0%	13 verstoord zelfbeeld	7,7%
m posttraumatische situatie	15,4%	14 verminderde eetlust	46,2%
n emotionele stress	53,8%	15 obstipatieklachten	23,1%
o identiteitsproblematiek	7,7%	16 slaapproblemen	38,5%
p scheiding (van levenspartner/kinderen)	15,4%		
q verandering in de ouderschapsrol	7,7%		
r disfunctioneel familiesysteem	15,4%		
s overlijden van naasten	0,0%		
t verandering van woon/verblijfssituatie	15,4%		
u verandering in sociale rol	23,1%		

B Verpleegdoelen	Percentage
1 Cognitieve verpleegdoelen	
1a Geeft aan kenmerken van de depressieve stemming bij zichzelf te herkennen.	23,1%
1b Toont inzicht in factoren die geleid hebben tot de depressieve stemming door deze te verwoorden.	30,8%
2 Affectieve/sociale verpleegdoelen	
2a Ervaart en verwoordt een toename van het eigen welbevinden.	84,6%
3 Psychomotorische verpleegdoelen	
3a Toont een toename in activiteiten en contacten met de omgeving.	38,5%

C Verpleegkundige interventies	Percentage
1 Directe zorg	
1a Gebruikmaken van een niet-oordelende, maar wel stimulerende aanpak (via reflectie, *validation* en-zovoort).	23,1%
1b Initiëren van veelvuldige, korte contacten met de patint.	0,0%
1c Stimuleren van het contact met diegene(n) met wie de patiënt goed kan opschieten (dit is goed voor zijn/haar welzijn).	0,0%
1d Beperken van het contact met diegene(n) met wie de patiënt geen goed contact had/heeft.	0,0%
1e Samen met de patiënt een duidelijk en gestructureerd dagprogramma opstellen.	53,8%
1f De patiënt stimuleren tot het zelfstandig uitvoeren van zelfzorgactiviteiten.	30,8%
1g Samen met de patiënt een signaleringsplan opstellen.	0,0%

2 Training	Percentage
2a De patiënt stimuleren om zijn ervaringen, gedachten en gevoelens met anderen te delen.	46,2%
2b De verantwoordelijk verpleegkundige moet inzichtgevende gesprekken voeren met de patiënt, op vooraf vastgestelde tijdstippen, over benvloedende factoren en kenmerken van de depressieve stemming.	23,1%
2c De patiënt helpen met het vergroten van zijn zelfwaardering.	0,0%
2d De patiënt leren om negatieve gedachten en negatieve zelfwaardering om te zetten in positieve gedachten en zelfwaardering, door onder andere activiteiten en capaciteiten positief te labelen.	30,8%
2e Voorlichting geven omtrent het gebruik van antidepressiva en andere geneesmiddelen (inname, werking, bijwerkingen).	7,7%
2f De patiënt leren oog te hebben voor mensen met wie het contact wel of niet goed is voor zijn/haar welzijn.	0,0%
2g De patiënt ondersteunen inzicht te krijgen in zijn eigen rolgedrag en in adaptatie van nieuw rolgedrag.	7,7%

7.1.1 Depressieve stemming (ICIDH s 26.1)

3	*Beoordeling*	*Percentage*
3a	Observeren van een toe- of afname van gedrag dat wijst op een depressieve stemming.	46,2%
3b	Observeren van activiteiten die kunnen wijzen op mogelijke suïcidaliteit.	15,4%
3c	Observeren van inname en effect van medicatie.	30,8%
3d	Observeren van de mate waarin de patiënt contact heeft met anderen.	15,4%
3e	Observeren van het rolgedrag van de patiënt.	15,4%
4	*Management van persoonlijke zorg*	
4a	Creëren van een veilig en beschermend leefmilieu.	30,8%
4b	Situaties die tot toename van een depressieve stemming leiden proberen te voorzien en te voorkomen.	7,7%
4c	Een prikkelende omgeving creëren.	23,1%

(n=13)

Opmerkingen naar aanleiding van voorgaande tabel

- *Kenmerken/aanwijzingen*:
  - geen enkel kenmerk is met een percentage hoger dan 80 gebruikt.

Wijzigingen, aangebracht in het standaardverpleegplan naar aanleiding van de analyse

- *Kenmerken/aanwijzingen, toegevoegd*:
  - geen vertrouwen hebben in de toekomst;
  - gevoelens van hulpeloosheid.
- *Verpleegkundige interventies (directe zorg), toegevoegd*:
  - op voorschrift van een arts verstrekken van medicatie;
  - opbouwen van een therapeutische relatie door middel van het toewijzen van patiënten en het houden van ondersteunende, individuele gesprekken.
- *Verpleegkundige interventies (directe zorg) aanvullingen/wijzigingen*[*]:
  - 1e wordt: 'samen met de patiënt een duidelijk en gestructureerd dagprogramma opstellen met de mogelijkheid tot voldoende afleiding en ontspanning';
  - 1g wordt: 'stimuleren tot het zelfstandig uitvoeren van *(zelfzorg)*activiteiten';
  - 3a wordt: 'observeren en rapporteren van kenmerken en aanwijzingen waaruit afleidbaar is dat de depressieve stemming toe- of afneemt';
  - bij 3a t/m 3e wordt overal toegevoegd: observeren *en rapporteren*.

---

[*] De cursief gedrukte tekst wordt in de bestaande tekst ingevoegd

7.1.2   Manische stemming (ICIDH s 26.3)

A   Verpleegkundige diagnostische termen
*   *Definitie:*   Een stoornis in het gevoelsleven door een onbedwingbare lust zich te uiten.

*	Beïnvloedende factoren	Percentage	*	Kenmerken en aanwijzingen	Percentage
a	neurologische aandoening	0,0%	1	overdreven reageren	16,7%
b	psychose	55,6%	2	verhoogde transpiratie	5,6%
c	bipolaire stemmingsstoornis	88,9%	3	opgewondenheid	66,7%
d	persoonlijkheidsstoornis	44,4%	4	gejaagdheid	50,0%
e	alcoholgebruik	11,1%	5	spreekdrang	50,0%
f	druggebruik	22,2%	6	hard praten, schreeuwen	44,4%
g	hormonale stoornis	5,6%	7	snel afgeleid zijn	50,0%
h	slaapdeprivatie	44,4%	8	verstoorde realiteitszin	72,2%
i	emotionele stress	44,4%	9	verstoord zelfbeeld	5,6%
			10	hyperactiviteit	55,6%
			11	verminderde slaapbehoefte	61,1%
			12	ontremming	88,9%
			13	uitputting	22,2%

B Verpleegdoelen	Percentage
1 Cognitieve verpleegdoelen	
1a Herkent kenmerken van de manische stemming bij zichzelf en kan deze verwoorden.	5,6%
1b Geeft aan inzicht te hebben in factoren die geleid hebben tot de manische stemming.	5,6%
2 Affectieve/sociale verpleegdoelen	
2a Toont aan meer controle te hebben over de manier waarop hij/zij zich uit.	55,6%
2b Uitingen van het gevoelsleven komen overeen met de realiteit waarin hij/zij zich bevindt.	27,8%
3 Psychomotorische verpleegdoelen	
3a Functioneert zodanig dat de manische stemming geen belemmering vormt voor zichzelf en de omgeving.	66,7%

C Verpleegkundige interventies	Percentage
1 Directe zorg	
1a Met de patiënt een zeer duidelijk en gestructureerd dagprogramma met rusttijden opstellen.	61,1%
1b Helder, eenduidig, concreet en op eenvoudige wijze aangeven waar de patiënt zich aan te houden heeft.	38,9%
1c Bij te druk gedrag verwijzen naar de slaapkamer of een prikkelarme omgeving.	66,7%
1d Te druk gedrag corrigeren.	77,8%
1e De patiënt de gelegenheid geven zich te ontladen.	27,8%
1f Samen met de patiënt een signaleringsplan opstellen.	0,0%
2 Training	
2a Bespreekbaar maken van situaties of andere factoren die leiden tot de manische stemming.	11,1%
2b Inzicht geven in kenmerken die als voorbodes van de manische stemming gelden.	5,6%
2c De patiënt ondersteunen in het ontwikkelen van alternatieve gedragspatronen bij het gewaarworden van de voorbodes.	11,1%
2d De patiënt helpen gedragspatronen te ontwikkelen om controle te krijgen over zichzelf.	16,7%
2e De patiënt voorlichting geven omtrent het gebruik van medicatie (inname en effect).	16,7%
3 Beoordeling	
3a Observeren van een toe- of afname van kenmerken die wijzen op een manische stemming.	77,8%
3b Observeren van (mogelijke) voorbodes van een manische stemming.	0,0%
3c Observeren van inname en effect van medicatie.	77,8%
3d Observeren van contacten/relaties met anderen.	27,8%
4 Management van persoonlijke zorg	
4a Zorgen voor een veilige leefomgeving (materieel).	33,3%
4b Situaties die tot toename van de manische stemming leiden proberen te voorzien en te voorkomen.	5,6%
4c Hanteren van strikte toewijzing van patiënten: begeleiding door één verpleegkundige per dienst.	5,6%
4d Aanbieden van een rustige, prikkelarme omgeving (bijvoorbeeld een eenpersoonskamer).	16,7%
4e Voorkomen (voorzover mogelijk) dat de patiënt onverantwoorde activiteiten onderneemt.	0,0%
4f Zorgen voor een separeerkamer die klaar is voor gebruik.	0,0%

(n=18)

Opmerkingen naar aanleiding van voorgaande tabel

- *Kenmerken/aanwijzingen*:
  - bepalend kenmerk is: item 12, 'ontremming' (88,9%).
- *Verpleegdoelen*:
  - in de IVP's is slechts tweemaal gebruikgemaakt van een doel op cognitief gebied.
- *Verpleegkundige interventies*:
  - interventies in de categorieën 'directe zorg' en 'beoordeling' zijn verhoudingsgewijs het meest gebruikt.

Wijzigingen, aangebracht in het standaardverpleegplan naar aanleiding van de analyse

- *Kenmerken/aanwijzingen, toegevoegd*:
  - emotionele labiliteit;
  - overwaardige ideeën;
  - versnelde gedachtegang;
  - chaotisch denken/handelen;
  - agitatie;
  - grensoverschrijdend gedrag.
- *Verpleegkundige interventies (directe zorg), toegevoegd*:
  - op voorschrift van een arts verstrekken van medicatie en indien nodig de patiënt motiveren tot inname ervan.
- *Verpleegkundige interventies, aanvullingen/wijzigingen*[*]:
  - 1b wordt: 'heldere, eenduidige en concrete afspraken maken; duidelijk de grenzen aangeven ten aanzien van (on)toelaatbaar gedrag'.
  - 1c wordt: 'bij te druk *en/of grensoverschrijdend* gedrag verwijzen naar de slaapkamer of een prikkelarme omgeving'.
  - 1d wordt: 'te druk *en/of grensoverschrijdend* gedrag corrigeren'.
  - 1e wordt: 'de patiënt de gelegenheid geven zich te *uiten en te ontladen*'.
  - 3a wordt: 'observeren en rapporteren van kenmerken/aanwijzingen waaruit afleidbaar is dat de manische stemming toe- of afneemt'.
  - bij 3a t/m 3e wordt overal toegevoegd: observeren en *rapporteren*.

---

[*]   de cursief gedrukte tekst wordt in de bestaande tekst toegevoegd.

7.2.1 Lage zelfwaardering (ICIDH s 23.38)

A Verpleegkundige diagnostische termen
* *Definitie:* Stoornis in de zelfbeleving door negatieve gevoelens omtrent eigenwaarde, zelfvertrouwen en het inschatten van de eigen mogelijkheden.

*	*Beïnvloedende factoren*	*Percentage*	*	*Kenmerken en aanwijzingen*	*Percentage*
a	lichamelijke aandoening	8,7%	1	voortdurende zelfkritiek	34,8%
b	nihilistische waan	0,0%	2	hulpeloos gevoel	69,6%
c	depressie	60,9%	3	gevoelens van tekortschieten	47,8%
d	identiteitsproblematiek	21,7%	4	onredelijke en wisselende eisen aan	39,1%
e	disfunctioneel familiesysteem	65,2%		zichzelf stellen	
f	herhaalde negatieve ervaringen	65,2%	5	zelfdestructief gedrag	56,6%
g	fysieke mishandeling	30,4%	6	ambivalentie	21,7%
h	emotionele mishandeling	39,1%	7	niet kunnen omgaan met positieve	17,4%
i	seksuele mishandeling	30,4%		feedback	
j	afwezigheid van personen om op terug	47,8%	8	schuldgevoelens	43,5%
	te vallen na een traumatische ervaring		9	schaamtegevoelens	21,7%
			10	negatieve verwachtingen van zelf te ondernemen activiteiten	26,1%
			11	besluiteloosheid	30,4%
			12	bagatellisering van eigen prestaties	21,7%
			13	introversie	26,1%
			14	vermijding van oogcontact	13,0%
			15	gepreoccupeerd zijn door eigen falen	34,8%
			16	weerstand tegen nieuwe situaties	21,7%

B Verpleegdoelen	*Percentage*
1 Cognitieve verpleegdoelen	
1a Herkent factoren die geleid hebben tot een lage zelfwaardering en kan deze als zodanig verwoorden.	0,0%
1b Verwoordt eigen behoeften op een assertieve wijze.	13,0%
2 Affectieve/sociale verpleegdoelen	
2a Toont een positieve ontwikkeling in zelfbeeld.	26,1%
2b Toont een reëel beeld van eigen mogelijkheden en onmogelijkheden.	56,5%
3 psychomotorische verpleegdoelen	
3a Komt op voor zichzelf binnen een sociale context.	30,4%

C Verpleegkundige interventies	*Percentage*
1 Directe zorg	
1a Opbouwen van een therapeutische relatie door middel van aanpassing aan het niveau waarop de patiënt zich comfortabel voelt.	34,8%
1b Opstellen van kortetermijn- en uitdagende doelen.	26,1%
1c Positieve feedback geven en de patiënt het gevoel geven nodig en gewaardeerd te zijn.	69,6%
2 Training	
2a Inzichtgevende gesprekken voeren ten aanzien van factoren die de lage zelfwaardering beïnvloed hebben en de gevoelens die hiermee samengaan.	4,3%
2b Ondersteuning bieden in het herkennen van eigen sterke kanten of positieve aspecten en zwakke kanten of tekortkomingen.	60,9%
3 Beoordeling	
3a Analyseren van situaties waarin de lage zelfwaardering meer op de voorgrond treedt.	4,3%
4 Management van persoonlijke zorg	
4a Creëren van een rustige en ondersteunende omgeving waarin de patiënt zich op z'n gemak voelt.	26,1%

(n=23)

Opmerkingen naar aanleiding van voorgaande tabel

- *Kenmerken en aanwijzingen*:
  - geen enkel kenmerk is met een percentage hoger dan 80 gebruikt.
- *Verpleegdoelen*:
  - opmerkelijk is dat verpleegdoel 1a geen enkele keer is gebruikt.

- *Verpleegkundige interventies*:
  - het meest gebruikt zijn interventies in de categorie 'directe zorg', maar ook interventie 2b (in de categorie 'training') is vaak gebruikt, opmerkelijk is het lage percentage in de categorie 'beoordeling'; oorzaak hiervoor is waarschijnlijk dat deze interventie niet voldoende is voor deze categorie.

Wijzigingen aangebracht in het standaardverpleegplan naar aanleiding van de analyse

- *Beïnvloedende factoren, toegevoegd*:
  - borderline-persoonlijkheidsstoornis.
- *Beïnvloedende factoren, wijzigingen*[*]:
  - 1f wordt: 'herhaalde negatieve ervaringen *zoals...*'.
- *Kenmerken en aanwijzingen, toegevoegd*:
  - om bevestiging vragen.
- *Verpleegkundige interventies (directe zorg), toegevoegd*:
  - de patiënt de mogelijkheid geven om gevoelens met betrekking tot zijn lage zelfwaardering te bespreken (1d).
- *Verpleegkundige interventies (beoordeling), toegevoegd*:
  - observeren en rapporteren van kenmerken en aanwijzingen waaruit afleidbaar is dat de lage zelfwaardering toe- of afneemt (3b).
- *Verpleegkundige interventies (beoordeling), wijzigingen*:
  - 3a wordt: 'observeren en rapporteren van situaties waarin de lage zelfwaardering op de voorgrond treedt'.

---

[*]   De cursief gedrukte tekst wordt in de bestaande tekst toegevoegd.

8.1   Sociaal isolement (ICIDH s 29.1)

A   Verpleegkundige diagnostische termen
* *Definitie*:   Een gedragsstoornis die zich uit in actieve vermijding van verbale en niet-verbale interacties met andere mensen.

*	Beïnvloedende factoren	Percentage	*	Kenmerken en aanwijzingen	Percentage
a	schizofrenie	31,3%	1	apathisch/leeg overkomen	37,5%
b	lichamelijke aandoening	6,3%	2	mijden van gebruikelijke contacten buitenshuis	50,0%
c	dementie	6,3%			
d	alcohol/drugsmisbruik	25,0%	3	mijden van fysieke aanwezigheid van anderen	25,0%
e	angst	43,8%			
f	depressie	62,5%	4	zich alleen voelen	56,3%
g	achterdocht	37,5%	5	afzondering	68,8%
h	spraakstoornissen	12,5%	6	vijandigheid naar anderen uitstralen	31,3%
i	gehoorstoornissen	6,3%	7	lage zelfwaardering	43,8%
j	visusstoornissen	0,0%	8	weinig of geen vertrouwen in de ander hebben	43,8%
k	tekortkomingen in communicatieve vaardigheden	25,0%	9	inadequaat aangaan van sociale contacten, zoals overcompenseren	25,0%
l	verstoord zelfbeeld	31,3%			
m	verminderde mobiliteit	12,5%			
n	socio-culturele afzondering	18,8%			
o	afwezigheid van ondersteunende personen	43,8%			
p	disfunctionele gezinssituatie in de jeugd	43,8%			

B Verpleegdoelen	Percentage
1 Cognitieve verpleegdoelen	
1a Herkent factoren die geleid hebben tot sociaal isolement en kan deze benoemen.	31,3%
2 Affectieve/sociale verpleegdoelen	
2a Toont een voor zichzelf bevredigende ontwikkeling in het aangaan en instandhouden van interpersoonlijke contacten.	18,8%
2b Accepteert beperkingen die niet te veranderen zijn in de sociale situatie en toont de acceptatie door middel van een berustende houding.	43,8%
3 Psychomotorische verpleegdoelen	
3a Gaat sociale contacten aan.	31,3%

C Verpleegkundige interventies	Percentage
1 Directe zorg	
1a Opbouwen van een therapeutische vertrouwensrelatie door het bieden van duidelijkheid en het schenken van individuele aandacht, aangepast aan de behoefte van de patiënt.	68,8%
1b. Bespreken van gevoelens, belevingen en gedachten die gerelateerd zijn aan onprettige sociale interacties.	18,8%
1c Betrekken van de patiënt bij groepsactiviteiten.	43,8%
1d Bevorderen van activiteiten buiten het ziekenhuis.	56,3%
2 Training	
2a Inzichtgevende gesprekken voeren over potentiële reacties van anderen op de patiënt.	0,0%
2b Verduidelijken van sociale interacties door middel van inzichtgevende gesprekken of rollenspelen.	0,0%
2c Instrueren van sociale vaardigheden die het aangaan van interacties vergemakkelijken.	6,3%
3 Beoordeling	
3a Observeren en analyseren van problematische aspecten in sociale interacties.	37,5%
4 Management van persoonlijke zorg	
4a Creëren van een omgeving waarin de patiënt zich veilig voelt en tegelijkertijd geprikkeld wordt om zich te ontplooien.	43,8%

(n=16)

Opmerkingen naar aanleiding van voorgaande tabel

*   *Beïnvloedende factoren:*
    *   alle items zijn in de IVP's gebruikt, behalve item j, visusstoornissen, er zijn naar aanleiding van de analyse geen aanvullingen, wat impliceert dat de oorspronkelijke lijst al vrij compleet was.
*   *Kenmerken en aanwijzingen:*
    *   hier geldt dezelfde opmerking als bij de beïnvloedende factoren;
    *   geen enkel kenmerk is met een percentage hoger dan 80 gebruikt.
*   *Verpleegkundige interventies:*
    *   interventies uit de categorie 'directe zorg' zijn het meest gebruikt in de IVP's;
    *   er is in de IVP's slechts 1 keer gebruikgemaakt van een interventie op het gebied van training, in 31,3% van de IVP's is echter wel een cognitief verpleegdoel opgesteld.

Wijzigingen, aangebracht in het standaardverpleegplan naar aanleiding van de analyse

*   *Verpleegdoelen, toegevoegd:*
    *   onderhoudt bestaande sociale contacten op een adequate wijze (3b).
*   *Verpleegkundige interventies (directe zorg), toegevoegd:*
    *   stimuleren tot het aangaan en onderhouden van sociale contacten, en de patiënt begeleiden daar waar nodig;
    *   initiatieven van de patiënt in het aangaan van sociale contacten positief bekrachtigen.
*   *Verpleegkundige interventies (beoordeling) toegevoegd:*
    *   observeren en rapporteren van het aangaan en onderhouden van interpersoonlijke contacten binnen en buiten het ziekenhuis (3a);
    *   observeren en rapporteren van kenmerken en aanwijzingen waaruit afleidbaar is dat het sociaal isolement toe- of afneemt (3b).
*   *Verpleegkundige interventies (beoordeling), wijzigingen:*
    *   interventie 3c (voorheen 3a) wordt: 'observeren en rapporteren van problematische aspecten in sociale interacties'.

10.1 Manipulatief gedrag (ICIDH s 29.88)

A Verpleegkundige diagnostische termen
* *Definitie:* Een gedragsstoornis die zich uit in het sturen of benvloeden van anderen zonder rekening te houden met hun gevoelens of rechten.

* *Beïnvloedende factoren*		*Percentage*	*	*Kenmerken en aanwijzingen*	*Percentage*
a	borderline-persoonlijkheids-stoornis	69,2%	1	gebrek aan empathie	61,5%
b	angst	30,8%	2	anderen bespelen	61,5%
c	machteloosheid	15,4%	3	aangaan van opportunistische relaties	7,7%
d	geblokkeerde behoeften/verlangens	53,8%	4	proberen een speciale behandeling te	46,2%
e	gevoelens van vijandigheid	46,2%		krijgen	
f	identiteitsproblematiek	30,8%	5	moeite om grenzen en regels te accep-	84,6%
g	gebrek aan ziekte-inzicht	38,5%		teren	
h	gebrek aan zelfinzicht	23,1%	6	gedrag gericht op eigen voordeel	38,5%
i	beperking in sociale rolvervulling	30,8%	7	voorbijgaan aan andermans rechten	15,4%
j	niet kunnen aangaan van relaties	61,5%	8	verstoorde communicatiepatronen	61,5%
k	aangeleerd gedrag	38,5%	9	oneerlijk zijn	7,7%
l	autoriteitsconflict	23,1%	10	dreigen	53,8%
m	conflictueuze omgeving	30,8%	11	negeren van regels	46,2%
			12	egocentrisch zijn	53,8%
			13	gebruikmaken van de zwakheden van anderen	30,8%
			14	verstoorde waarden en normen	46,2%
			15	veelvuldig vragen om bevestiging	15,4%
			16	veelvuldig krachtmetingen met anderen aangaan	30,8%

B Verpleegdoelen	*Percentage*
1 Cognitieve verpleegdoelen	
1a Is in staat eigen manipulatieve gedragingen te benoemen.	23,1%
2 Affectieve/sociale verpleegdoelen	
2a Is in staat te praten over gevoelens die geleid hebben tot manipulatief gedrag.	0,0%
3 Psychomotorische verpleegdoelen	
3a Demonstreert adequate en bij de situatie passende *coping*-mechanismen.	84,6%

C Verpleegkundige interventies	*Percentage*
1 Directe zorg	
1a Opbouwen van een therapeutische vertrouwensrelatie door middel van een duidelijke benadering en open communicatie.	23,1%
1b Grenzen afbakenen ten aanzien van gedrag van de patiënt met behulp van eenduidige afspraken.	100,0%
1c Confronteren met manipulatief gedrag en consequenties daarvan.	69,2%
1d Gevoelens van de patiënt bespreekbaar maken.	15,4%
1e Confronteren met andere *coping*-mechanismen door het stimuleren van vrijetijds- en groepsactiviteiten en het betrekken bij het therapeutisch milieu.	15,4%
1f Positieve bekrachtiging van acceptabele *coping*-mechanismen.	61,5%
2 Training	
2a Ondersteunen in het herkennen van inadequate *coping*-mechanismen en factoren die deze beïnvloeden.	30,8%
2b Ondersteunen in het herkennen van sterke kanten en talenten.	15,4%
2c Instrueren van assertief gedrag en ontspanningsoefeningen.	0,0%
3 Beoordeling	
3a Observeren en analyseren van pogingen die de patiënt onderneemt om het team en/of medepatiënten te manipuleren.	61,5%
4 Management van persoonlijke zorg	
4a Een eenduidig beleid voeren.	53,8%
4b Een voorspelbare omgeving creëren, waarin de patiënt nieuwe vaardigheden kan 'uitproberen'.	7,7%

(n=13)

Opmerkingen naar aanleiding van voorgaande tabel

*   *Kenmerken en aanwijzingen*:
    *   bepalend kenmerk is: item 5; 'moeite om grenzen en regels te accepteren' (84,6%).
*   *Verpleegdoelen*:
    *   doel 2a (categorie affectief/sociaal) is niet gebruikt, doel 3a (psychomotorisch) is daarentegen in 11 van de 13 IVP's gebruikt.
*   *Verpleegkundige interventies*:
    *   interventie 1b (directe zorg) is in alle IVP's gebruikt, de interventies op het gebied van directe zorg worden verhoudingsgewijs het meest gebruikt; op het gebied van training het minst.

Wijzigingen, aangebracht in het standaardverpleegplan naar aanleiding van de analyse

*   *Beïnvloedende factoren, toegevoegd*:
    *   andere persoonlijkheidsstoornis;
    *   alcohol-/druggebruik of -onthouding.
*   *Kenmerken en aanwijzingen, toegevoegd*:
    *   claimend gedrag.
*   *Verpleegdoelen, wijzigingen*[*]:
    *   3a wordt: 'demonstreert adequaat en bij de situatie passend *gedrag*'.
*   *Verpleegkundige interventies, wijzigingen*:
    *   2a wordt: 'ondersteunen in het herkennen van *adequate en* inadequate *coping*-mechanismen en factoren die deze beïnvloeden';
    *   3a wordt: '*observeren en rapporteren van manipulatief gedrag*'.

---

[*]   De cursief gedrukte tekst wordt in de bestaande tekst toegevoegd.

10.2 Achterdocht (ICIDH s 29.0)

A Verpleegkundige diagnostische termen
* *Definitie:* Een gedragsstoornis die zich openbaart door het stelselmatig wantrouwen van anderen en de omgeving.

* Beïnvloedende factoren		Percentage	* Kenmerken en aanwijzingen		Percentage
a	schizofrenie	40,0%	1	afzondering	40,0%
b	Korsakoff-syndroom	0,0%	2	verkeerde interpretaties van gebeurte-	64,0%
c	dementie	4,0%		nissen	
d	paranoïde wanen	80,0%	3	vermijdingsgedrag	32,0%
e	hallucinaties	64,0%	4	overgevoeligheid voor kritiek	44,0%
f	alcohol/drugsmisbruik	44,0%	5	angst om iets te eten	28,0%
g	organische persoonlijkheids-stoornis	0,0%	6	angst om iets aan te raken	8,0%
h	sociaal isolement	32,0%	7	angst om in slaap te vallen	40,0%
i	traumatische ervaringen	44,0%	8	hyperalertheid	52,0%
			9	vijandigheid	60,0%
			10	snelle irritaties	64,0%
			11	snel in de verdediging	36,0%
			12	beschuldigende opmerkingen naar/over anderen	48,0%

B Verpleegdoelen	Percentage
1 Cognitieve verpleegdoelen	
1a Is in staat gedrag dat bepaald wordt door achterdocht te herkennen en als zodanig te verwoorden.	24,0%
2 Affectieve/sociale verpleegdoelen	
2a Toont vertrouwen in de omgeving door het aangaan van sociale contacten.	40,0%
3 psychomotorische verpleegdoelen	
3a Is in staat activiteiten uit te voeren zonder zichtbaar belemmerd te worden door achterdochtige gedachten.	84,0%

C Verpleegkundige interventies	Percentage
1 Directe zorg	
1a De patiënt op een neutrale wijze en met respect voor diens territorium benaderen.	60,0%
1b De patiënt zoveel mogelijk de controle over de situatie laten behouden.	68,0%
1c Gemaakte afspraken nakomen.	52,0%
1d Aandacht van de patiënt zoveel mogelijk richten op het hier-en-nu door middel van individuele opdrachten of deelname aan het dagprogramma.	48,0%
1e Positieve feedback geven.	32,0%
2 Training	
2a Inzichtgevende vraaggesprekken voeren omtrent het herkennen en omgaan met achterdochtige gevoelens.	16,0%
3 Beoordeling	
3a Analyseren van situaties waarin achterdocht duidelijk op de voorgrond treedt.	24,0%
4 Management van persoonlijke zorg	
4a Beperken van het aantal verpleegkundigen dat intensiever contact heeft met de patiënt.	24,0%
4b Respecteren van de behoefte van de patiënt aan eigen ruimte en privacy.	20,0%
4c Creëren van een stabiele en veilige omgeving.	64,0%

(n=25)

Opmerkingen naar aanleiding van voorgaande tabel

* *Kenmerken en aanwijzingen*:
  * geen enkel kenmerk is met een percentage hoger dan 80 gebruikt.
* *Verpleegkundige interventies*:
  * interventies op het gebied van directe zorg zijn het meest gebruikt; op het gebied van training het minst;

- interventie 4a 'Beperken van het aantal verpleegkundigen dat intensiever contact heeft met de patiënt' is slechts in 24% van de IVP's gebruikt, aangezien er wordt gewerkt met vv'ers - verantwoordelijk verpleegkundigen - is dit percentage opmerkelijk laag.

Wijzigingen, aangebracht in het standaardverpleegplan naar aanleiding van de analyse

- *Kenmerken en aanwijzingen, toegevoegd*:
    - agressief gedrag;
    - angst/onrust.
- *Kenmerken en aanwijzingen, wijziging*[*]:
    - snel geïrriteerd/*geagiteerd*.
- *Verpleegkundige interventies (directe zorg), toegevoegd*:
    - op voorschrift van een arts verstrekken van medicatie;
    - rustgevend, ondersteunend benaderen;
    - opbouwen van een therapeutische vertrouwensrelatie door middel van het toewijzen van patiënten.
- *Verpleegkundige interventies (beoordeling), toegevoegd*:
    - observeren en rapporteren van kenmerken en aanwijzingen waaruit blijkt dat de achterdocht toe- of afneemt;
    - observeren en rapporteren van de werking van medicatie.

---

[*] De cursief gedrukte tekst wordt in de bestaande tekst toegevoegd.

10.3   Angst (ICIDH s 26.0)

A   Verpleegkundige diagnostische termen
* *Definitie*:   Een onbehaaglijk, overheersend en bedreigend gevoel waarvan de bron over het algemeen niet aan te duiden is of niet specifiek is.

* *Beïnvloedende factoren*	*Percentage*	* *Kenmerken en aanwijzingen*	*Percentage*
a schizofrenie	17,4%	*Milde angst:*	
b lichamelijke aandoening	0,0%	1 verhoogde polsslag	4,3%
c geheugenstoornis	4,3%	2 extra alertheid, externe gerichtheid	43,5%
d wanen	73,9%	3 betrokkene is klam	4,3%
e hallucinaties	56,5%	*Matige angst:*	
f alcohol/drugsmisbruik	21,7%	4 verhoogde polsslag en bloeddruk	8,7%
g zich bedreigd voelen	73,9%	5 versnelde ademhaling	8,7%
h verlies van controle over het eigen le-ven	56,5%	6 gespannenheid	95,7%
		7 gezichtsveld enigszins vernauwd, intern gericht	4,3%
i crisis in persoonlijke ontwikkeling	13,0%	8 aandacht gefixeerd op de desbetreffen-de situatie	13,0%
j eerdere ervaringen	30,4%		
k afzondering/separatie	8,7%	9 zweten	34,8%
l geconfronteerd worden met de dood	0,0%	*Ernstige angst:*	
m situationele crisis/verandering	21,7%	10 vluchtgedrag/vechtgedrag	52,2%
		11 negatieve gevoelens	30,4%
		12 inadequate reacties ten aanzien van si-tuatie/probleem	56,5%
		13 aandacht gericht op versnipperde de-tails	13,0%
		14 desoriëntatie	17,4%
		15 koud zweet	0,0%
		Paniek:	
		16 regressie naar primitieve *coping*-mecha-nismen	26,1%
		17 niet kunnen reageren op	13,0%
		18 gevoelens van grote hulpeloosheid/be-dreiging	56,5%
		19 reageren vanuit ernstige interne nood	8,7%
		20 hyperventilatie	0,0%

B Verpleegdoelen	*Percentage*
1 Cognitieve verpleegdoelen	
1a Herkent gevoelens van angst bij zichzelf en kan deze verwoorden.	34,8%
1b Herkent factoren die de de angst beïnvloeden door deze te verwoorden.	21,7%
2 Affectieve/sociale verpleegdoelen	
2a Integreert en gebruikt gezondheidsbevorderende en angstreducerende activiteiten binnen zijn le-venswijze.	13,0%
2b Is ontspannen in situaties die voorheen angstversterkend waren.	56,5%
3 Psychomotorische verpleegdoelen	
3a Maakt gebruik van passende en constructieve *coping*-mechanismen die angst verminderen of afwen-den en kan deze als zodanig benoemen.	52,2%

C Verpleegkundige interventies	*Percentage*
1 Directe zorg	
1a Therapeutische vertrouwensrelatie opbouwen door onder andere inlevingsvermogen te tonen en de patiënt niet te overvragen.	56,5%
1b De patiënt stimuleren om over gevoelens van angst te praten en deze te analyseren.	39,1%
1c De patiënt niet alleen laten bij ernstige angst of paniek.	43,5%
1d De patiënt stimuleren tot het oppakken van sociale activiteiten, nieuwe interesses of hobby's, en hem begeleiden waar nodig.	4,3%

➤

10.3 Angst (ICIDH s 26.0)

2 Training	Percentage
2a Bespreken en evalueren van gedrag of gevoel dat angst indiceert of voorspelt.	4,3%
2b Instrueren van het probleemoplossend proces en dit oefenen.	13,0%
2c Instrueren van constructieve wijzen om met angst om te gaan zoals het doen van ontspanningsoefeningen of het zoeken van afleiding.	30,4%
2d Bespreken van positieve *coping*-mechanismen door middel van discussies of rollenspelen.	0,0%
3 Beoordeling	
3a Observeren en analyseren van het niveau van angst.	56,5%
3b Observeren en analyseren van de werking van medicatie.	65,2%
4 Management van persoonlijke zorg	
4a Creëren van een rustige, stabiele en veilige omgeving.	69,6%

(n=23)

Opmerkingen naar aanleiding van voorgaande tabel

- *Kenmerken en aanwijzingen*:
  - bepalend kenmerk is: item 6; 'gespannen' (95,7%).
- *Verpleegkundige interventies*:
  - interventies op het gebied van training zijn verhoudingsgewijs het minst gebruikt in de IVP's.

Wijzigingen, aangebracht in het standaardverpleegplan naar aanleiding van de analyse

- *Beïnvloedende factoren, toegevoegd*:
  - psychose.
- *Beïnvloedende factoren, wijzigingen*:
  - item j wordt: 'traumatische ervaringen zoals...'.
- *Verpleegkundige interventies (directe zorg), toegevoegd*:
  - op voorschrift van een arts verstrekken van medicatie.
- *Verpleegkundige interventies (training), toegevoegd*:
  - inzichtgevende gesprekken voeren over factoren die angstbevorderend zijn.
- *Verpleegkundige interventies (beoordeling), toevoegingen en wijzigingen*[*]:
  - observeren en rapporteren van kenmerken en aanwijzingen waaruit afleidbaar is dat de angst toe- of afneemt.
  - interventie 3a en 3b: observeren en *rapporteren van...*

Naar aanleiding van de analyse waren er niet zoveel aanvullingen voor het standaardverpleegplan. Oorzaak hiervan kan zijn dat het oorspronkelijke standaardverpleegplan al vrij concreet en duidelijk is.

---

[*] De cursief gedrukte tekst wordt in de bestaande tekst toegevoegd.

10.4 Agressie (ICIDH s 29.7)

A Verpleegkundige diagnostische termen
* *Definitie:* Een gedragsstoornis die zich uit in gewelddadige, niet-passende verbale en/of non-verbale acties naar personen en/of materialen.

*	Beïnvloedende factoren	Percentage	*	Kenmerken en aanwijzingen	Percentage
a	organisch psychosyndroom	4,0%	1	sarcasme	8,0%
b	schizofrenie	28,0%	2	verbale dreiging	72,0%
c	intoxicatie	0,0%	3	fysieke dreiging	68,0%
d	hallucinaties	36,0%	4	verandering in spraak/stemgeluid	16,0%
e	alcohol/drugsmisbruik	60,0%	5	vernederende opmerkingen maken	8,0%
f	angst	40,0%	6	gooien met voorwerpen	24,0%
g	bipolaire stemmingsstoornis	16,0%	7	achterdocht	36,0%
h	lage frustratietolerantie	76,0%	8	moordgedachten	8,0%
i	dysfore stoornis	4,0%	9	overschrijden van andermans territori-	32,0%
j	geblokkeerde behoeften/verlangens	12,0%		um	
k	explosief gedrag	40,0%	10	groeiende irritatie	60,0%
l	woede	44,0%	11	groeiende agitatie	80,0%
m	antisociale persoonlijkheids-stoornis	12,0%	12	verstoord(e) denkpatroon/perceptie	32,0%
n	borderline-persoonlijkheids-stoornis	8,0%	13	verkeerd interpreteren van gebeurtenis-	32,0%
o	interpersoonlijk conflict	12,0%		sen	
			14	woede die niet in verhouding staat tot de gebeurtenis	32,0%

B Verpleegdoelen	Percentage
1 Cognitieve verpleegdoelen	
1a Herkent factoren die leiden tot agressief gedrag en kan deze verwoorden.	4,0%
2 Affectieve/sociale verpleegdoelen	
2a Toont emoties op een voor de omgeving acceptabele en passende wijze.	24,0%
2b Toont controle over zichzelf in probleemsituaties.	52,0%
3 Psychomotorische verpleegdoelen	
3a Berokkent geen schade aan personen of materiaal.	76,0%

C Verpleegkundige interventies	Percentage
1 Directe zorg	
1a Duidelijke grenzen stellen ten aanzien van toelaatbaar gedrag.	96,0%
1b De patiënt bij *acting-out* separeren conform vooraf opgestelde afspraken en procedures.	80,0%
1c Stimuleren van verbale expressie van gevoelens.	0,0%
1d Een fysieke uitlaatklep verzorgen door bijvoorbeeld sport aan te bieden.	8,0%
1e Positieve feedback geven bij acceptabel gedrag.	40,0%
1f Beïnvloeden van oplopende spanningen ter voorkoming van agressieve impulsen door middel van onder andere het ondernemen van activiteiten, het bespreken van spanning of het (zo nodig) verstrekken van voorgeschreven medicatie.	64,0%
1g Indien noodzakelijk DDG-technieken (Dreigend Destructief Gedrag) gebruiken.	16,0%
2 Training	
2a Instrueren van het probleemoplossend proces.	4,0%
2b Inzichtgevende gesprekken voeren omtrent situaties of omstandigheden die agressief gedrag uitlokken.	12,0%
2c Aanleren van assertieve vaardigheden.	0,0%
3 Beoordeling	
3a Observeren en analyseren van de werking van medicatie.	40,0%
3b Invullen van relevante formulieren zoals het M&M-formulier (*Middelen en Maatregelen*), het bijzonder-voorvalformulier, of een schadeformulier.	20,0%
4 Management van persoonlijke zorg	
4a Creëren van een veilige, beschermende omgeving.	36,0%

(n=25)

Opmerkingen naar aanleiding van voorgaande tabel

- *Kenmerken en aanwijzingen*:
  - bepalend kenmerk is: item 11, 'groeiende agitatie' (80%).
- *Verpleegdoelen*:
  - het cognitieve verpleegdoel is erg weinig gebruikt.
- *Verpleegkundige interventies*:
  - op het gebied van training zijn verhoudingsgewijs de minste interventies geformuleerd, die op het gebied van directe zorg zijn het meest gebruikt, ook al is interventie 1c niet één keer aangehaald in de IVP's.

Wijzigingen, aangebracht in het standaardverpleegplan naar aanleiding van de analyse

- *Beïnvloedende factoren, toegevoegd*:
  - psychose;
  - andere persoonlijkheidsstoornis;
  - wanen;
  - zich onbegrepen voelen.
- *Beïnvloedende factoren, toevoegingen en wijzigingen*:
  - item g, 'bipolaire stemmingsstoornis' wordt 'manische stemming';
  - item o, 'interpersoonlijk conflict' wordt verwijderd, toegevoegd worden: 'disfunctionele gezinssituatie' en 'disfunctioneel sociaal systeem'.
- *Kenmerken en aanwijzingen, toevoegingen en wijzigingen*:
  - beschadigen van materiaal;
  - fysiek geweld;
  - onrust;
  - bij item 10 en 11 wordt 'groeiende' weggelaten.
- *Verpleegkundige interventies (directe zorg), toegevoegd*:
  - zo nodig op voorschrift van een arts verstrekken van medicatie.
- *Verpleegkundige interventies (directe zorg), wijzigingen*:
  - 1b wordt: 'de patiënt bij *acting-out* separeren conform tevoren opgestelde afspraken en procedures, en zo nodig escalatiemedicatie toedienen';
  - 1f wordt: 'beïnvloeden van oplopende spanningen ter voorkoming van agressieve impulsen door middel van een individueel gesprek waarin de spanning (en eventuele gedragsalternatieven) en de mogelijkheid om activiteiten te ondernemen worden besproken.
- *Verpleegkundige interventies (beoordeling), toegevoegd*:
  - observeren en rapporteren van gedrag en regulatie van agressie;
  - observeren en rapporteren van kenmerken en aanwijzingen die kunnen wijzen op een toename van agressie, of op oplopende spanningen.

Bijlage 3 Vragenlijst effectmeting standaardverpleegplannen

In deze bijlage wordt de vragenlijst weergegeven die verzonden is naar alle participanten op de pilotafdelingen.

Algemene gegevens:

Vooropleiding: inservice B, inservice A, hbo-v, mbo-v, zv, mdgo-vp,* ....

Aantal jaren ervaring: ....

Werkzaam te: ....

Ben je vanaf het begin bij dit project betrokken geweest: ja / nee

Zo niet, vanaf wanneer heb je gebruikgemaakt van de standaardverpleegplannen: ....

Heb je de scholing gevolgd aan de start van de pilot?   ja / nee

---

* Omcirkel het antwoord dat voor jou van toepassing is en vul aan indien relevant

Tabel 3.1   Vragen met betrekking tot doelmatigheid

Doelmatigheid	neen			–	ja*
1 Raadpleeg je de standaardverpleegplannen bij het opstellen van verpleegplannen? - bij geen van de verpleegplannen = 1 - bij een kwart van de verpleegplannen = 2 - bij de helft van de verpleegplannen = 3 - bij driekwart van de verpleegplannen = 4 - bij ieder verpleegplan = 5 (indien je het eerste antwoord hebt aangekruist hoef je de rest van de vragenlijst niet meer in te vullen)	1	2	3	4	5
2 Vind je dat de standaardverpleegplannen je kennis over bepaalde verpleegproblemen vergroten?	1	2	3	4	5
3 Kun je de gegevens die je nodig hebt bij het opstellen van een individueel verpleeg-plan uit het standaardverpleegplan afleiden?	1	2	3	4	5
4 Indien de vorige vraag met ja beantwoord is, vind je dat dit gemakkelijk gaat?	1	2	3	4	5
5 Is de tijdsinvestering veranderd sinds je standaardverpleegplannen gebruikt bij het opstellen van een individueel verpleegplan? - neemt sterk toe = 1 - neemt redelijk toe = 2 - blijft gelijk = 3 - neemt wat af = 4 - neemt behoorlijk af = 5	1	2	3	4	5

*   1 = neen helemaal niet, 2 = minimaal, 3 = matig, 4 = ongeveer, 5 = ja zeker

Tabel 3.2   Vragen met betrekking tot doeltreffendheid

Doeltreffendheid	neen			–	ja
6 Werk je op je afdeling met de functionele gezondheidspatronen van Gordon?	1	2	3	4	5
7 Helpen deze je bij de verslaglegging?	1	2	3	4	5
8 Is het begrip *verpleegkundige diagnose* duidelijker voor jou geworden sinds je met de standaardverpleegplannen werkt?	1	2	3	4	5
9 Werk je met de PES-structuur bij het opstellen van een verpleegkundige diagnose?	1	2	3	4	5
10 Helpt deze structuur je bij het formuleren van de verpleegkundige diagnose?	1	2	3	4	5
11 Is het begrip *verpleegdoel* duidelijker geworden sinds je met standaardverpleegplannen werkt?	1	2	3	4	5
12 Helpt de indeling, die in de standaard gebruikt wordt bij de verpleegdoelen, je bij het opstellen van haalbare en relevante individuele verpleegdoelen?	1	2	3	4	5
13 Is het begrip *verpleegkundige interventie* duidelijker geworden sinds je met standaard-verpleegplannen werkt?	1	2	3	4	5
14 Helpt de indeling, die in de standaard gebruikt wordt bij de verpleegkundige interven-ties, je bij het opstellen van duidelijke en relevante interventies?	1	2	3	4	5
15 Is de relatie tussen de *verpleegkundige diagnose*, het *verpleegdoel* en de *verpleegkundi-ge interventies* duidelijker voor je geworden sinds je met de standaardverpleegplannen werkt?	1	2	3	4	5
16 Is er sprake van een eenduidigere communicatie tussen jou en je collega's op het ge-bied van de begrippen die gebruikt worden in de standaardverpleegplannen?	1	2	3	4	5
17 Is er verandering in de communicatie naar andere disciplines als gevolg van het ge-bruik van de begrippen uit de standaardverpleegplannen? Zo ja, welke verandering heb je geconstateerd:	1	2	3	4	5

*   1 = neen helemaal niet, 2 = minimaal, 3 = matig, 4 = ongeveer, 5 = ja zeker

Heb je nog andere opmerkingen, aanvullingen of suggesties over het gebruik van de stan-daardverpleegplannen, dan kun je die hieronder kenbaar maken:

Bijlage 4 De functionele gezondheidspatronen

Gordon (1994) beschrijft een classificatie aan de hand van de elf *functionele gezondheidspatronen*. Hierbij worden waar te nemen patronen van menselijk gedrag omschreven. Er wordt verondersteld dat iedereen gebruikmaakt van functionele gezondheidspatronen die bijdragen aan gezondheid en kwaliteit van leven. Het beschrijven en evalueren hiervan geeft de verpleegkundige de mogelijkheid om functionele patronen (datgene wat goed gaat) en disfunctionele patronen (verpleegkundige diagnoses) te ontdekken bij de patiënt.

De achterliggende gedachte bij de formulering van de functionele gezondheidspatronen is dat mensen in hun dagelijks functioneren, in gezondheid en ziekte, in hun streven naar welbevinden en naar het vervullen van hun behoeften, gebruikmaken van *typerende gedragspatronen*. Gordon noemt dit functionele gezondheidspatronen. Ze zijn functioneel omdat ze erop gericht zijn om individuele en sociale behoeften te vervullen en om zichzelf zo gezond mogelijk te houden.

In een verpleegkundige anamnese die met behulp van de functionele gezondheidspatronen wordt vastgesteld komt tot uiting hoe de patiënt zichzelf ervaart in relatie tot zijn omgeving en hoe hij reageert op verstoringen van zijn gezondheid. Met name het laatste is natuurlijk belangrijk voor verpleegkundigen. Het is van belang dat men van daaruit niet alleen komt tot het formuleren van verpleegproblemen (door de patiënt zelf aangegeven), maar dat tevens in kaart wordt gebracht waar de sterke kanten (de kracht) van de patiënt zitten. Weten waar deze kracht ligt is heel erg belangrijk in het verpleegkundig werk.

Van alle patronen moeten objectieve en ook subjectieve gegevens verzameld worden, dat wil zeggen respectievelijk de gegevens die een verpleegkundige met haar klinische blik geobjectiveerd heeft, en interpretaties en veronderstellingen. Het gaat er niet alleen om wat de verpleegkundige waarneemt; even belangrijk zijn de beleving en de behoeften van de patiënt zelf. Bij elk patroon moet dan ook de vraag gesteld worden wat de patiënt zelf ervaart.

De gezondheidspatronen leiden direct tot verpleegkundige diagnoses.

In de volgende paragrafen worden de functionele gezondheidspatronen verder uitgewerkt per patroon. Er wordt een onderscheid gemaakt in aandachtspunten en vragen. De aandachtspunten zijn de items waarmee de verpleegkundige rekening moet houden bij het verzamelen van gegevens. De vragen kunnen als leidraad gebruikt worden om samen met de patiënt te komen tot een totaalbeeld. Met deze aandachtspunten en vragen wordt niet gepretendeerd volledig te zijn.

Per afdeling kunnen aanvullingen gemaakt worden op de aandachtspunten en de vragen in relatie tot de doelgroep en de functie en doelstelling van de afdeling.

1 Het patroon van gezondheidsbeleving en -in standhouding

Dit eerste patroon beschrijft hoe de patiënt gezondheid en welbevinden waarneemt en hoe hij zijn gezondheid instandhoudt.
Er wordt ook gelet op het algemene niveau van gezondheidsgedrag zoals de mate van preventie en therapietrouw.

Aandachtspunten:
- omschrijving van de huidige situatie en relevante gegevens uit de voorgeschiedenis;
- omschrijving van de algemene gezondheidstoestand;
- omschrijving van het eigen veiligheidsbesef;
- gebruik van alcohol, drugs;
- gebruik van medicatie;
- preventieve maatregelen;
- therapietrouw;
- algemene indruk.

Vragen:
- Hoe is uw gezondheid in het algemeen?
- Wat doet u om gezond te blijven? Rookt of drinkt u? Gebruikt u nog andere drugs? Slikt u medicijnen?
- Bent u ergens allergisch voor?
- Hebt u prothesen (contactlenzen, een gebitsprothese)?
- Vindt u het makkelijk om dingen te doen of te laten op advies van een arts of verpleegkundige?
- Wat denkt u dat de oorzaak is van uw huidige situatie/toestand?
  Wat heeft u eraan gedaan? Hoe effectief was dat?
- Hoe kunnen wij u helpen?
- Gaat u akkoord met het opgestelde behandelplan, en kunt u zich houden aan daaruit voortvloeiende afspraken?
- Hebt u er wel eens over gedacht om een eind aan uw leven te maken?

2 Het voedings- en stofwisselingspatroon

Beschrijft het patroon van inname van voeding en vocht in relatie tot de stofwisselingsbehoefte. Van belang is informatie over eettijden, hoeveelheid voedsel, aard van het voedsel, voorkeuren, dieet, gebruik van vitamines en dergelijke.
Indien nodig kan informatie verzameld worden over huid, haar, nagels, slijmvliezen en tanden (gebit). Bij dit patroon horen ook lichaamstemperatuur, -lengte en -gewicht.

Aandachtspunten:
- omschrijving van het eet- en drinkpatroon;
- omschrijving van lengte, gewicht en temperatuur;

- beschrijving van de toestand van huid, slijmvliezen, haar en nagels;
- beschrijving van een eventueel dieet of parenterale voeding.

Vragen:
- Bent u de laatste tijd afgevallen of aangekomen in gewicht?
- Hoe is uw eetlust?
- Hebt u moeite met eten of slikken, of hebt u dieetbeperkingen?
- Hebt u huidproblemen?

3 Het uitscheidingspatroon

Beschrijft de uitscheidingspatronen (van darmen, blaas en huid). Belangrijk is het individuele patroon van de patiënt (tijdstip, frequentie, aspect, kwantiteit) en de mogelijke veranderingen daarin ten gevolge van ziekte en/of opname.

Aandachtspunten:
- beschrijving van het ontlastingspatroon (frequentie, aspect, hoeveelheid enzovoort);
- beschrijving van het mictiepatroon (frequentie, gebruik van hulpmiddelen);
- beschrijving van de transpiratie.

Vragen:
- Hoe zijn uw ontlastingspatroon en patroon van urineren?
- Hebt u wel eens last van incontinentie?
- Gebruikt u laxeermiddelen of diuretica?
- Hebt u last van overmatig transpireren?

4 Het activiteitenpatroon

Dit beschrijft het patroon van activiteit, ontspanning en recreatie.
Bijvoorbeeld activiteiten van het dagelijks leven zoals hygiëne, koken, boodschappen doen, eten, werken, het huishouden doen. Hierbij hoort ook informatie over sport(en) en mogelijke belemmeringen voor het sporten zoals dyspnoe, vermoeidheid, hart- en longklachten en verminderde mobiliteit.

Aandachtspunten:
- beschrijving van de lichaamsverzorging;
- beschrijving van de tijdsbesteding;
- beschrijving van de mobiliteit of wijze van voortbewegen;
- beschrijving van de zelfredzaamheid.

Vragen:
- Hebt u voldoende energie om activiteiten te ondernemen?
- Doet u aan sport? Welke? Hoe vaak?
- Wat zijn uw hobby's?
- Bent u in de thuissituatie in staat alles zelfstandig te doen (zelfverzorging, huishouden enzovoort)?

5 Het slaap- en rustpatroon

Beschrijft het patroon van slaap, rust en ontspanning. Het dag- en nachtritme is tevens belangrijk. Aandacht is ook nodig voor de waargenomen kwaliteit en kwantiteit van het slapen en rusten, en het waargenomen energieniveau.
Bepaalde slaaprituelen moeten vermeld worden evenals methoden en middelen om in slaap te komen.

Aandachtspunten:
- beschrijving van het slaappatroon;
- beschrijving van het dag- en nachtritme;
- beschrijving van de slaapgewoonten;
- beschrijving van het rustpatroon (gespannen/ontspannen/rustig/rusteloos).

Vragen:
- Bent u over het algemeen fit en uitgerust als u geslapen hebt?
- Hebt u slaapproblemen (bijvoorbeeld moeite met inslapen, doorslapen, vroeg wakker worden, nachtmerries)?
- Neemt u rustperiodes overdag?
- Hebt u bepaalde slaapgewoonten?
- Kunt u zich gemakkelijk ontspannen?

6 Het waarnemings- en denkpatroon

Beschrijft het sensorische waarnemingspatroon en het cognitieve en denkpatroon. Dit is inclusief gezichtsvermogen, gehoor, smaak, aanraking, gevoel, reukvermogen.
Tevens zijn functies zoals taal, geheugen en het vermogen om besluiten te nemen belangrijk.

Aandachtspunten:
- beschrijving van de waarneming: gehoor/reuk/smaak/gezichtsvermogen/tast;
- beschrijving van het denken: inhoud/niveau/geheugen/gedachtegang enzovoort;
- beschrijving van het bewustzijn: graad van waakzaamheid;
- beschrijving van het oriëntatievermogen;
- beschrijving van de communicatieve vaardigheden.

Vragen:
- Ervaart u belemmeringen in uw waarneming (zien, horen, ruiken, enzovoort) of het denken?
- Hoe is uw oriëntatievermogen?
- Hoe is uw concentratievermogen?
- Heeft u ergens pijn?

7 Het zelfbelevingspatroon

Beschrijft de manier waarop men zichzelf ziet en ervaart zowel ten aanzien van cognitieve, affectieve als fysieke mogelijkheden. Tevens horen hierbij identiteit, lichaamstaal, algemene gewaarwording en emotionele patronen.

Aandachtspunten:
- beschrijving van de stemming;
- beschrijving van het affect en de emoties;
- beschrijving van het lichaamsbeeld;
- beschrijving van de zelfwaardering;
- beschrijving van de eigen identiteit.

Vragen:
- Hoe beschrijft u uzelf?
- Hebt u meestal een negatief of positief gevoel van eigenwaarde?
- Hoe voelt u zich?
- Komt u op voor uzelf?

8 Het rol- en relatiepatroon

Beschrijft het patroon van rollen en relaties. Hierbij hoort ook de beleving van de belangrijkste rollen en verantwoordelijkheden die de patiënt op dat moment heeft.
Informatie over en van familie, werk en sociale contacten zijn van belang.

Aandachtspunten:
- beschrijving van de rollen die de patiënt in de thuissituatie vervult;
- beschrijving van de wijze waarop de patiënt op de afdeling binnen de groep functioneert, relaties aangaat, enzovoort;
- beschrijving van de sociale contacten van de patiënt;
- beschrijving van de wijze waarop de patiënt in de werk- of studiesfeer rollen vervult en relaties aangaat dan wel onderhoudt.

Vragen:
- Hoe is uw burgerlijke staat?
- Bent u kostwinner?
- Bent u tevreden met uw woonsituatie?
- Hebt u problemen thuis, zo ja, met wie?
- Bent u lid van verenigingen?
- Bent u tevreden met uw huidige sociale netwerk?

9 Het seksualiteits- en voortplantingspatroon

Beschrijft het patroon van seksualiteitsbeleving, in positieve of negatieve zin en/of de beleving van seksuele relaties.

Aandachtspunten:
- beschrijving van de wijze waarop de patiënt zijn seksuele identiteit toont;
- beschrijving van de wijze waarop de patiënt intimiteit toont (lichamelijk contact, territoriumgrenzen, tonen van genegenheid enzovoort).

Vragen:
• Hoe is uw menstruatiepatroon?
• Bent u zwanger?
• Hebt u wisselende seksuele contacten?
• Hoe ervaart u uw seksuele relaties?
• Gebruikt u voorbehoedmiddelen?
• Hebt u een geslachtsziekte?
• Hoe beleeft u uzelf als vrouw/man?

10 Het *coping*- en stresstolerantiepatroon

Beschrijft het algemene *coping*-patroon en de effectiviteit daarvan in termen van stresstolerantie. Dit is inclusief de capaciteit om weerstand te bieden bij bedreiging van de eigen integriteit, familie of andere sociale structuren (de familie en omgeving moeten worden beschreven en ook hoe men met de bedreiging van de familie omgaat) en de vastgestelde mogelijkheid om met situaties om te gaan of die onder controle te krijgen.

Tevens wordt hier de mate van invloed die iemand uitoefent op zijn/haar omgeving beschreven.

Aandachtspunten:
• beschrijving van de wijze waarop met spanningen wordt omgegaan;
• beschrijving van de afweermechanismen die iemand in bepaalde situaties gebruikt;
• beschrijving van het probleemoplossend vermogen;
• beschrijving van het stresstolerantieniveau (zowel fysiek als psychisch).

Vragen:
• Hebt u grote veranderingen meegemaakt in uw leven de laatste twee jaar en zo ja, hoe hebt u deze verwerkt?
• Hoe gaat u om met (grote) problemen in uw leven? Is dat succesvol?
• Hoe reageert u op frustraties?
• Hoe is uw probleemoplossend vermogen?
• Hebt u voldoende controle over uzelf en de situatie tijdens een crisis?
• Bent u wel eens angstig of in paniek, zo ja wat doet u dan?
• Bent u wel eens agressief?
• Hebt u zich ooit bedreigd gevoeld en zo ja, door welke omstandigheden?
• Hebt u veel invloed op uw omgeving?

11 Het waarden- en levensovertuigingenpatroon

Beschrijft het patroon van waarden, normen, doelen en overtuigingen die leiden tot keuzes en beslissingen. Inclusief datgene dat belangrijk is voor de patiënt, en mogelijke problemen die samenhangen met de gezondheid en ziekte.

Aandachtspunten:
• beschrijving van het waarden- en normenbesef;
• beschrijving van de levensovertuiging;
• beschrijving van het toekomstperspectief.

Vragen/items:
- Bent u tevreden met uw leven?
- Hoe ziet u uw toekomst, hebt u bepaalde toekomstplannen?
- Heeft u een bepaald geloof?
- Welke culturele achtergrond heeft u?
- Heeft u behoefte aan geestelijke bijstand?

Register

Printed in the United States
By Bookmasters